Sven-David Müller

# Die 50 besten und 50 gefährlichsten Lebensmittel

W0090152

Sven-David Müller

# Die 50 besten und 50 gefährlichsten Lebensmittel

Unter Mitarbeit der Ernährungswissenschaftlerinnen
Dipl. oec. troph. Carolin Böcker und Magister Jasmin Schwarz

schlütersche

Bibliografische Information der Deutschen Nationalbibliothek

Die Deutsche Nationalbibliothek verzeichnet diese Publikation in der Deutschen National-
bibliografie; detaillierte bibliografische Daten sind im Internet über http://dnb.ddb.de abrufbar.

ISBN 978-3-89993-555-4

**Anschriften der Autoren:**
Carolin Böcker
Jasmin Schwarz
Sven-David Müller

c/o Sven-David Müller
Wielandstraße 3
10625 Berlin
E-Mail: diaetmueller@web.de
www.svendavidmueller.de

**Fotos:**
fotolia.com: AGphotographer 47; ahardert 111; Alena Andryianava 23; ANTEQUERANUS 67;
Bernard BAILLY 95; Ewa Brozek 115; Maria Brzostowska 86, 135; Renee Bucci 60; Martyn
Capewell 127; Andrey Chmelyov 83; chrismr 31; Lora Clark 91; Paul Cowan 77, 108;
cristina 131; Igor Dutina 138; DX 32; ExQuisine 66; eyewave 93; fbrun 88; Liv Friis-larsen 125;
Gethin vordere Umschlagklappe (innen); Daniel Gilbey 74; Ibysse 112; JJAVA 41; JLV Image
Works 145; Peter Jobst 12; Christian Jung 36, 46, 62, 101; Simon Jung 107; kernel 51; Michaela
Kindle 13; KLIKl@K/PICTURES hintere Umschlagklappe (innen); yannik LABBE 146; Philip
Lange 38; Manuel Lenouvel 55; Lucky Dragon 57, 90, 99, 144; Maja 136; makuba 143; Martin
128; Jim Mills 29; Johanna Mühlbauer 9; JRE 58; Gaël Nicolas 35; Jovan Nikolic 65; Leonid
Nyshko 18, 56, 78; OlgaLIS 117; Kirsty Pargeter 15; sylvia pasquet 22; Edyta Pawlowska 45;
Pefkos 81; pinoquio_9 10; Oliver Rüttimann 97; Georg Schierling 39, 140; Torsten Schon 121;
seen 104; tanya shkondina 43; Marvin Simchen 73; spinetta 27; Carmen Steiner 116; Grzegorz
Szlowieniec 49; Teamarbeit 79; Tjall 113; Andrzej Tokarski 139; Tund 123; florence vanpoulle 25;
vision images 119; Xenia1972 52, 69; Westa Zikas 34
getty images: Umschlag vorne
Ingo Wandmacher: 42, 70

© 2008 Schlütersche Verlagsgesellschaft mbH & Co. KG,
  Hans-Böckler-Allee 7, 30173 Hannover

Gestaltung:          Schlütersche Verlagsgesellschaft mbH & Co. KG
Satz:                Die Feder GmbH, Wetzlar
Druck und Bindung:   Schlütersche Druck GmbH & Co. KG, Langenhagen

# Inhalt

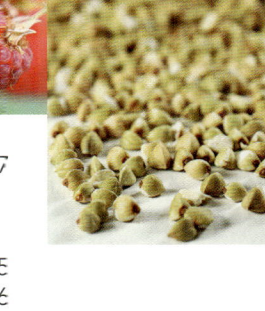
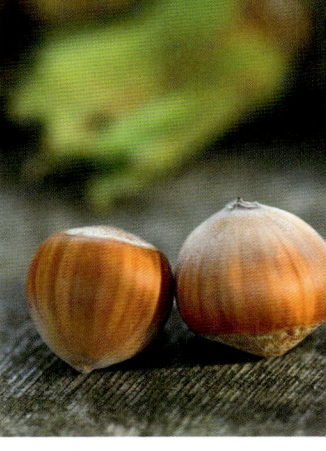

▶▶

# Vorwort

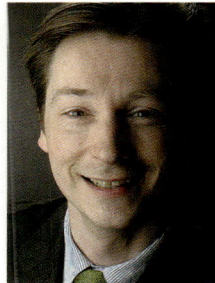

Im Rahmen der wissenschaftlichen Recherche zu meinen Büchern „Moderne Ernährungsmärchen" und „Die dicksten Diätlügen" ist mir immer wieder aufgefallen, dass in vielen Lebensmitteln einfach mehr – im positiven wie im negativen Sinne – steckt, als erwartet: Wer weiß denn, dass rohe grüne Bohnen giftig sind, eine Muskatnuss tödlich wirken kann, Leinsamen blausäurehaltig sein können – aber schwarzer Tee kariesabwehrendes Fluorid enthält, Lachs gegen Herzrhythmusstörungen wirkt, Harzer Käse der figurschonendste Käse ist, Knäckebrot als Ballaststoffwunder den Cholesterinspiegel senkt oder Hagebuttenkonzentrat zu den natürlichen Vitamin-Mineralstoff-Konzentraten zählt? Der Ausspruch von Hippokrates „Lasst Nahrung eure Medizin und Medizin eure Nahrung sein" erhält so eine neue Qualität.

Die Ernährungswissenschaft und unsere Lebensmittel stecken voller Rätsel. Diese zu ergründen ist kompliziert, und oftmals finden sich schließlich widersprüchliche Ergebnisse. Ich habe für Sie Hunderte von wissenschaftlichen Studien gelesen und die wichtigsten Ergebnisse zusammengefasst, um Ihnen konkrete Empfehlungen geben zu können.

Wie sieht es mit gesunder Ernährung in Deutschland aus? Noch ernähren sich die meisten von uns nicht besonders gesund. Dabei macht eine ungesunde Ernährungsweise nicht nur dick: Menschen in den westlichen Ländern betreiben förmlich Selbstmord mit Messer, Glas und Gabel. Dabei sind preiswerte Lebensmittel nicht unbedingt schlecht und teure Lebensmittel nicht immer besonders gut. Eine gesunde Ernährungsweise ist also keine finanzielle Frage, Sie müssen nur saisongerecht einkaufen. Gerade Gemüse, Obst und Kräuter, Brot, fettarme Milchprodukte, Hülsenfrüchte oder Seefisch sind erschwinglich. Teuer sind ungesunde Fertigprodukte, Fast Food, Süßigkeiten, fette Käse und große Mengen Fleisch- und Fleischprodukte. Wer sich gesundheitsbewusst ernährt, spart viel Geld und tut sich Gutes.

Fehlernährung in Deutschland: Schon heute fließt jeder dritte Euro in die Behandlung von Krankheiten, die auch auf Fehlernährung zurückzuführen sind. Wie in Deutschland das Gesundheitssystem förmlich „aufge(fr)essen" wird, zeigt der Ernährungsbericht auf. Die verfügbare Menge an Lebensmitteln pro Kopf und Tag macht deutlich, wo die Probleme liegen und wie leicht sie behoben werden könnten.

Wenn wir uns mehr mit gesundheitsfördernden Lebensmitteln beschäftigen, haben wir die Möglichkeit unsere Gesundheit zu fördern und unsere Figur zu verbessern. Inzwischen sind mehr als 50 Prozent der Frauen und zwei Drittel der Männer in Deutschland zu dick. Das lässt sich durch bessere Lebensmittel

# Fehlernährung in Deutschland

|  | Istzustand | Sollzustand |
|---|---|---|
| Fleisch | 255 g | – 50 % und geringerer Fettgehalt |
| Fisch | 41 g | + 100 %, Seefisch |
| Milch | 286 g | gleich bleibend, aber geringerer Fettgehalt |
| Käse/Quark | 52 g | gleich bleibend, aber geringerer Fettgehalt |
| Eier | 36 g | gleich bleibend |
| Butter | 20 g | – 50 % |
| Schlachtfette | 11 g | weglassen |
| Margarine | 20 g | reich an ein- und mehrfach ungesättigten Fettsäuren, frei von Transfettsäuren und arm an gesättigten Fettsäuren |
| Speiseöl | 29 g | reich an ein- und mehrfach ungesättigten Fettsäuren |
| Getreideprodukte | 201 g | + 50 %, ballaststoffreich |
| Hülsenfrüchte | 2 g | ein Hülsenfruchtgericht wöchentlich |
| Kartoffeln | 201 g | gleich bleibend, fettarm zubereitet |
| Stärke | 2 g | gleich bleibend |
| Zucker | 89 g | – 80 % |
| Honig | 3 g | gleich bleibend |
| Kakaomasse | 5 g | gleich bleibend |
| Gemüse/Gemüsesäfte | 218 g | + 50 %, schonend zubereitet |
| Obst/Zitrusfrüchte/Säfte | 347 g | + 20 %, möglichst roh |
| Kaffee/Tee | 17 g | gleich bleibend |
| Erfrischungsgetränke | 12 g | zuckerfreie Lightgetränke |
| Bier | 382 g | – 50 % |
| Wein/Sekt | 67 g | gleich bleibend |
| Trinkbranntwein | 18 g | weglassen |
| **Nährstoffe** |  |  |
| Protein | 95 g | – 25 % |
| Fett | 134 g | – 40 % |
| Kohlenhydrate | 349 g | + 15 % |
| Alkohol | 22 g | < 10–15 g |
| Ballaststoffe | 23,9 g | + 30 % |
| Kalzium | 974 mg | gleich bleibend, in Risikogruppen ein Drittel mehr Kalziumzufuhr über fettarme Milchprodukte |
| Cholesterin | 423 mg | – 55 % |

und mehr Bewegung problemlos und wohlschmeckend bekämpfen.

Immer mehr Menschen setzen auf Nahrungsergänzungsmittel anstatt auf gesundheitsförderliche Lebensmittel und ein ebensolches Verhalten. Nahrungsergänzungsmittel können eine gesunde Ernährungsweise sicher nicht ersetzen. Trotzdem geben die Bundesbürger nach aktuellen Studien rund eine Milliarde Euro dafür aus. Bedauerlicherweise ist die menschliche Evolution nicht auf Nahrungsergänzungsmittel eingestellt, sondern auf Lebensmittel. Daher ist die Bioverfügbarkeit von Mikronährstoffen aus Lebensmitteln auch höher als die aus Pillen, Kapseln und Pulver. In vielen Fällen ist auch die Konzentration von Vitaminen und Mineralstoffen zu hoch. Sehr viel besser für die menschliche Gesundheit sind natürliche Nahrungskonzentrate wie Tomatenmark, Sanddornsaft, Bierhefe oder Hagebuttenkonzentrat. Hier liegen nicht nur einzelne Vitamine oder andere Mikronährstoffe vor, sondern alles befindet sich im natürlichen Umfeld und die Aufnahme wird oftmals durch die sekundären Pflanzenstoffe gefördert. Glauben Sie bitte auch nicht den Aussagen der Pharmaindustrie, die Ihnen weismacht, dass heute in Gemüse und Obst nichts mehr drinsteckt und wir das angebliche Defizit nur über Vitamin-Präparate auffüllen können. Das ist falsch. Ich empfehle Ihnen, täglich ausreichend hochwertige Lebensmittel, die Sie gut vertragen, zu verzehren. Sollten Sie zu einer Risikogruppe gehören, besprechen Sie Ihren Mehrbedarf und die Möglichkeiten ihn zu decken mit einem qualifizierten Diätassistenten. In vielen Fällen ist es auch sinnvoll, die Darmflora zu untersuchen und zielgerichtet aufzubauen. Le-

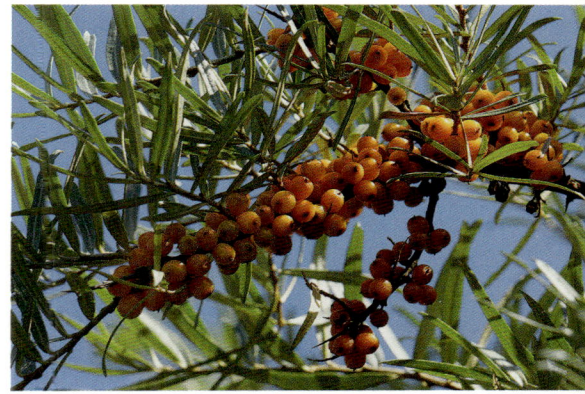

bensmittelallergien und -unverträglichkeiten lassen sich bei Ärzten leicht bestimmen. Im Anhang finden Sie auch dazu einige Hinweise.

Nicht alle Lebensmittel sind für alle Menschen gleich gut und gesund. Ein Beispiel: Wer unter einer Milcheiweißallergie oder einer Milchzuckerunverträglichkeit leidet, profitiert sicher nicht von den gesundheitsförderlichen Inhaltsstoffen der Milch. Im Gegenteil, denn er kann einen anaphylaktischen Schock oder zumindest Bauchgrimmen und Durchfall durch Milch erleiden. Andererseits wird die Milch auch überschätzt. Der Mensch ist das einzige Lebewesen, das angeblich zum Aufbau seiner Knochen auf Milch angewiesen ist. Großsäugetiere, Fische und andere Tiere trinken für den Aufbau ihres Skelettsystems keine Milch und haben trotzdem ein stabiles Knochengerüst. Denken Sie nur an die Knochen des Elefanten. Der große Dickhäuter schafft ein stabiles Knochengerüst auch ohne Milch. Die Kalziumaufnahme wird von vielen Faktoren bestimmt: Während Vitamin D, Milchzucker und Milchsäure die Aufnahme fördern, hemmen Oxalsäure und Phytin diese. Außerdem benötigt der Knochen nicht nur Kalzium zum Aufbau und für einen optimalen Knochenstoffwechsel. Dafür sind auch Vitamin D, Fluorid, Vitamin K und eine Vielzahl weiterer Mikronährstoffe notwendig. Gerade in der Ernährungsberatung geht es meist um multifaktorielle Geschehen.

Bedauerlicherweise ist das Wissen um Lebensmittel in vielen Fällen von Volksweisheiten, Halbwahrheiten und auch Interessen der Pharmaindustrie geprägt. Dabei verfolgt die Industrie oftmals ihre ganz eigenen Interessen, denn es geht um viel Geld: Mit mehr als einer halben Million Beschäftigten und einem Umsatz von 130 Milliarden Euro zählt die Nahrungsmittelindustrie zu den wichtigsten Industriezweigen in Deutschland. Hinzu kommen die Umsätze aus der Landwirtschaft. Umsatzgierige Marketingstrategen schreiben ständig die Gesetze der Ernährungswissenschaft um –

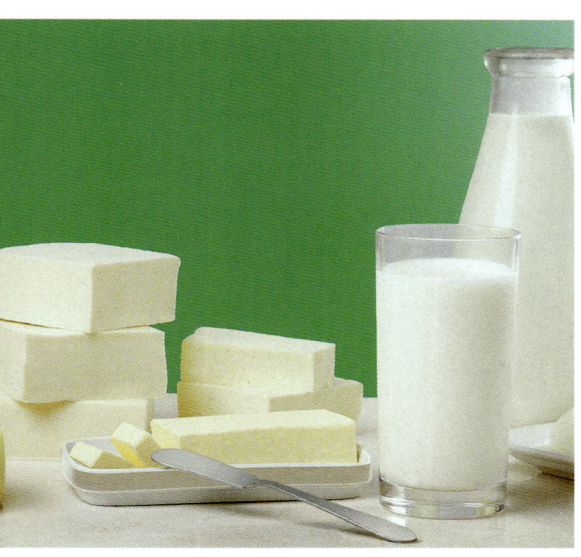

auch auf Kosten der Mitbewerber. Denken Sie nur an die Butter- und Margarine-Diskussion. Das hat nichts mit Wissenschaft, sondern viel mehr mit Umsatzzahlen zu tun. Denken Sie einmal an die Olivenöl-Story. Über viele Jahre haben wir gelesen, dass Olivenöl ganz besonders gesund sei. Und das alles gesponsert von den Absatzfonds – Sie müssen nämlich wissen, dass in der Europäischen Gemeinschaft unterhalb des ehemaligen Butterberges ein Olivenölsee „ruht". Nun ist Olivenöl sicherlich kein ungesundes Öl. Doch so gesund, wie uns die Olivenöl-Marketingstrategen einreden, ist es auch wieder nicht, da ihm die Omega-3-Fettsäuren fehlen und Olivenöl reich an gesättigten Fettsäuren aber arm an mehrfach ungesättigten Fettsäuren ist.

Ein weiteres gutes Beispiel ist die Cholesterinhysterie. Können Sie sich vorstellen, dass es keine einzige Studie gibt, die nachweist, dass der Konsum von Hühnereiern einen negativen Einfluss auf den Cholesterinspiegel beim Gesunden hat? Und selbst für Diabetiker gilt nur, dass der tägliche Genuss von Eiern nicht ganz so gut ist. Interessanterweise gibt es eine Reihe von Studien, die zeigen, dass Hühnereier und das darin enthaltene Lezithin die Cholesterinaufnahme hemmen und den Cholesterinspiegel senken. Richtig ist also, dass Eier kein Herzinfarktrisiko darstellen und sich cholesterinspiegelsenkend auswirken. Ich lasse mich erst vom Gegenteil überzeugen, wenn gute Studien vorliegen, die das beweisen. Lassen Sie sich also Ihr Frühstücksei nicht madig machen. Hühnereier gehören zu den gesündesten Lebensmitteln überhaupt. Kein Wunder, schließlich sind sie die Grundlage für ein neues Lebewesen.

Ist Butter tatsächlich ungesund? Am liebsten würden Sie jetzt wohl hören: Nein, Butter ist in großer Menge das gesündeste überhaupt! Aber das ist so nicht richtig. Butter enthält – wie Margarine übrigens auch – 80 Prozent Fett, und große Fettmengen machen bei wenig Bewegung nun einmal dick. Außerdem enthält Butter wenig lebenswichtige Fettsäuren, dafür aber reichlich gesättigte Fettsäuren. Da zeigt sich schon das nächste Problem: Nicht alle gesättigten Fettsäuren sind schlecht für die menschliche Gesundheit. Aber einige sind nachgewiesenermaßen ungünstig und stellen gegebenenfalls sogar ein Herz-Gefäß-Risiko dar. Daraus lässt sich nun nicht so einfach folgern, dass alle tierischen Fette schlecht sind. Für Fischfett trifft das in der Regel ohnehin nicht zu, da dieses oft reich an den wichtigen Omega-3-Fettsäuren ist. Davon nehmen wir viel zu wenig auf, und das ist schlecht für unseren Körper. Es führt nicht nur zu einer Zunahme von Herz-Gefäß-Krankheiten, sondern fördert entzündliche Reaktionen im Körper. Aktuelle wissenschaftliche Ergebnisse lassen sogar die Aussage zu, dass Übergewicht (auch) mit einem entzündlichen Geschehen zu tun hat und dass durch die Bekämpfung der Entzündung bei dicken Menschen das Gewicht sinken könnte. Damit fordere ich Sie aber nicht auf, Fischölkapseln einzunehmen, sondern vielmehr anstatt Fleisch, Wurst und Käse öfter einmal Fisch in den Speiseplan aufzunehmen. Besonders reich an Omega-3-Fettsäuren sind Lachs, Hering, Makrele und Tunfisch. Auch Gänsefett ist durchaus gesund, denn es enthält Ölsäure. Aber Butter ist, insbesondere wenn sie hart aus dem Kühlschrank kommt und scheibenweise auf das Brot oder Brötchen

gelegt werden muss, wenig gesundheitsförderlich. Butter enthält außerdem Transfettsäuren, die auch nicht wirklich gut für unseren Organismus sind. In Deutschland ist Diät- und auch Reformmargarine frei von Transfettsäuren.

Nur wer sich genau mit den Lebensmitteln und den Absendern von Ernährungsbotschaften beschäftigt, kann zwischen gut und weniger gut sowie richtig, teilweise richtig und falsch unterscheiden. Ich garantiere Ihnen, dass ich dieses Buch frei von industriellen Interessen geschrieben habe. Mein Buch enthält ausschließlich Aussagen, die ich durch wissenschaftliche Studien absichern kann und hinter denen ich wirklich stehe. Ob alles in zehn Jahren noch gilt, kann ich aber nicht versprechen, denn auch die Ernährungswissenschaft ist im Fluss.

Unser Leben ist von Krankheit geprägt. Und unsere Ernährungsweise führt oft zu Krankheiten. Während meiner langjährigen Tätigkeit am Deutschen Institut für Ernährungsmedizin in Aachen haben die dortigen Wissenschaftler geschätzt, dass ernährungs(mit)bedingte Krankheiten mindestens 75 Milliarden Euro Kosten verursachen. Diese unvorstellbare Summe kommt zustande, weil wir bei Bewegungsmangel zu viel Fast Food, minderwertig zusammengesetzte Fertiggerichte, fette Süßigkeiten aber zu wenig Gemüse und Obst verzehren. Wussten Sie, dass nach Analyse des Bundesgesundheitsministeriums 64 Prozent der Todesfälle im Zusammenhang mit der Fehlernährung stehen? Erlauben Sie mir den Hinweis, dass Schoko-Croissants wohl zu den ungesündesten Lebensmitteln überhaupt gehören, da sie reich an Transfettsäuren, gesättigten Fettsäuren, Fett insgesamt und natürlich Kalorien

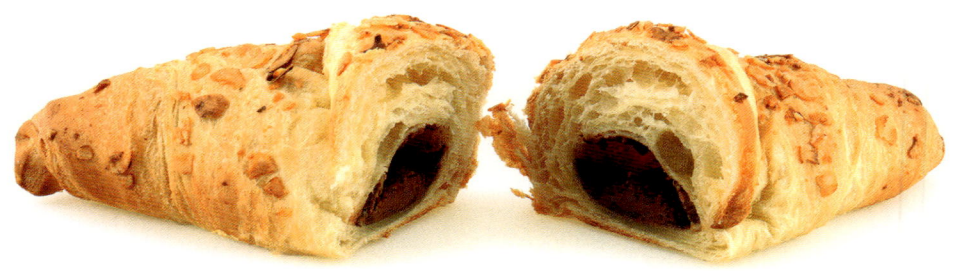

sind, aber arm an Ballaststoffen und auch nicht gerade ein Füllhorn an Vitaminen und Mineralstoffen sowie sekundären Pflanzenstoffen darstellen. Ich esse keine Croissants mehr und schaue mir beim Kauf von Pommes das Fett in der Friteuse genau an.

In den nächsten zehn Jahren wird sich unsere Ernährungsweise deutlich verändern. Einige Menschen werden exklusive Lebensmittel kaufen. Aber die meisten werden auf billige Fertigprodukte setzen und damit ihre Gesundheit und die geschmackliche Vielfalt gefährden. Das ist bedauerlich. In der Zukunft erwartet uns außerdem eine Flut an neuartigen Lebensmitteln (Novel Food), gentechnisch veränderten Lebensmitteln, Nahrungsergänzungsmittel sowie funktionellen Lebensmitteln, die angeblich Krankheiten vorbeugen sollen und die nach Angabe ihrer Hersteller quasi als Heilmittel einzustufen sind. Aus rechtlicher Sicht ist festzustellen, dass die Werbung für Lebensmittel grundsätzlich keine Aussage machen darf, die nur für Arzneimittel erlaubt ist. Dennoch gibt es natürlich Lebensmittel und Lebensmittelzusätze, die für die menschliche Gesundheit besonders wertvoll sind. Aber grundsätzlich gibt es kein einzelnes Lebensmit-

tel, das für alle Menschen extrem gesund ist. Nicht die Lebensmittel, sondern die Ernährungs- und Lebensweise sollte gesund gestaltet werden. Schadstoffe und chemische Zusätze können Lebensmittel, die eigentlich zu den gesünderen zugerechnet werden können, zur Gefahr für die Gesundheit machen. Ungespritzte Lebensmittel aus kontrolliert ökologischem Anbau sollten häufiger aus dem Tisch landen, der Gesundheit und Ökologie zuliebe.

Lassen Sie sich nicht verwirren und glauben Sie den Ernährungsaposteln nicht, die Ihnen weismachen, dass eine vegane Ernährungsweise besser ist. Der Mensch ist ein Allesfresser und braucht auch tierische Nahrungsmittel. Nur weil eine Tomate nicht schreien kann, ist es trotzdem nicht sinnvoll, ganz auf tierische Nahrungsmittel zu verzichten. Wir dürfen nicht vergessen, dass es nur ein Nahrungsmittel gibt, das für uns gemacht ist, und das ist die Muttermilch. Danach gilt meiner Ansicht nach das Naturgesetz fressen und gefressen werden. Und welche Lebensmittel sind dann überhaupt „zum essen gedacht"? Dann ließe der Apfelbaum seine Blüten ja nicht sprießen, damit wir Äpfel essen, sondern um sich mit den Kernen fortzupflanzen ...

Die Ausgaben für Lebensmittel in Deutschland sind so niedrig, dass es verwunderlich ist, dass die Industrie und die Bauern dafür überhaupt noch gute Lebensmittel anbieten können. Lebensmittel haben scheinbar keine hohe Priorität in Deutschland. Es ist erschreckend, dass wir hierzulande mehr Geld für Kosmetik als für Lebensmittel ausgeben. In **keinem** anderen Industrieland geben die Menschen im Verhältnis zu ihrem Einkommen so wenig Geld für ihre Lebensmittel aus. Und viele wundern sich, dass die Lebensmittel nicht schmecken oder nicht gut sind. Ich appelliere an Sie, mehr Geld für Lebensmittel auszugeben. Dann schmecken sie und fördern die Gesundheit! Und schauen Sie einmal, ob Ihre Gewürze nicht schon jahrealt sind. Wenn das so sein sollte, schmeißen sie die oftmals verschimmelten, vertrockneten geschmackslosen und schlicht vergammelten Gewürze besser weg. Auch den Gefrierschrank sollten Sie auf Lebensmittel durchforsten, die länger als sechs Monate eingefroren sind. Diese schmecken nicht nur schlecht, sie schaden auch Ihrer Gesundheit!

Tragisch ist, dass sich Extreme offenbar besonders gut durchsetzen. Es sollte inzwischen bekannt sein, dass Fasten, Nulldiäten und andere Crashdiäten ungesund sind. In jedem Frühjahr versterben in Deutschland viele Menschen an den Folgen des Fastens und Heilfastens.

Aber auch angeblich gesunde Lebensmittel und Ernährungsformen halten oft nicht das, was sie versprechen. Das trifft insbesondere auf Rohkost und Frischkornbrei zu. Und wer denkt schon daran, dass in der Kartoffelschale giftige Stoffe stecken. Schälen Sie also auch Pellkartoffeln! Und belasten Sie Ihren Körper

nicht mit zu vielen Vollkornprodukten – rohes Getreide ist für den menschlichen Organismus keine wirkliche Wohltat.

Dramatisch ist, dass die Ernährungsaufklärung in Deutschland oft spröde und altbacken durch staatliche Stellen oder plakativ durch „ausgewiesene Nichtexperten" wie Fernsehköche, Fitnessgurus, Sporttrainer oder Buchautoren ohne notwendige Ausbildung oder Studium vermittelt wird. Was kann ein Koch schon qualifiziert über ernährungsphysiologische Prozesse aussagen? Nichts. Wie kann ein Fitnessguru, der Jura studiert hat oder als muskelbepackter Bodybuilder durch die Lande stapft, ernährungswissenschaftliche Erkenntnisse vermitteln? Er kann es nicht, und es ist erstaunlich, wer da so alles durch die Vortragssäle, Fernsehsendungen, Verlage, Fitness-Center und Zeitschriften zieht und die Bevölkerung „informiert".

Und wussten Sie, dass ein Arzt nach einem 100-Stunden-Kurs die Bezeichnung Ernährungsmediziner führen darf? In 100 Stunden kann niemand das Laby-

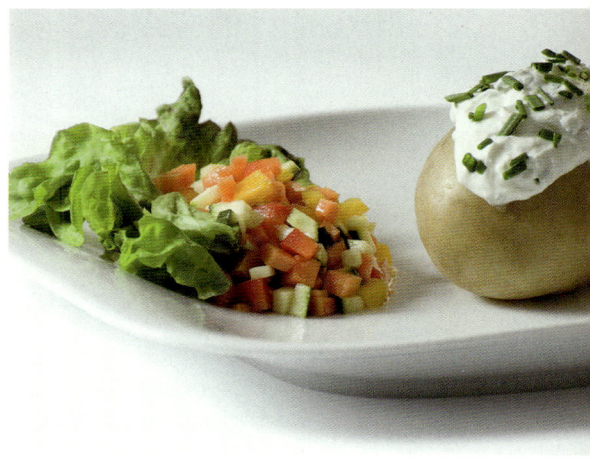

rinth der Ernährungswissenschaft ausreichend durchschritten haben. Aber es gibt auch qualifizierte Fortbildungen, die beispielsweise von der DGE, dem VDD, dem VDOe oder Quetheb angeboten werden. Hier werden Diätassistenten und Ernährungswissenschaftler fundiert weitergebildet. Inzwischen gibt es sogar international anerkannte Masterstudiengänge im Bereich der nutritiven Medizin, die Ernährungsfachkräfte, Mediziner und Apotheker qualifiziert fortbilden.

Was bedeutet eine gesunde Ernährungsweise und was sind gute Lebensmittel? Lebensmittel, die ich als gesund oder vielmehr gesundheitsförderlich im Rahmen einer insgesamt gesunden Ernährungs- und Lebensweise vorstelle, sind gut für Ihren Körper. Sie enthalten wichtige Inhaltsstoffe und haben teilweise sogar eine pharmakologische Wirksamkeit durch ihre natürlich enthaltenen Substanzen. Gefährliche Lebensmittel hingegen schaden der Gesundheit, entweder allgemein oder beim Vorliegen bestimmter Krankheiten. Viele gefährliche Lebensmittel enthalten Stoffe, die sich entfernen lassen und so nicht mehr zu Buche schlagen. Versuchen Sie gefährliche Lebensmittel zu entschärfen, in geringen Mengen zu essen oder ganz aus Ihrem Speiseplan auszuschließen. Viele gefährliche Lebensmittel enthalten giftige Substanzen.

Zu den gesündesten Lebensmittel gehören für mich nach der Recherche für dieses Buch

- Hühnereier,
- magere Milch,
- Harzer Käse,
- Hagebutten und Sanddorn (beides als Saft oder Konzentrat aus dem Bioladen oder dem Reformhaus),

- Wildlachs,
- Bierhefe (ist eine Vitalstoffbombe, die durch Beta-Glucan sogar die Abwehrkräfte steigert),
- Broccoli und
- Spinat (nicht nur für schwangere und stillende Frauen) und natürlich
- Rindfleisch, das in der Lage ist, Zinkmangel vorzubeugen.

Seit fast 15 Jahren bin ich Buch-Autor und habe mir das Ziel gesetzt, meine Leser aufzuklären. Ich bin bereit, neue Erkenntnisse aufzunehmen und den aktuellen Stand der Wissenschaft so zu übersetzen, dass alle Menschen davon profitieren können. Sollten Sie Fragen oder Anregungen haben, freue ich mich sehr, wenn Sie sich an mich wenden.

Ich wünsche Ihnen viel Gesundheit und guten Appetit beim Lesen dieses Buches mit deftigen Zeilen.

Ihr

Sven-David Müller
Diätassistent

PS: Ich danke meinen Co-Autorinnen Dipl. oec. troph. Carolin Böcker und Magister Jasmin Schwarz für die Unterstützung bei der wissenschaftlichen Recherche und Auswertung der Studien. Herzlicher Dank gilt auch meiner Ehefrau Almut und „meiner" Lektorin Katja Koschate für die Geduld und Hilfe bei der Manuskripterstellung.

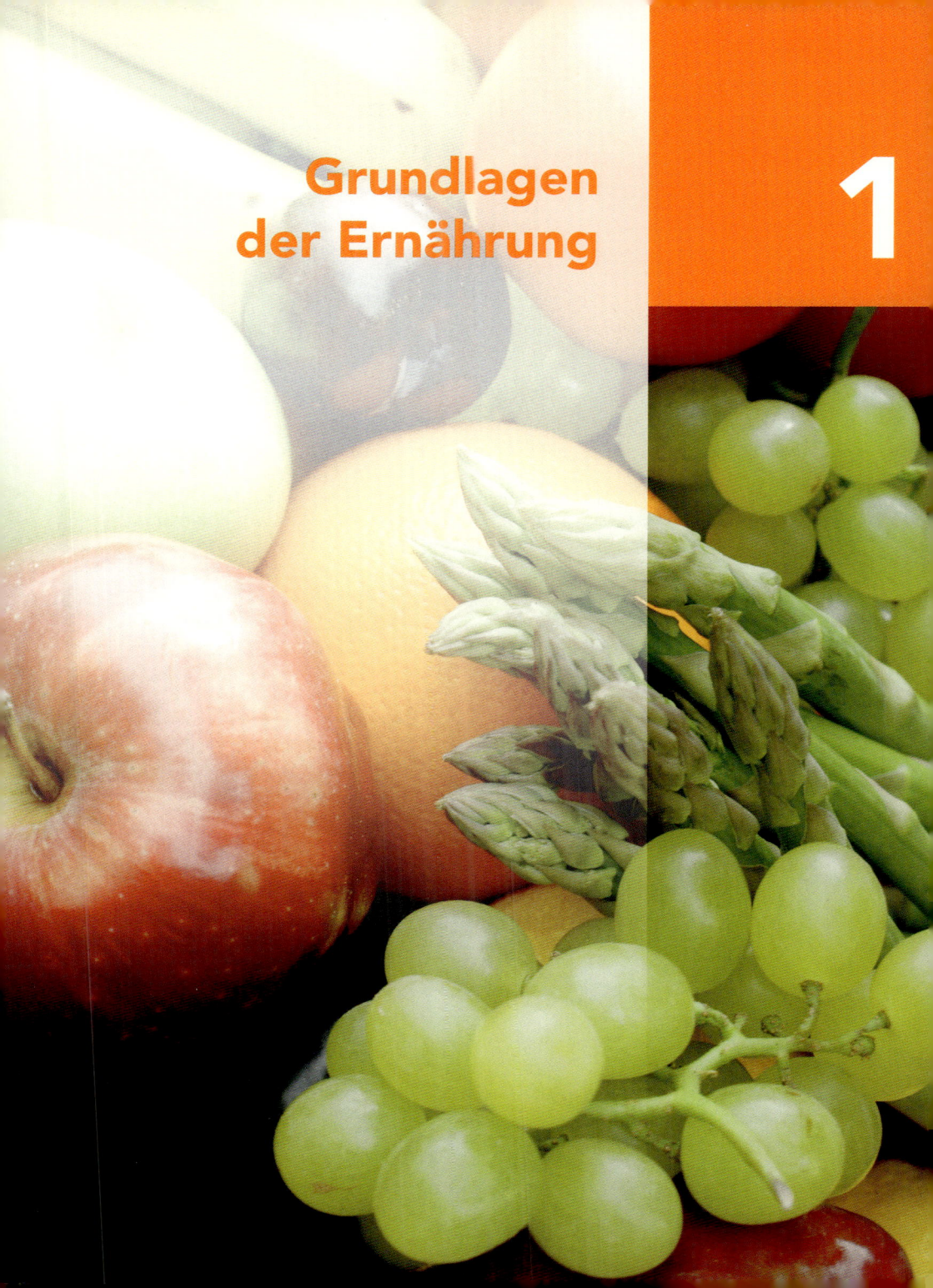

# Grundlagen der Ernährung

**1**

## Der Mensch ist ein Alles(fr)esser

Der Mensch gehört zur Gruppe der Alles-(fr)esser, das lässt sich am Gebiss und dem Verdauungstrakt ablesen. Die Struktur seines Verdauungstrakts gibt dem Menschen im Vergleich zu Wiederkäuern oder anderen reinen Pflanzen(fr)essern kaum die Möglichkeit, sich ausreichend von rohen pflanzlichen Lebensmitteln zu ernähren. Reine Rohkost führt selbst bei ausgezeichneten Kenntnissen über die Nahrungsmittel leicht zu massiven Mangelerscheinungen. Doch nicht nur der Magen-Darm-Trakt ist nicht optimal auf eine solche Ernährungsweise angelegt, auch das Gebiss des Menschen ist nicht das eines Pflanzen(fr)essers; zusätzlich ist auch die Enzymausstattung des menschlichen Magen-Darm-Trakts nicht an eine vegane Ernährungsweise angepasst. Der Mensch ist aber auch kein reiner Fleisch(fr)esser, denn dazu fehlen ihm in der Verdauung zwar nicht die Enzyme, aber die Reißzähne, die den Genuss von rohem Fleisch ermöglichen. Er hat sich im Laufe seiner Evolution zum Alles(fr)esser entwickelt.

Selbst wenn wir die Fähigkeit des Menschen, Nahrungsmittel zu erhitzen und zu bearbeiten, hinzuziehen, ist die reine Pflanzen- oder Fleischernährung problematisch. Beide Lebensmittelgruppen weisen in ihrer Zusammensetzung große Lücken auf. Aus zubereiteten pflanzlichen Lebensmitteln lassen sich viele Inhaltsstoffe, vor allem die aus der Gruppe der Mikronährstoffe, leichter aufschließen und besser resorbieren. Trotzdem birgt eine vegane Ernährungsweise Risiken und ist, wenn überhaupt, nur für „ausgewachsene gesunde Menschen" durchführbar.

Unter keinen Umständen dürfen Kleinkinder, Kinder, Heranwachsende, Schwangere, Stillende, chronisch Kranke oder Rekonvaleszente rein auf pflanzliche Nahrungsmittel setzen. Eine rein tierische Ernährungsweise ist ebenfalls nicht gesund, selbst wenn sie Eier und Milch einschließt. Sehr viel gesünder ist eine gemischte Kost, die jedes Extrem vermeidet.

Die Menschen in den westlichen Industrienationen essen anders als sie sich ernähren sollten. Lebensmittel sind ständig verfügbar und so preiswert, dass praktisch jeder alles kaufen und später essen kann. Während früher das Essen nur nach langer Suche, gefährlicher Jagd oder mühsamem Anbau zu erlangen war, ist heute die Nahrungsaufnahme keinerlei Problem mehr. Aber die Bewegung fehlt. Unsere Gene spielen uns zudem einen Streich, denn früher war es wichtig, ein optimaler Futterverwerter zu sein, da Kalorien Mangelware waren. Heute ist das nicht mehr so, und es stellt sich die Frage, warum wir heute noch Bäuche haben, obwohl es doch Kühlschränke gibt. Wir brauchen keine größeren Reserven mehr am Körper, im Gegenteil: Diese machen uns träge und krank. Aber unsere Gene lassen sich nicht einfach beeinflussen, und vielleicht ist das auch besser so. Wir essen von einigen Nahrungsinhaltsstoffen zu viel, von anderen zu wenig, und insgesamt ernähren wir uns im Durchschnitt zu energiereich. Die Folgen der Fehlernährung sind ernährungsbedingte- und ernährungsabhängige Krankheiten. Zu den ernährungsbedingten Krankheiten gehören Nahrungsmittelallergien, einige Adipositasformen und Aminosäurestoffwechselstörungen; ernährungsabhängig sind beispielsweise Diabetes mellitus Typ 1 und Fettstoffwechselstörungen. Es ist sinnvoll, täglich zwei bis mehrmals zu essen; übergewichtige Menschen allerdings sollten möglichst drei sättigende Mahlzeiten einhalten und ihren Insulin-Hunger-Kreislauf nicht durch „Snacking", also eine ständige Nahrungsaufnahme, fördern.

## Lebensmittel und ihre Inhaltsstoffe

Lebensmittel sind Stoffe, die dazu bestimmt sind, in unverändertem, zubereitetem oder verarbeitetem Zustand von Menschen verzehrt zu werden. Dieses kann zum Zweck der Ernährung oder zum Genuss sein; deshalb lassen sich die Lebensmittel in Nahrungs- und Genussmittel unterteilen.

Nahrungsmittel dienen der Aufrechterhaltung des Organismus. Sie enthalten spezielle Nährstoffe, die über verschiedene Stoffwechselvorgänge abgebaut werden und den Körper dadurch mit Energie versorgen. Der Begriff „Nahrungsmittel" ist allerdings nicht mehr gebräuchlich, heute wird in erster Linie von Lebensmitteln gesprochen.

Genussmittel wie Kaffee, Tee, alkoholische Getränke und Tabak dienen nicht der menschlichen Ernährung. Sie besitzen eine anregende Wirkung und können bei Missbrauch zu gesundheitlichen Schäden führen.

Der menschliche Organismus benötigt, um „funktionieren" zu können, rund um die Uhr Energie und Nährstoffe. Die Speicher für die meisten lebenswichtigen Substanzen sind im menschlichen Körper außerordentlich begrenzt, zudem kann der Organismus viele lebenswichtige Stoffe nicht selbst herstellen. Da die Energiereserven des Körpers begrenzt sind, muss diese Energie mit der Nahrung zugeführt werden. Den Bedarf an Energie erhält der Körper aus der schrittweisen Oxidation der Makronährstoffe Eiweiße, Fette und Kohlenhydrate. Nach der Aufnahme über den Verdauungstrakt werden sie über die Blutbahn zu den Zellen der Organe transportiert und dort verwertet. Dabei entstehen körpereigene energiereiche Verbindungen (Adenosintriphosphat, ATP) und Wärmeenergie. Die im ATP gebundene Energie ermöglicht alle energieverbrauchenden Stoffwechselreaktionen des Körpers.

Nährstoffe lassen sich in energieliefernde und nicht energieliefernde Nährstoffe (Wirkstoffe) einteilen.

| Energieliefernde Nährstoffe | Nicht energieliefernde Nährstoffe (Wirkstoffe) |
|---|---|
| Eiweiße (Proteine) | Wasser |
| Fette (Lipide) | Mineralstoffe (Mengen- und Spurenelemente) |
| Zucker/Stärke (Kohlenhydrate) | Vitamine (fett- und wasserlöslich) |
| sonstige energiehaltige Nahrungsinhaltsstoffe | Provitamine |
| | Sekundäre Pflanzenstoffe |
| | sonstige nicht energiehaltige Nahrungsinhaltsstoffe |

## Eiweiße (Proteine)

Eiweiß ist für uns besonders wichtig. Die jahrelang geäußerte Behauptung, dass nur Kohlenhydrate für den Menschen gut und wichtig sind, hat dazu geführt, dass viele Menschen wenig Eiweiß aufnehmen. Dabei macht Eiweiß satt, lockt wenig Insulin aus der Bauchspeicheldrüse und ist wichtig für die Erhaltung der Muskulatur – natürlich nur mit Bewegung! Gerade Übergewichtige müssen auf eine angemessene Eiweißzufuhr achten; für einen gesunden Erwachsenen ist eine tägliche Zufuhr 1,0 Gramm Eiweiß pro Kilogramm Körpergewicht zu empfehlen.

Eiweißreiche Lebensmittel sind Fleisch, Wurstwaren, Fisch, Milch- und Milchprodukte, Eier, Hülsenfrüchte und Sojaprodukte. Eiweißarme Lebensmittel sind Butter, Margarine, Öl, Zucker, Obst, Gemüse, Kartoffeln, Säfte, Getränke und Alkoholika.

Eiweiß dient dem Körper als Baustoff. Aminosäuren sind Bausteine des Eiweißes und haben neben dem Aufbau von Muskelmasse noch andere Funktionen im Körper. Es werden essenzielle (Isoleucin, Leucin, Lysin, Methionin, Phenylalanin, Threonin, Tryptophan und Valin), semiessenzielle und nichtessenzielle Aminosäuren unterschieden. Die Eiweißqualität ist abhängig vom Aminosäuremuster der essenziellen Aminosäuren und ist prinzipiell bei tierischen Lebensmitteln (abgesehen von Gelatine) höher als bei pflanzlichen Lebensmitteln (außer bei Hülsenfrüchten, insbesondere Lupinen oder Sojabohnen). Die Aminosäuren sind Bestandteile von Enzymen, Hormonen, Antikörpern in der Immunabwehr, Überträgersubstanzen von Nervenimpulsen und vielem mehr. Bei einem Eiweißmangel stehen dem Körper nicht mehr ausreichend Baustoffe zur Verfügung und der Organismus ist nicht mehr in der Lage, die körpereigenen Eiweißverbindungen aufzubauen: Es kommt zu zahlreichen Stoffwechselstörungen, z. B. einer Schwächung des Immunsystems.

## Fette (Lipide)

Fett ist nicht grundsätzlich schlecht und auch nicht grundsätzlich gut. Man sollte daher weder eine streng fettarme Kost, noch eine fettreiche Kost bevorzugen. Fette liefern dem Körper mehr als doppelt so viel Energie wie Eiweiße und Kohlenhydrate. Die Nahrungsfette sind in der Regel Triglyzeride, die aus Glyzerin und drei Fettsäuren bestehen. Es gibt kurzkettige, mittelkettige und langkettige Fettsäuren. Bei den Fettsäuren unterscheidet man zwischen gesättigten Fettsäuren,

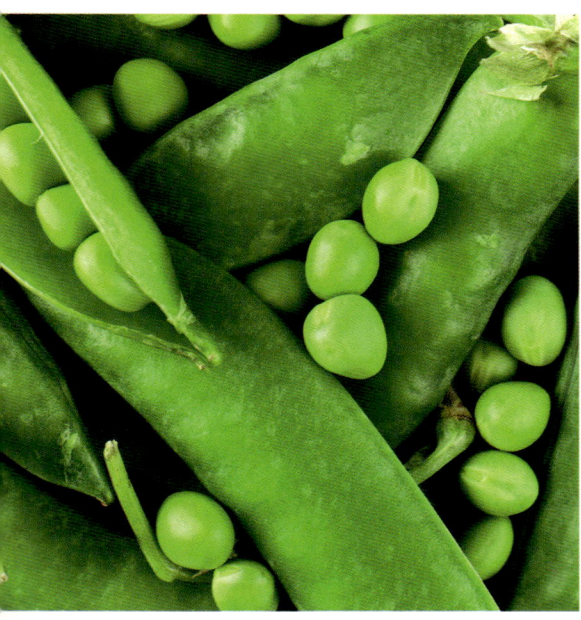

einfach und mehrfach ungesättigten Fettsäuren, darunter den Omega-3- und Omega-6-Fettsäuren, sowie Transfettsäuren. Wir nehmen durchschnittlich zu wenig Omega-3-Fettsäuren auf, und die Zufuhr von Omega-6-Fettsäuren liegt oberhalb der Empfehlungen. Die mehrfach ungesättigten Fettsäuren, z. B. Linolsäure und Alpha-Linolensäure, bezeichnet man auch als essenzielle (lebensnotwendige) Fettsäuren, da sie der Körper nicht selbst herstellen kann.

Fettreiche Lebensmittel sind Butter, Margarine, Öl, Fleisch, Wurst, Käse, Sahne, Eier, Nüsse und Samen. Fettarme Lebensmittel sind Obst, Gemüse, Getreideprodukte, Zucker, Seefisch, Hülsenfrüchte und Kartoffeln.

Einfach ungesättigte Fettsäuren sind z. B. in Rapsöl, mehrfach ungesättigte Fettsäuren in Maiskeimöl oder Distelöl, gesättigte Fettsäuren hauptsächlich in tierischen Fetten von Fleisch, Milch oder Milchprodukten, aber auch in pflanzlichen Fetten wie Kokosfett enthalten.

Fettfische sind reich an Omega-3-Fettsäuren; diese wirken gegen Entzündungen, sind gut für die Haut, senken die Triglyzeride im Blut, beugen Gefäßkrankheiten vor und sind ein ideales Therapeutikum bei Herzrhythmusstörungen. Reich an Omega-6-Fettsäuren sind bestimmte Pflanzen, Samen und Pflanzenöle.

Transfettsäuren kommen in gehärteten Fetten oder stark erhitzten Fetten vor. Sie sollen in möglichst geringer Menge aufgenommen werden.

Neben ihrer Funktion als Energielieferant dienen Fette als Träger der fettlöslichen Vitamine sowie von Geschmacks- und Aromastoffen. Letztere machen die Fette und die daraus hergestellten Speisen zu beliebten Lebensmitteln.

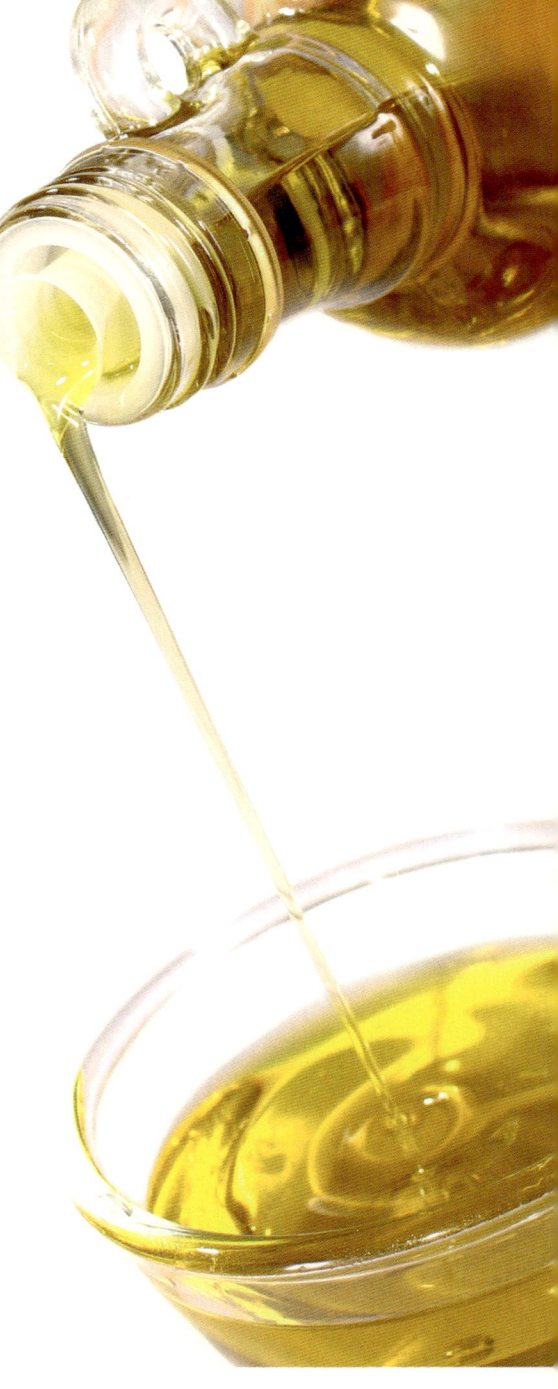

## Zucker/Stärke (Kohlenhydrate)

Kohlenhydrate galten über viele Jahre als der gesündeste Nährstoff überhaupt. Erst die Diskussion um Insulin und den glykämischen Index hat dazu geführt, dass mehr über die Bewertung einer extrem kohlenhydratreichen Kost nachgedacht wurde. Zu empfehlen ist eine Kost, die 40 bis 50 Prozent der Energie in Form von Kohlenhydraten zuführt. Dies sollten insbesondere Kohlenhydrate aus Gemüse, Frischobst, Hülsenfrüchten und Vollkornprodukten sein. Auch stärkehaltige Lebensmittel wie Getreide, Kartoffeln und Gemüse üben einen extremen Reiz auf die Insulinproduktion aus; daher sollten Sie bevorzugt ballaststoffreiche Kohlenhydratträger essen. Daneben gibt es noch rasch verfügbare Kohlenhydrate wie Trauben-, Frucht-, Haushalts-, Malz- oder Milchzucker. Kohlenhydrate dienen dem Körper als schneller Energielieferant zur Versorgung des Nervensystems und der Muskulatur. Es gibt die Monosaccharide (Glukose/Traubenzucker), Fruktose (Fruchtzucker) und Galaktose (Schleimzucker), die Disaccharide Saccharose, bestehend aus Glukose und Fruktose (Haushaltszucker), Laktose, bestehend aus Glukose und Galaktose (Milchzucker) und Maltose, bestehend aus Glukose und Glukose (Malzzucker) sowie die Oligosaccharide (Glukosereste) und die Polysaccharide (Glukoseketten aus Stärke, Glykogen, Cellulose). Aus Kohlenhydraten können Triglyzeride, also Fette, aufgebaut werden – Kohlenhydrate im Übermaß machen also dick.

## Wasser

Wasser ist völlig kalorienfrei, und daher sind auch Gemüse und Frischobst relativ kalorienarm, denn sie bestehen vor allem aus Wasser. Der Wassergehalt des menschlichen Organismus liegt zwischen 50 und 80 Prozent, die Flüssigkeitsbilanz ist abhängig von Wasseraufnahme, Oxidationswasser und Verlusten durch Schweiß und Kot sowie die Urinausscheidung. Der Wasserbedarf liegt bei 20 bis 40 Millilitern pro Kilogramm Körpergewicht, also 1,5 bis 2 Litern beim Erwachsenen. Zu den gesündesten Getränken überhaupt scheint, neben Wasser und Mineralwasser, grüner Tee zu gehören. Aber auch Säfte und Konzentrate aus Hagebutte und Sanddorn sind zu empfehlen. Mehr Wasser bedeutet in jedem Falle mehr Gesundheit, Wohlbefinden und Attraktivität.

## Vitamine und Mineralstoffe

Ohne Vitamine und Mineralstoffe ist kein Leben möglich. Mit der Ausnahme von Vitamin D können Vitamine vom menschlichen Körper selbst nicht in ausreichender Menge hergestellt werden, Mineralstoffe kann der menschliche Organismus überhaupt nicht selbst synthetisieren. Daher ist es sinnvoll, Vitamine und Mineralstoffe regelmäßig in ausreichenden Mengen aufzunehmen. Die Einnahme von Nahrungsergänzungsmitteln ist zwar nicht notwendig, aber in vielen Fällen sinnvoll.

Vitamin C und die Vitamine der B-Gruppe (Thiamin, Riboflavin, Niacin, Pantothensäure, Biotin, Pyridoxin, Cobalamin und Folsäure) sind die wasserlöslichen Vitamine. Auch das Provitamin A, Beta-Carotin, ist wasserlöslich. Fettlöslich sind die Vitamine A, D, E und K. Zu den Mineralstoffen, die als Mengenelement bezeichnet werden, gehören Natrium, Kalium, Chlorid, Schwefel, Kalzium, Phosphat und Magnesium; als Spurenelemente werden Eisen, Kupfer, Zink, Nickel, Silizium, Jod, Fluorid, Kobalt, Selen, Zinn, Mangan, Molybdän, Chrom, Arsen und Vanadium bezeichnet. Daneben gibt es noch eine Vielzahl sogenannter Ultraspurenelemente, deren Bedeutung für den Menschen meist noch nicht abschließend bewertet werden kann.

| Vitamine – ihre wichtigsten Funktionen und ihr Vorkommen | | |
|---|---|---|
| | wichtig für: | Vorkommen: |
| **Fettlösliche Vitamine** | | |
| Vitamin A | Wachstum, Haut, Sehvorgang | Karotten, Spinat, Grünkohl, Rinderleber, Eigelb, Butter, Grüne Bohnen, Brokkoli |
| Vitamin D | Knochenaufbau | Fettfisch, Champignons, Kalbfleisch, Lebertran, Eigelb |
| Vitamin E | Radikalfänger, Abwehrsystem | Weizenkeime, Sojabohnen, Weizenkeim-, Maiskeimöl |
| Vitamin K | Blutgerinnung | Grüngemüse, Tomaten, Leber, Fleisch |
| **Wasserlösliche Vitamine** | | |
| Vitamin $B_1$ | Nervensystem, Steuerfunktion des Stoffwechsels | Vollkornprodukte, Leber, Hülsenfrüchte, Kartoffeln, Schweinefleisch, Scholle, Thunfisch |
| Vitamin $B_2$ | Sauerstofftransport, Eiweißstoffwechsel, Haut | Milch und Milchprodukte, Fleisch, Vollkornprodukte, Seefische, Eier |
| Niacin | Stoffwechsel | Fleisch, Fisch, Getreide, Nüsse, Eier, Kartoffeln, Champignons, Karotten |
| Vitamin $B_6$ | Eiweißstoffwechsel, Blutbildung | Fleisch, Fisch, Vollkornprodukte, Hülsenfrüchte, grüne Bohnen, Kartoffeln, Linsen, Weizenkeime, Sojabohnen |
| Folsäure | Zellbildung, Wundheilung, Blutgerinnung | Grüngemüse, Tomaten, Kohlarten, Spinat, Gurken, Milch und Milchprodukte, Vollkornprodukte, Kartoffeln, Leber, Fleisch |
| Pantothensäure | Stoffwechsel | Leber, Muskelfleisch, Fisch, Milch, Vollkornprodukte, Hülsenfrüchte |
| Biotin | Haut, Immunsystem | Leber, Eigelb, Sojabohnen, Nüsse, Haferflocken, Spinat, Champignons |
| Vitamin $B_{12}$ | Blutbildung | Leber, Muskelfleisch, Fisch, Eier, Milch, Käse, Sauerkraut |
| Vitamin C | Abwehrkraft, Radikalfänger, Aufbau von Bindegewebe | Zitrusfrüchte, Erdbeeren, Kiwis, schwarze Johannisbeeren, Paprika, Kartoffeln, Rosenkohl, Tomaten, Kohlrabi, Feldsalat, Kresse, Leber |

## Alkohol

Alkohol ist ein energiereicher Stoff, der im Übermaß aufgenommen zu Krankheiten führen kann und eine große Suchtgefahr darstellt. Die gesundheitlich positiven Effekte, die durch Alkohol hervorgerufen werden, stehen weit hinter den Gefahren zurück, sodass ein übermäßiger Alkoholkonsum nicht anzuraten ist! Unbedenklich sind 10 bis 15 Gramm Alkohol täglich. Gefahren treten auf, wenn Männer täglich mehr als 60 Gramm und Frauen täglich mehr als 40 Gramm Alkohol über einen längeren Zeitraum konsumieren. Grundsätzlich sollten der Leber mindestens ein bis zwei alkoholfreie Tage in der Woche gegönnt werden. Empfehlenswert ist, keinen oder wenig Alkohol zu sich zu nehmen. Aber ein Glas Wein ist in der Regel nicht wirklich schädlich, durch die Entspannung vielleicht sogar gesundheitsförderlich, und auch für Bier wurden in Studien positive Wirkungen nachgewiesen.

Die Menge und Häufigkeit ist entscheidend für die gesundheitlichen Folgen: Weniger Alkohol ist oftmals mehr und täglicher Alkoholgenuss sicher ungesund!

## Ballaststoffe

Auch wenn die Bezeichnung Ballaststoffe nicht gerade dazu führt, diesen Nahrungsbestandteilen viel Platz in der Ernährung einzuräumen, sind sie von besonderer Bedeutung für unseren Körper. Ballaststoffhaltige Lebensmittel sind z. B. Getreide (Schalenanteil) und daraus hergestellte Produkte (z. B. Vollkornbrot), Gemüse und Obst. Pro Tag sollten mit der Nahrung mindestens 30 Gramm Ballaststoffe aufgenommen werden. Ballaststoffe in der Ernährung sorgen für eine gesunde Darmtätigkeit und ein erhöhtes Sättigungsgefühl nach dem Essen. Hinzu kommt, dass sie bei der Senkung des Blutcholesterinspiegels hilfreich sein können.

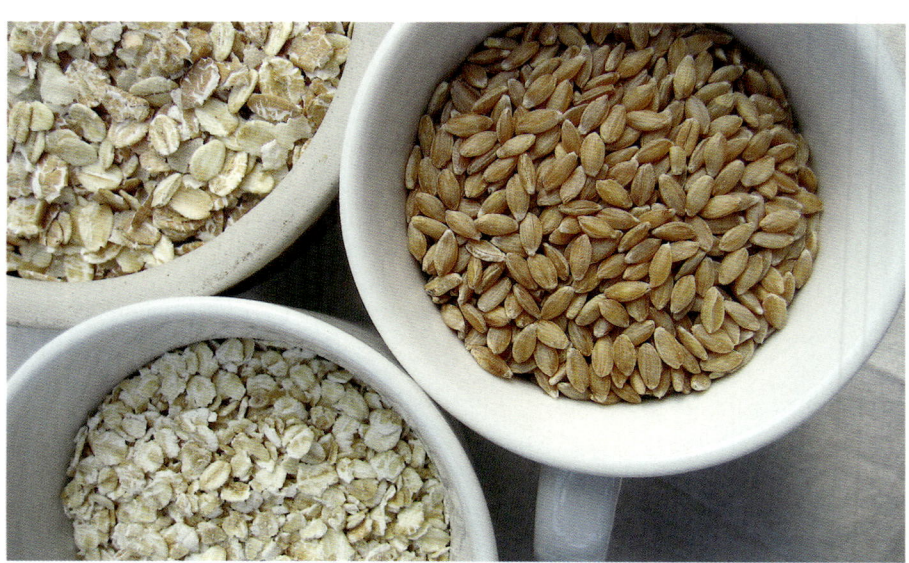

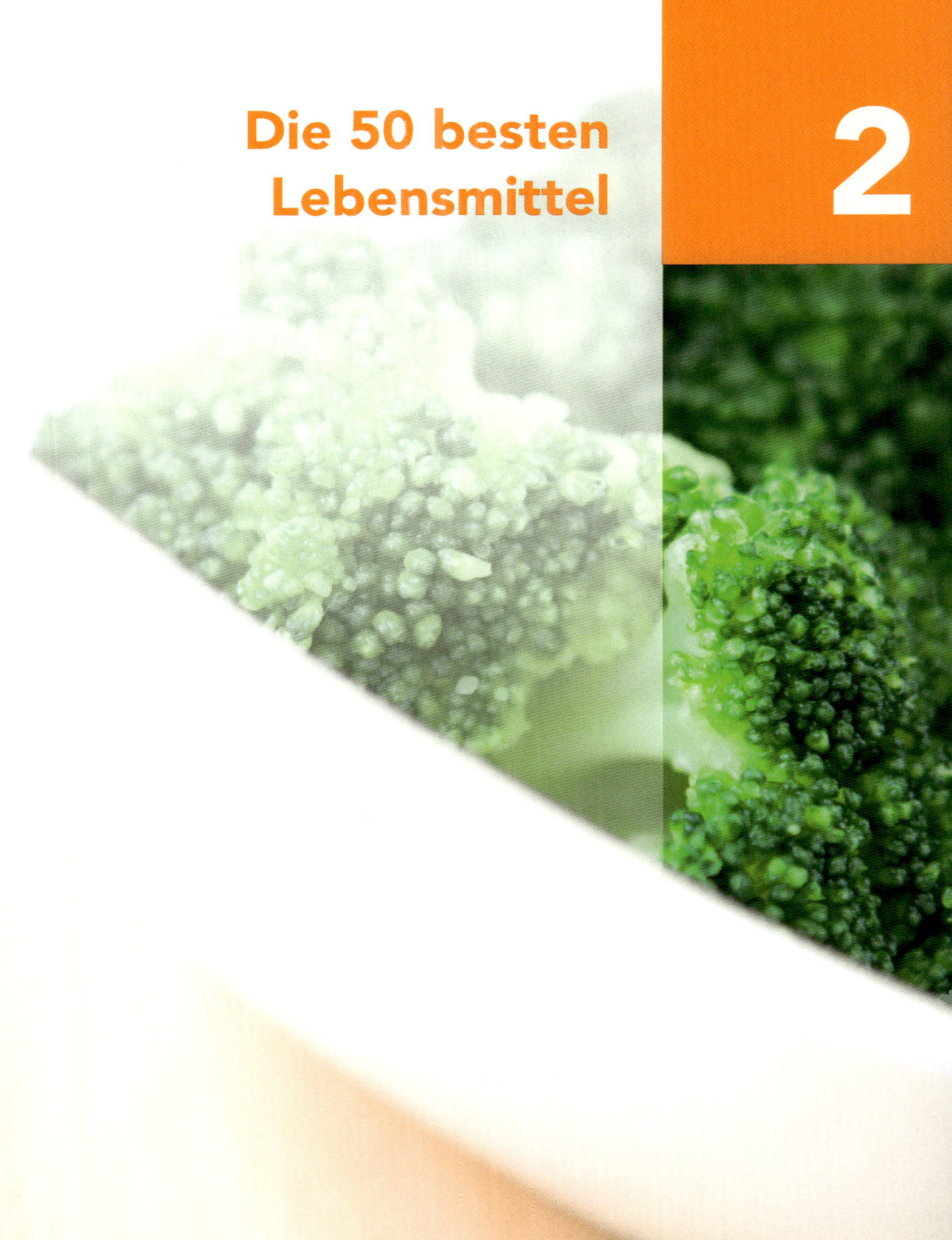

# Die 50 besten Lebensmittel

**2**

Bauen Sie gesundheitsförderliche Lebensmittel häufiger in Ihren Speiseplan ein. Aber vergessen Sie nicht, dass es keine Lebensmittel gibt, die für sich durch und durch gesund sind. Auch der Begriff Vollwertkost führt in die Irre, denn es gibt kein Lebensmittel, das ausschließlich und für jeden gesund ist und von dem allein man sich ernähren könnte. Zu den vollwertigsten Lebensmitteln gehören Hühnereier, (Mager-)Milch und Soja. Doch eine Kost, die sich ausschließlich aus diesen drei Lebensmittel zusammensetzte, wäre nicht gesundheitsförderlich, sondern langweilig, einseitig und könnte zu Mangelerscheinungen führen. Fleischprodukte stehen nicht in der Gruppe der gesündesten Lebensmittel, da sie eine Vielzahl von Risiken aufweisen. In kleinen Mengen genossen, ist allerdings ein- bis zweimal wöchentlich Rindfleisch oder auch Schweinefleisch zu empfehlen, dazu sollte sich aber mindestens eine Seefischportion in der Woche gesellen.

# 1 Amarant ist mit Hafer das gesündeste „Getreide"

Amarant, das „Gold der Azteken", ist im eigentlichen Sinne kein Getreide, sondern ein Fuchsschwanzgewächs und gehört wie Buchweizen und Quinoa zu den „Pseudo-Cerealien", da sie von ihren Inhaltsstoffen und ihrer Verwendung her dem Getreide ähneln.

Amarant zählt wie Quinoa zu den ältesten Nutzpflanzen der Menschheit: Bereits vor Jahrtausenden diente es in Südamerika als Grundnahrungsmittel und als Opfergabe für die Götter. Im 16. Jahrhundert wurde die Pflanze von den Spaniern dann nach Europa gebracht.

Die Pflanze ist sehr produktiv, genügsam und widerstandsfähig gegen Trockenheit, Hitze und raues Gebirgsklima. Heute sind 60 bis 100 Amarantarten bekannt. Die Pflanze bildet bis zu 50 000 Samen an großen buschig-rötlichen Blüten aus, die einem Fuchsschwanz ähneln. Da die Samen zu unterschiedlichen Zeiten reifen, ist die Ernte sehr aufwendig.

Der Proteingehalt von Amarant liegt mit 15 Prozent außergewöhnlich hoch. Ähnlich wie Quinoa überzeugt Amarant dabei vor allem durch seinen hohen Anteil an essenziellen Aminosäuren: Wo den gewöhnlichen Getreidesorten oftmals eine der acht essenziellen Aminosäuren fehlt, besitzt Amarant alle acht und ist somit ein besonders hochwertiges und vollständiges Eiweiß. Vor allem die in üblichen Cerealien meist wenig vertretene Aminosäure Lysin ist überdurchschnittlich vorhanden. Mit Weizen gemischt, erreicht Amarant eine Proteinwertigkeit von fast 100 Prozent und ist so dem Fleisch als Proteinlieferant gleichwertig. Nicht nur der Protein-, auch der Fettgehalt liegt mit 8,8 Gramm pro 100 Gramm außergewöhnlich hoch, wobei das Fettsäurespektrum hohe Anteile an ungesättigten Fettsäuren aufweist, darunter Linolsäure und die wertvolle Omega-3-Fettsäure Alpha-Linolensäure. Daraus erklären sich auch die in Studien belegten blutdruck- und cholesterinsenkenden Eigenschaften des Amarant.

Cholesterinsenkend wirkt sich aber gleichzeitig auch der hohe Gehalt an Ballaststoffen (etwa ein Drittel mehr Ballaststoffe als Vollkornweizen) und Phytosterolen, insbesondere an Beta-Sitosterol, aus. Die Phytosterole blockieren die Cholesterinaufnahme aus der Nahrung und hemmen gleichzeitig die Cholesterinsynthese in der Leber.

Der „Inkaweizen" zeichnet sich aber auch durch einen ausgesprochen hohen Mineralstoffgehalt aus. Er stellt dreimal so viel Zink bereit wie Vollkornweizen und die doppelte Menge Eisen, womit er sogar Eisengehalte von Hülsenfrüchten oder Ölsamen erreicht. Im Vergleich zu anderem Getreide ist er auch Spitzenreiter an Magnesium und Kalzium, bei Kalium liegt er auf Platz zwei. 100 Gramm Amarant reichen aus, um den Tagesbedarf eines Erwachsenen an Magnesium zu decken. Der Kalziumgehalt von Amarant entspricht dem von Milch, wodurch er sich insbesondere für die Kinderernährung eignet. Wegen seines hohen Stärkeanteils und hohen Gehalts an den „Stoffwechselspezialisten" Vitamin $B_1$ und $B_2$ ist er zudem besonders für Sportler eine Bereicherung des Speiseplans. Da Amarant im Gegensatz zum Getreide glutenfrei ist, bietet er sich an als Getreidealternative für Zöliakiekranke und für Personen mit Neurodermitis, die oftmals kein gewöhnliches Getreide vertragen.

Amarant kann wie Getreide geschrotet oder zu Mehl gemahlen werden. Amarantmehl eignet sich allerdings nur begrenzt zum Backen, weil das nötige Klebereiweiß für das Backvolumen nicht enthalten ist; eine Beimischung von Amarant zu herkömmlichen Brotmehlen ermöglicht jedoch eine Aufwertung der ernährungsphysiologischen Qualität des Brotes. Er kann aber auch wie Reis gekocht werden. Dazu lässt man ihn für 30 Minuten in der dreifachen Wassermenge köcheln und anschließend 10 Minuten nachquellen. Sehr gut eignet sich Amarant zur Beimischung in Suppen und Eintöpfe, aber auch für Gemüsepfannen und Aufläufe – eine Empfehlung für alle Menschen, die sich für eine gesunde Ernährungsweise begeistern lassen.

## 2 Ananas: Gesundheit aus den Tropen

Die Ananas gilt als die „Königin der Südfrüchte" – nicht nur wegen ihres imposanten Erscheinungsbildes und ihres würzig-süßsauren Geschmacks, sondern auch wegen ihrer gesundheitsfördernden Inhaltsstoffe. Von den Amazonasindianern wurde sie „naná" („köstliche Frucht") genannt und seit alters her bei

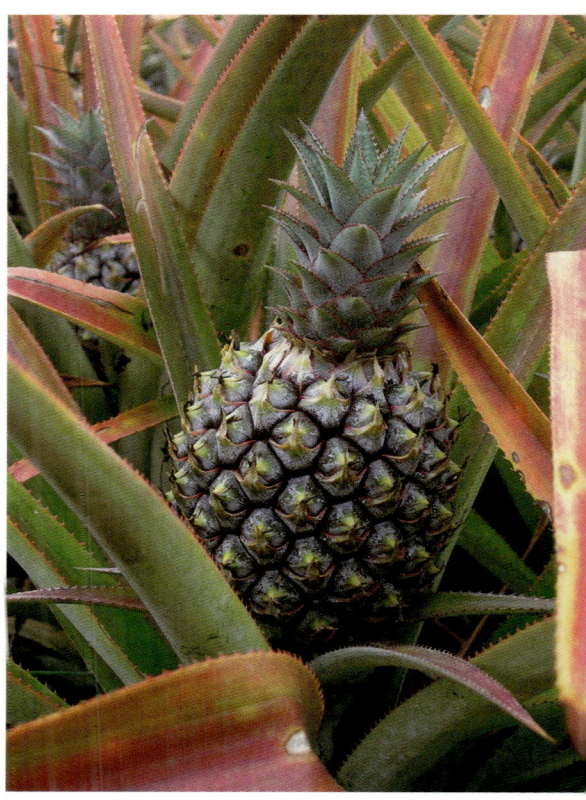

Erkältungskrankheiten, Wechseljahrbeschwerden, Darmparasiten, Fieber, Asthma, Krampfadern, Verstopfung, Wunden, Warzen, Blähungen sowie bös- und gutartigen Geschwülsten als Heilfrucht verwendet. Noch heute ehren die Indianer sie mit einem rauschenden Ananasfest, zu dem sich alle schmücken und bei dem tagelang gespeist, getanzt und gesungen wird.

1493 wurde die Ananas von Kolumbus entdeckt; er brachte einige Früchte mit nach Europa, und der spanische König Ferdinand II. war von der Ananas so entzückt, dass er sie zur „schmackhaftesten Frucht der Welt" erklärte. Die bekannteste Art ist die gewöhnliche Ananas, die aus dem tropischen Amerika stammt und dann auch in Asien, Afrika und Südeuropa kultiviert wurde. Seit etwa 1830 wird die Ananas in Europa auch in großen Treibhäusern gezogen.

Die Ananasfrucht ist reich an den Vitaminen C und E, den Mineralstoffen Kalium, Magnesium, Phosphor und den Spurenelementen Eisen, Kupfer, Mangan, Zink, Jod und Selen. An sekundären Pflanzenstoffen sind besonders die Carotine hervorzuheben. Die Ananas enthält außerdem als einzige Frucht in konzentrierter Form das Enzym Bromelain (auch Bromelin genannt), das im Magen eiweißspaltend wirkt und somit die Verdauung fördert. Es kann fehlenden „Magensaft" durchaus ersetzen und macht Ananas deshalb für jedermann gut bekömmlich. Somit sind ein paar Stücke Ananas nach dem Essen auch hervorragend als „antialkoholischer Absacker" geeignet. Bromelain wirkt darüber hinaus entwässernd, stoffwechselfördernd, entgiftend, fettabbauend und reinigt das Blut. Aber die Ananasenzyme können auch unangenehm sein, denn sie hemmen die Gelierfähigkeit von Gelatine und lassen Milchprodukte bitter schmecken.

Ananas und die aus ihren Enzymen gewonnenen Präparate sind aufgrund ihres breiten Wirkspektrums mittlerweile dabei, zum „Taschenmesser der Naturheilkunde" zu avancieren. Bromelainhaltige Präparate werden vor allem in den USA in der Gerontologie als „Anti-Aging-Mittel" zur Verzögerung von Abbauerscheinungen im Alter und auch in der Krebstherapie eingesetzt, denn die Ananasenzyme bremsen nachweislich das Wachstum von Krebszellen und verhindern Metastasenbildung. Ananas hilft aber nicht nur auf der körperlichen Ebene, sondern wirkt durch die Aminosäuren Tryptophan und Serotonin auch als Stimmungsaufheller bei Depressionen, Antriebsschwäche und Konzentrationsproblemen.

Ananas sollte mit ihrer Wirkung als Heilfrucht, Verjüngungs- und Schönheitsmittel also auf jedem Speisezettel einen Ehrenplatz einnehmen. Ein sicheres Zeichen für die Reife einer Ananas ist der intensive Duft, der am besten am Stielansatz wahrzunehmen ist, und wenn sie im Verhältnis zu ihrer Größe schwer ist. Sind zudem die Spitzen der einzelnen Schuppen auf der Schale braun gefärbt, so ist die Frucht trotz grüner Farbe reif; das Fruchtfleisch ist dann tief gelb und saftig. Da Ananas nicht mehr nachreift, sondern alt wird und schließlich verdirbt, ist es besonders ratsam, auf reife Früchte zu achten.

# 3 Die Aprikose schützt vor freien Radikalen

Aprikosen sind nicht nur wohlschmeckend, sondern tragen auch zu einer gesundheitsbewussten Ernährungsweise bei. Wie viele Rosengewächse stammt die Aprikose aus China, wo sie seit über 4000 Jahren kultiviert wird. Alexander der Große brachte die Aprikose einst nach Südeuropa, von den persischen Dichtern wurde sie als „Samen der Sonne" besungen, doch erst im 16. Jahrhundert wurde sie auch in Nordeuropa kultiviert. Wild wächst der Aprikosenbaum heute noch von Japan bis Turkmenistan.

Aprikosen haben es wirklich in sich: Sie sind ausgesprochen basisch und sorgen deshalb für ein Gegengewicht zur überwiegend säuernden Reaktion der modernen Zivilisationskost. Ihr Gehalt an den Mineralstoffen Kalzium, Kalium, Phosphor, Eisen und insbesondere Magnesium übertrifft den anderer Kern- und Steinobstsorten deutlich; ebenso ihr Gehalt an B-Vitaminen. Aber auch für Niacin, Folsäure und Vitamin C sind sie ein guter Lieferant: Folsäure und Eisen regen gemeinsam die Blutbildung und Zellerneuerung an, das Niacin wirkt nervenstärkend. Ihr Provitamin A (Carotin)-Gehalt ist so hoch wie bei kaum einer anderen Frucht, 200 Gramm frische Aprikosen genügen, um den Tagesbedarf an Vitamin A zu decken. Steigerung bieten nur noch getrocknete Aprikosen. Mit diesem hohen Gehalt an Carotinoiden straffen sie Haut und Haar, schützen die Haut vor UV-Strahlung, schützen Schleimhäute und Sehkraft und beugen der Krebsentstehung vor. Aprikosen sind zudem ein hochwirksames Mittel zur Entwässerung und entlasten dadurch Herz und Kreislauf, sie verbessern die Darmtätigkeit und wirken leicht abführend. Aprikosen enthalten außerdem erstaunlich viel Salizylsäure, die antibakteriell wirkt und Krankheitskeime in Magen und Darm abtöten sowie Fäulnisprozesse stoppen kann.

Sofern die Früchte voll ausgereift sind, löst sich das Fruchtfleisch leicht vom Stein, ist saftig, sehr wohlschmeckend und aromatisch. Dazu müssen die Früchte nicht nur genügend Sonne und Wärme erhalten haben, sondern auch von einem ertragreichen Boden stammen. Wasserreiche Früchte sind zuckerarm und wenig aromatisch. Wie Pfirsiche können Aprikosen bei Lagerung im Kühlschrank mehlig werden, im Allgemeinen faulen sie aber nicht so leicht wie Pfirsiche und Nektarinen.

Getrocknete Aprikosen haben zwar mehr Kalorien als frische, aber auch mehr wichtige Mineralstoffe. Die Kombination aus getrockneten Aprikosen und Aprikosenkernen enthält ein Paket an gesundheitlich wertvollen Inhaltsstoffen,

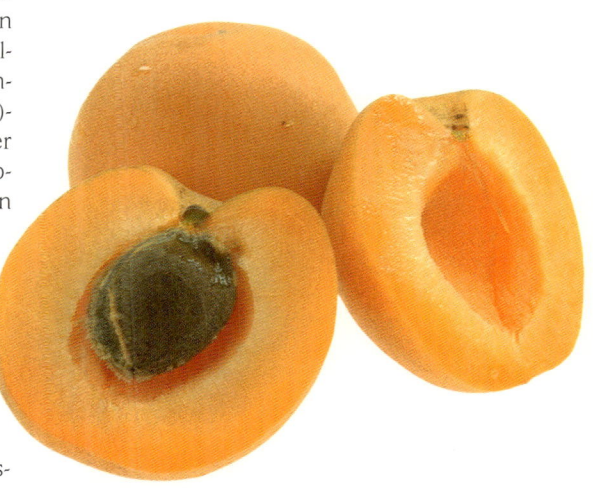

wie es in dieser Form in keiner anderen Frucht und auch in keinem Nahrungsergänzungsmittel zu finden ist. Auf natürliche Weise getrocknet, werden Aprikosen braun und sind nicht orange wie im Handel – damit sie so hell bleiben, werden sie oft geschwefelt, das heißt mit Schwefeldioxid oder seinen Verbindungen behandelt. Die Nachteile des Schwefelns sind zum einen, dass B-Vitamine (insbesondere $B_1$ und Folsäure) zerstört werden, problematisch aber ist der Schwefel vor allem für empfindliche Menschen, die auf diesen Zusatzstoff mit Kopfschmerzen und Unwohlsein reagieren. Die Schwefelung wird auf der Packung angegeben, allerdings müssen Mengen unter 10 Milligramm pro Kilogramm Trockenobst nicht deklariert werden. Doch täglich eine Handvoll getrockneter Aprikosen ist eine gesunde Leckerei.

## 4 Bierhefe – das natürlichste Nahrungsergänzungsmittel

Viele Millionen Menschen nehmen täglich Nahrungsergänzungsmittel zu sich, oft in hohen Einzeldosen, die für den menschlichen Körper nicht immer gesund sind. Bierhefe, die getrocknete Form von Hefepilzzellen, vollbringt äußerlich oder innerlich angewandt, seit mindestens 5000 Jahren beachtliche Wirkungen als Heilmittel, Vitalstofflieferant, Schönheitselixier und Jungbrunnen zugleich, sie ist wie Sanddornsaft, Hagebuttenkonzentrat oder Brottrunk als natürliches Nahrungsergänzungsmittel sehr zu empfehlen.

Bierhefe besteht aus kugeligen, einzelligen Hefepilzen, die zur Gattung Saccharomyces gehören. Dabei handelt es sich um Mikroorganismen, die sich während der Fermentation bei der Bierherstellung durch Sprossung schnell vermehren. So wurde der Gesundheitsförderer paradoxer Weise zum Abfallprodukt der Bierherstellung.

Bierhefe besteht zu mehr als 50 Prozent aus reinsten Aminosäuren, hochwertigem tierischen Eiweiß mit insgesamt 16 Aminosäuren, wobei alle essenziellen Aminosäuren enthalten sind. Sie enthält insbesondere mehr Vitamine des B-Komplexes als jedes andere natürliche Nahrungsmittel, und zwar in einer äußerst günstigen Wirk- und Ergänzungskombination. Dadurch kann Bierhefe bei Konzentrationsschwierigkeiten, Stress, Erschöpfung, Müdigkeit und zur Stärkung der Nerven hilfreich sein. Diese Wirkung wird noch dadurch unterstützt, dass die „Zauberhefe" auch über einen hohen Gehalt an Lezithin sowie einer chemischen Vorstufe des Hirnbotenstoffes Acetylcholin verfügt. Ihr Hauptanwendungsgebiet hat die Bierhefe aber bei Haut- und Haarproblemen. Sie wird bei Akne, Ekzemen, Flechten, Pusteln sowie nässenden und juckenden Ausschlägen eingesetzt und wirkt bei Hautpilzinfektionen sowie schlecht heilenden Wunden. Früher wurde sie vor allem äußerlich als Umschlag aufgelegt, doch heute steht ihre innerliche Anwendung im Vordergrund.

Bierhefe verstärkt das Haarwachstum und macht die Haare glänzend. Denn die B-Vitamine, die für zahlreiche Stoffwechselvorgänge im menschlichen Körper verantwortlich sind, sorgen auch für optimales Wachstum und Festigkeit von Haut, Haaren und Nägeln. Optimal ist die Kombination aus Bierhefe und Zink. Das lässt die Haare sprießen und die Fingernägel fest werden.

Dieses „Kraftwerk der Natur" liefert aber auch 15 verschiedene Mineralien und Spurenelemente, insbesondere Kalium, Magnesium, Phosphor, Schwefel, Zink und Kupfer. Dabei ist Bierhefe zudem fettarm, cholesterinfrei und hat einen niedrigen Natriumgehalt.

Aber Bierhefe hat noch ein weitaus größeres Wirkungsspektrum. Sie wird in der Medizin bei Magen-Darm-Problemen eingesetzt, da sie den Stoffwechsel anregt und die Bildung der Magensäfte effektvoll aktiviert. Ebenso unterstützt sie die Tätigkeit der Darmbakterien, weshalb sie auch gerne und erfolgreich zur „Darmsanierung" nach Antibiotikaeinnahme verwendet wird.

Ihre den Stoffwechsel anregende, sanft entwässernde Wirkung lässt Bierhefe auch als Diät- und Schlankheitsmittel zum Einsatz kommen. Diese Wirkung wird noch dadurch unterstützt, dass sie zugleich das Hungergefühl dämpft, denn sie aktiviert die körpereigene Insulinproduktion und hält damit den Blutzuckerspiegel auf einem günstigen Niveau.

Die Wunderhefe steht dem Verbraucher getrocknet in Form von Tabletten, Pulver oder Flocken preiswert zur Verfügung. Flocken und Pulver haben eine würzige bis herbe Note und eignen sich, um Suppen, Salate und warme Gerichte aufzuwerten und zu binden. Die Hefe sollte allerdings erst nach dem Kochen zugegeben werden. Heute ist sie auch wichtiger Bestandteil vieler vegetarischer Pasteten. In jedem Falle gehört Bierhefe zu den gesündesten Lebensmitteln überhaupt – außer Schönheit und einen schlanken Körper gibt es keine Nebenwirkungen.

## 5 Brokkoli ist das potenteste Gemüse

Brokkoli ist aus der modernen Küche nicht mehr wegzudenken, und das ist auch gut für die Gesundheit. Wie fast alle Gemüsesorten ist Brokkoli sehr kalorienarm, aber reich an Vitaminen, Mineralstoffen und sekundären Pflanzenstoffen. Er enthält so viel davon, dass er zu den gesündesten Lebensmitteln überhaupt gehört. Schon die Römer kultivierten Brokkoli und schworen auf seine gesundheitsfördernde Wirkung. Durch Katharina von Medici gelangte er im 16. Jahrhundert nach Frankreich, später als „Italienischer Spargel" nach England und wurde schließlich vom amerikanischen Präsidenten Thomas Jefferson im 18. Jahrhundert in die USA eingeführt. Dort ist er mittlerweile nicht nur das offizielle Lieblingsgemüse des einstigen Präsidenten Bill Clinton, sondern das beliebteste Gemüse der Nation.

Wie auch der Blumenkohl gehört Brokkoli zur Familie der Kreuzblütler; ähnlich wie bei diesem bestehen die „Röschen" des Kopfes aus den noch

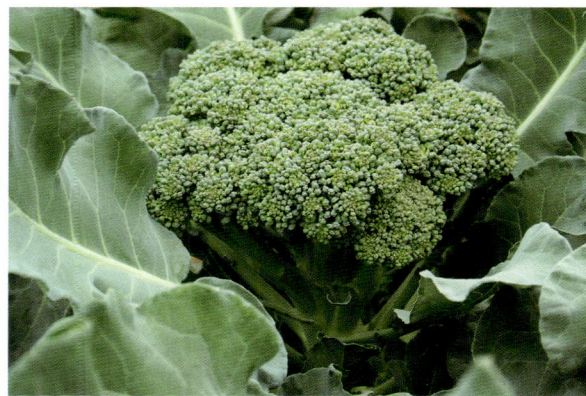

nicht voll entwickelten Blütenständen. Der Kopf ist meist von tief- bis blaugrüner Farbe; seltener sind violette, gelbe und weiße Sorten. Er schmeckt etwas herzhafter als Blumenkohl, ist darin dem Grünspargel vergleichbar, denn er hat nur einen wenig ausgeprägten Kohlgeschmack. Die zarte Struktur macht den Brokkoli leicht verdaulich und bekömmlich. Auch für Diabetiker bietet er sich wegen seines niedrigen Kohlenhydratgehalts besonders an; zudem enthält er reichlich Ballaststoffe, und das ist nicht nur für Diabetiker gut.

Brokkoli liefert bei sehr niedrigem Kaloriengehalt besonders viele Nährstoffe. Er wird zu Recht als „König der Kohlsorten" bezeichnet, da er im Vergleich zu seinen Kohlkollegen die höchste Nährstoffdichte aufweist. Eine Portion von 100 Gramm liefert bereits mehr als die Hälfte der empfohlenen Tagesdosis an Vitamin C, erhebliche Mengen an Beta-Carotin (Provitamin A) sowie Folsäure, Eisen, Kalium und Kalzium. Darüber hinaus ist der grüne Blumenkohl auch ein guter Lieferant für Phosphor, Zink und die Vitamine $B_1$, $B_2$, $B_6$ und E und enthält zahlreiche sekundäre Pflanzenstoffe – besonders verschiedene Carotinoide, Flavonoide, Indole, Glucosinolate und Lutein. Brokkoli gehört wegen der komplexen Zusammensetzung seiner sekundären Pflanzenstoffe sogar zum gesündesten Gemüse überhaupt. Dabei macht ihn schon sein hoher Carotingehalt ideal zur Prävention vor Krebs, Schlaganfall und Herz-Kreislauf-Erkrankungen. Als starke Krebshemmer gelten zudem die Glucosinolate – genauer gesagt, deren Abbauprodukte, die Isothiocyanate, die krebsauslösende Stoffe im Körper zerstören, bevor Zellen geschädigt werden können, indem sie Enzyme anregen, die entgiftend wirken.

Je dunkler die Köpfchen des Brokkoli sind, desto höher ist der Gehalt an sekundären Pflanzenstoffen. Und im Gegensatz zum empfindlichen Vitamin C bleiben diese wertvollen bioaktiven Substanzen auch wirksam, wenn das Gemüse gekocht oder tiefgefroren wird. Zur Erhaltung der übrigen wertvollen Nährstoffe sollte jedoch auch Brokkoli möglichst schonend zubereitet werden. Am besten gart man ihn auf einem Gitter im Dampf oder in wenig Wasser, auf jeden Fall sollten die Röschen noch bissfest sein.

## 6 Brombeeren senken den Cholesterinspiegel

Die Brombeere gehört zur Familie der Rosengewächse wie die Himbeeren und Erdbeeren, nur hat sie dornige Ranken. Ihre Frucht ist eine Sammelsteinfrucht, das heißt, sie besteht aus einer Ansammlung kleiner saftiger Steinfrüchtchen, von denen jedes einen winzigen Samen enthält. Wenn man sie vom Stiel löst, bleibt im Gegensatz zur Himbeere der Zapfen (der innere Fruchtboden) in der reifen Frucht stecken. Obwohl die Brombeere aus Asien und Nordamerika stammt, ist sie als Wildfrucht in Deutschland schon seit vielen Jahrhunderten heimisch. Archäologische Ausgrabungen haben ergeben, dass der Mensch schon in der Jungsteinzeit Brombeeren gegessen hat. Zur Zeit des griechischen Arztes Hippokrates (um 400 v. Chr.) fand die über ganz Europa verbreitete wilde Brombeere auch in der Medizin in Form der Beeren und der Blätter große Verwendung. Sie wurde jedoch erst vor etwa 150 Jahre in größerem Umfang kultiviert.

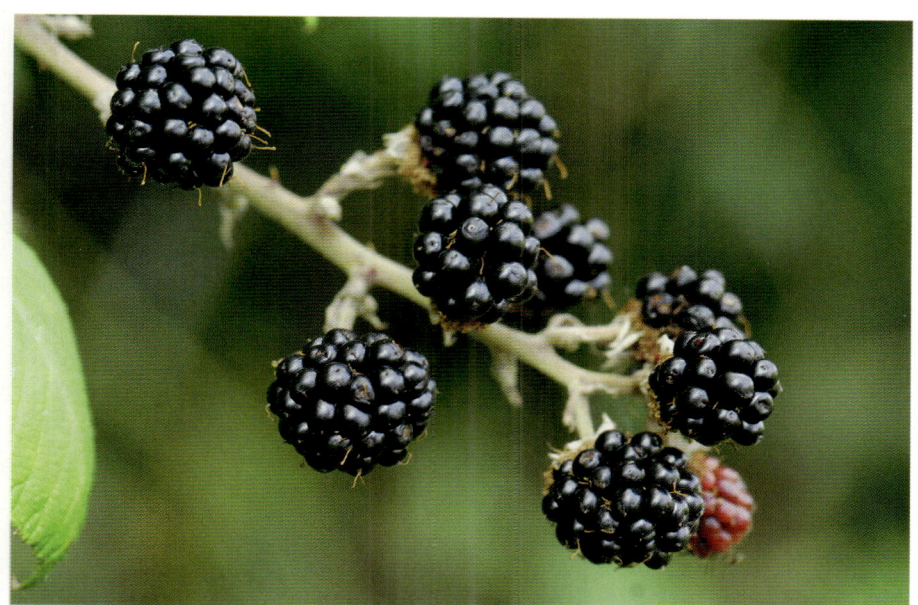

Der hohe ernährungsphysiologische Wert von Brombeeren zeichnet sich dadurch aus, dass sie im Vergleich zu anderen Beerenfrüchten als Träger von Provitamin A und Vitamin E Spitze sind. Bei der Anlieferung von Mineralstoffen sind sie besonders im Magnesium-, Kalzium- und Eisengehalt anderen Obstarten überlegen. Brombeeren sind aber auch reich an Vitamin C, Kalium, Kupfer und Mangan. Außerdem liefern sie Ballaststoffe, die für eine gute Verdauung und Sättigung unentbehrlich sind. Da Brombeeren einen hohen Gehalt an antioxidativ wirksamen Flavonoiden, insbesondere den violett-blauen Anthocyanen haben, wirken sie immunstimulierend und krebshemmend, durchblutungsfördernd, gefäßschützend und blutdrucksenkend. Dadurch sollen sie auch Venenleiden und Hämorrhoiden vorbeugen.

Brombeeren reifen nach dem Pflücken kaum mehr nach, daher werden sie erst bei Vollreife geerntet. Frische Früchte sollten fest und dick sein sowie glänzen. Weiche Beeren mit matter Farbe sind häufig nicht mehr ganz frisch. Wegen ihrer dunklen Farbe nehmen die Früchte viel Wärme auf und werden schnell überreif. Da sie sehr empfindlich sind und weder Hitze noch längere Transportwege vertragen, sollten sie entsprechend schnell verzehrt werden oder nach dem Einkauf gleich aus der Verpackungsschale genommen und auf einem Teller oder in einer flachen Schüssel aufbewahrt werden. Mit einer Frischhaltefolie abgedeckt, halten sie im Gemüsefach des Kühlschranks noch etwa zwei bis drei Tage. Beim Einfrieren werden die Brombeeren zunächst offen in einer Schicht auf einem Teller ins Gefrierfach gelegt.

Erst wenn sie einzeln gefroren sind, können sie in einen Tiefkühlbehälter gefüllt werden und sind dann zehn bis zwölf Monate haltbar. Früchte, die schon etwas weich geworden sind, sollten vor dem Einfrieren mit oder ohne Zucker püriert werden; wird etwas Zitronensaft dazugegeben, sind die Nährstoffverluste geringer.

Die frischen saftigen Früchte sind eine köstliche Ergänzung zum Frühstücksmüsli und sehr delikat zu Milch- und Quarkspeisen, zu Eis, als Tortenbelag oder im Rumtopf. Sie lassen sich aber auch zu Konfitüre, Saft, Fruchtwein und Likör verarbeiten. Die Brombeeren sollten immer erst kurz vor dem Verzehr oder der Weiterverarbeitung gewaschen werden und müssen dann auf einem Küchenpapier gut abtropfen. Vor allem sollten sie aber immer voll ausgereift sein. Nur dann besitzen sie den Höchstgehalt an wichtigen Inhaltsstoffen und ihr einzigartiges Aroma.

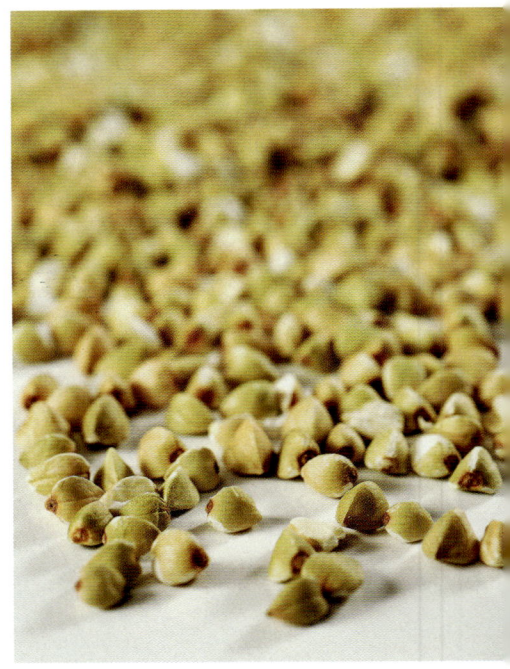

## 7 Buchweizen sorgt für einen guten Schlaf

Heiden- oder Tatarenkorn nannte man den Buchweizen, weil ihn „heidnische" Völker zu uns gebracht haben. Ursprünglich kommt der Buchweizen aus Nepal, wurde dann in ganz Asien gezogen und ist auch heute noch in China und Russland ein wichtiges Nahrungsmittel; mit den Mongolen gelangte er im 14. Jahrhundert nach Europa.

Der Buchweizen gehört nicht zu den Gräsern, sondern zählt zur Gattung der Knöterichgewächse und ist ein enger Verwandter von Sauerampfer und Rhabarber. Er ist anspruchslos und gilt nicht nur als besonders widerstandsfähig gegen Krankheiten, sondern wächst auch ohne Dünger. Seinen Namen bekam der Buchweizen, weil die kleinen, braunen, dreikantigen Samen an Bucheckern erinnern. Die Samen müssen geschält werden, da die dunkelbraune harte Schale nicht zum Verzehr geeignet ist.

Buchweizen galt zunächst als Arme-Leute-Essen und geriet in Zeiten zunehmenden Wohlstands fast ins Vergessen. Dabei macht eine Vielzahl von Nährstoffen ihn zu einem Lebensmittel mit beträchtlichem Nährwert. Buchweizen ist nicht nur reich an Kalium, Eisen, Phosphor, Magnesium, Kieselsäure, Lezithin sowie Vitamin E, er liefert auch reichlich Vitamin $B_1$, $B_2$, Niacin und Vitamin $B_6$. 100 Gramm Buchweizen decken dabei schon die Hälfte des Tagesbedarfs an

Vitamin $B_6$. Bei vergleichbarem Eiweißgehalt von 10 Prozent übertrifft das Buchweizeneiweiß in seiner biologischen Wertigkeit das aller anderen Getreidesorten. Die Körner sind im Vergleich zwei- bis dreimal reicher an den unentbehrlichen Eiweißbausteinen Lysin und Tryptophan. Lysin ist nicht nur zum Aufbau von Körpereiweiß bedeutsam, sondern stellt zusammen mit dem auch enthaltenen Lezithin wichtige Gehirn- und Nervennahrung dar, wodurch sich die Lernfähigkeit verbessern lässt. Tryptophan sorgt als Ausgangssubstanz für die Bildung des Schlafhormons Melatonin für guten Schlaf. Der Ballaststoffgehalt (3,7 Prozent) und auch der Fettgehalt des Buchweizens (1,7 Prozent) sind relativ gering, wobei 50 Prozent der Fettsäuren ungesättigt und damit herzfreundlich sind. Dagegen hat Buchweizen mit 72 Prozent einen hohen Gehalt an Kohlenhydraten, was ihn besonders für Ausdauersportler interessant macht.

Buchweizen enthält auch eine besonders hohe Menge an Rutin, einem sekundären Pflanzenstoff aus der Gruppe der Flavonoide, der ausgesprochen positive Wirkungen auf die Blutgefäße besitzt. Buchweizen dient damit als wertvolle Venenmedizin und wird im Kampf gegen Krampfadern erfolgreich eingesetzt.

Im Handel wird Buchweizen ungeröstet oder geröstet als ganzes Korn, Schrot oder Mehl angeboten. Buchweizenkörner werden bevorzugt wie Reis gekocht. Die Garzeit beträgt etwa 25 Minuten. Buchweizen schleimt beim Aufkochen stark auf, deshalb sollte er vor und nach dem Kochen gut gewaschen und durchgespült werden. Da Buchweizen kein Klebereiweiß enthält, also glutenfrei ist, kann kein reines Buchweizenbrot gebacken werden. Andererseits eignet er sich dadurch vor allem für Zöliakiekranke. Als Beimischung zu Weizen-, Dinkel- oder Roggenmehl eignet sich Buchweizen mit seinem Geschmack, der entfernt an Haselnüsse erinnert, beim Brotbacken als gesunde Geschmackskomponente.

## 8 Jeden Tag ein Ei!

Eier sind wie Zucker und Salz die Buhmänner unter den Lebensmitteln, dabei gehört das Ei durch seine hervorragenden ernährungsphysiologischen Werten zu den gesündesten Lebensmitteln überhaupt. Eier sind von der Natur dazu bestimmt, das heranwachsende Küken ausreichend mit Nährstoffen zu versorgen, weshalb das Ei ein unglaublich vielseitiges und nährstoffreiches Naturprodukt ist. So steckt das Ei voller Vitamine – besonders Vitamin $B_{12}$, D, K und Biotin – sowie der Mineralstoffe Kalzium, Selen und Eisen; die Vitamine und Mineralstoffe bleiben auch weitgehend erhalten, wenn das Ei gekocht wird.

Das Ei stellt eine ideale Eiweißquelle dar, weil alle Aminosäuren enthalten sind und diese zudem in einem fast perfekten Verhältnis zueinander stehen. Es besitzt von allen Grundnahrungsmitteln die für die menschliche Ernährung höchste biologische Wertigkeit, das bedeutet, dass der Körper das Hühnereiweiß besonders gut in seinem Stoffwechsel verwerten kann. So genügen bereits relativ kleine Mengen, um den täglichen Eiweißbedarf des Menschen zu decken.

Die Mahnung, das Ei als Cholesterinbombe vom Speiseplan zu verbannen, wurde mittlerweile durch die Erkenntnis abgelöst, dass nur ein Drittel des im Körper vorhandenen Cholesterins durch die Ernährung zugeführt wird, zwei Drittel dagegen vom Körper selbst synthetisiert werden. Studien zeigen auch, dass der Konsum von Hühnerei kein Herzinfarktrisiko darstellt und dass das im Ei enthaltene Lecithin in der Lage ist, den Cholesterinspiegel effektiv zu senken, indem es den Mechanismus hemmt, der für die Aufnahme des Cholesterins durch die Darmwand in den Körper verantwortlich ist.

Eier enthalten außerdem Cholin, eine Aminosäure, die besonders wichtig für eine gute Gehirn- und Gedächtnisfunktion ist. Dieses Colin hilft, den Gedächtnis-Botenstoff Acetylcholin zu bilden, und ist dadurch sehr wichtig für die Signalübertragung und die Lernfähigkeit – bis ins hohe Alter.

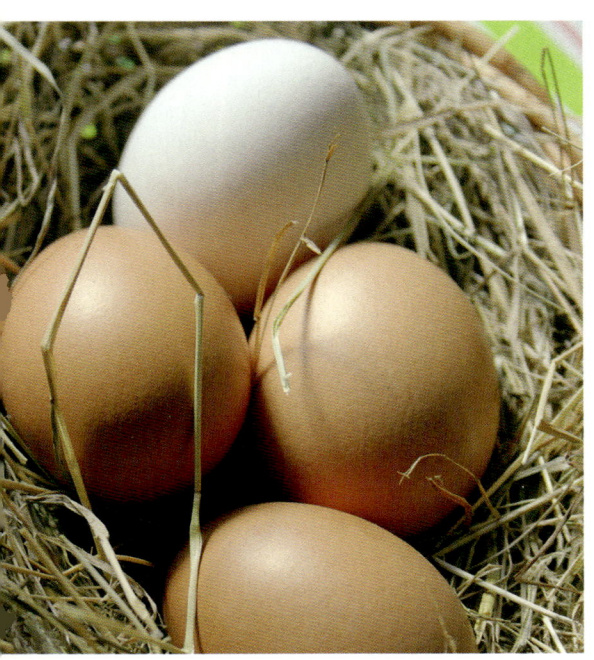

Bei einer Hühnerei-Allergie fungiert nicht das ganze Ei als Allergieauslöser, sondern nur bestimmte Eiweiße. Dies bedeutet jedoch nicht, dass man das Eigelb verträgt, denn Eiweiß ist hier der Oberbegriff für eine Nährstoffgruppe. Einige Allergene des Eies, z. B. das Ovalbumin, werden teilweise durch das Erhitzen zerstört; da andere Eiweißkomponenten jedoch hitzestabil sind, muss bei einer Ei-Allergie Ei in jeder Form gemieden werden. Auf der Zutatenliste von Lebensmitteln sollte man deshalb auf Begriffe wie Vollei, Eiklar, Weißei, Eigelb achten. Ansonsten aber gilt: Essen Sie täglich ein Ei – Ihr Körper wird es Ihnen danken!

## 9 Kalorienarm und lecker – die Erdbeere

„Ich bin so wild nach deinem Erdbeermund!" – bei diesem Satz denken viele an den Schauspieler Klaus Kinski und nicht in erster Linie an die gesunde Frucht, die unseren Speiseplan lecker und kalorienarm macht. Sie wird als Königin der Beerenobstarten bezeichnet, und das zu Recht, schließlich steht sie auf der Beliebtheitsskala der Deutschen ganz weit oben. Als Gaumenfreude sind die roten Verführer auch tatsächlich einzigartig: 350 verschiedene Aromastoffe ergeben den charakteristischen Geschmack der saftig-süßen Frucht. Die eigentlichen Früchte der Erdbeerstaude sind die grünen oder braunen Samen auf dem Fruchtfleisch der Erdbeere, denn eigentlich ist die Erdbeere eine Sammelnussfrucht und keine Beere.

Walderdbeeren kannten bereits unsere Vorfahren, erste Funde reichen bis in die jüngste Steinzeit zurück. In der Antike priesen römische Dichter die Quali-

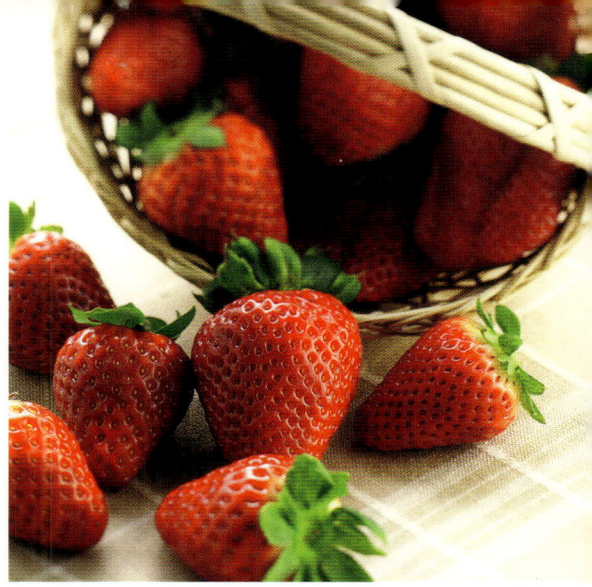

täten der kleinen, aromatischen Walderdbeeren, und bei den Germanen galten
sie als Symbol der Sinnesfreuden. Die
heutige Erdbeere stammt aber nicht von
unserer heimischen Wilderdbeere ab,
sondern ist die Kreuzung einer chileni-
schen und nordamerikanischen Erdbeer-
sorte und wurde erst im 17. Jahrhundert
nach Europa gebracht. Inzwischen expe-
rimentiert man mit etwa 1000 Sorten. Es
geht darum, Geschmack, Ertrag und die
Robustheit für Transporte zu verbessern.

Die Erdbeere hat nach der schwarzen Johannisbeere den höchsten Vitamin-C-Gehalt unserer Kulturobstsorten.
Bereits 100 Gramm Erdbeeren decken
60 Prozent unseres Tagesbedarfs an Vitamin C. Darüber hinaus liefert das rote
Kraftpaket wertvolles Kalzium, Kalium,
Phosphor, Magnesium und Mangan sowie Vitamin $B_1$ und $B_2$. Da Erdbeeren das
meiste Mangan unter den einheimischen
Früchten enthalten, regen sie besonders
die Bildung der Schilddrüsenhormone
an, stärken die Knochen und kräftigen
Haut und Haare. Die Erdbeere wirkt
durch zahlreiche sekundäre Pflanzenstoffe antibakteriell und vorbeugend gegen
Krebs: Erdbeeren können Nitrosamine
neutralisieren, die zu den krebs-
erregendsten Substanzen überhaupt gehören. Zu Recht gelten Erdbeeren als
wirksames Mittel gegen Blutarmut, denn
durch ihren hohen Gehalt an Folsäure
und Eisen fördern sie Blutbildung und
Zellneubildung – das Eisen kann der Körper dank mitgeliefertem Vitamin C sehr
viel besser aufnehmen. Wegen ihres hohen Gehalts an Salizylsäure werden sie
zudem zur Linderung von Gicht und
Rheuma empfohlen. Ihr Verzehr wirkt
durch die enthaltenen Gerbstoffe außerdem entzündungshemmend, hilft bei

Verdauungsstörungen wie Durchfall und
regt als Aphrodisiakum sogar die Libido
an.

Wie auch die meisten anderen Beeren zeichnen die Erdbeeren sich durch
einen hohen Gehalt an verschiedenen
bioaktiven Substanzen, hauptsächlich an
rot-blauen Farbstoffen – Anthocyanen
und Polyphenolen – sowie an Carotinoi-
der aus. Während die Carotinoide als
natürlicher Sonnenschutz und Fänger
von hochreaktivem Sauerstoff wirken –
und dadurch sowohl hemmend auf die
Krebsentstehung als auch stärkend auf
das Immunsystem –, haben Anthocyane
und Polyphenole cholesterinsenkende,
blutverflüssigende und gefäßschützende Eigenschaften und schützen damit
vor Herz-Kreislauf-Erkrankungen. Zugleich bremsen sie Alterungsprozesse
und verbessern die Augen- und Gehirnfunktion.

Frische Erdbeeren zählen unum-
stritten zu den köstlichsten Genüssen des
Frühsommers. Eine Portion von 150

Gramm schlägt mit kaum mehr als 50 Kilokalorien zu Buche – so leicht kann Genießen sein! Es sollten grundsätzlich Früchte bevorzugt werden, die regional angebaut werden; hier bieten sich auch Angebote zum Selberpflücken an. Da Erdbeeren zu Hause nicht mehr nachreifen, sollten sie nach dem Kauf schnell verzehrt werden. Im Kühlschrank sind sie maximal zwei bis fünf Tage haltbar; weich gewordene Früchte lassen sich durch ihren hohen Pektingehalt gut zu Erdbeermarmelade verarbeiten.

## 10 Die Feige steckt voller Energie

Frische Feigen sind einfach lecker – wissenschaftliche Studien beweisen aber auch, dass sie gesund sind. Der aus Kleinasien stammende Feigenbaum wurde bereits seit wenigstens 7000 Jahren im Mittelmeerraum kultiviert. In der Antike waren Feigen eine Art Grundnahrungsmittel und wahrscheinlich auch eine der ersten kommerziell bedeutenden Fruchtarten; schon die Athleten im alten Griechenland schätzten sie als energiespendende Früchte. In der bäuerlichen Tradition der Mittelmeerländer waren getrocknete Feigen mit ein paar Nüssen die Kost für die Mittagspause, die man in der Sommerhitze als Hirte auf der Weide oder als Arbeiter bei der Weinlese zu sich nahm.

Feigen können frisch oder getrocknet genossen werden, wobei die Inhaltstoffe in der getrockneten Feige in konzentrierter Form vorliegen. Sie können nach ihrer Ernte nicht weiter nachreifen, daher sind nur am Baum vollständig ausgereifte Früchte wirklich schmackhaft. Die Farbe der dünnen Schale variiert von gelb über grün bis hin zu dunkelviolett. Je dunkler die Schalenfärbung ist, desto süßer, weicher und cremiger ist das hellrosa bis dunkelrote aromatische Fruchtfleisch. Es umschließt viele kleine Samen, die beim Verzehr nussig schmecken.

Getrocknete Feigen haben einen sehr hohen Gehalt an Kalzium, Eisen, Kalium, Magnesium, Zink und Selen, weshalb sie sich den Titel „Mineralstoffbomben" verdient haben. Sie stärken dadurch nicht nur das Herz, sondern haben einen positiven Einfluss auf den Säure-Basen-Haushalt, indem sie überschüssige Magensäure neutralisieren und so bei Magen-Darmbeschwerden und Sodbrennen hilfreich sein können. Außerdem enthalten Feigen besonders viel Flavonoide, die gefäßschützend und antioxidativ wirken. Aufgrund ihres hohen Ballaststoffge-

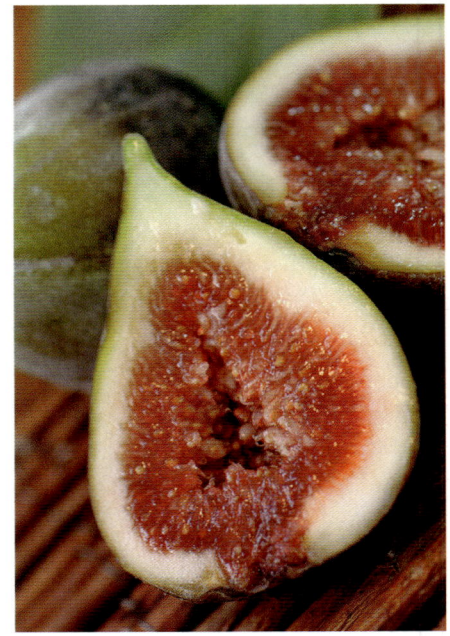

halts – insbesondere ihres hohen Gehalts an Pektinen – kurbeln sie die Verdauung an und wirken auf natürliche Weise abführend, sie werden deshalb bei Verstopfung und Hämorrhoiden erfolgreich angewendet. Feigen wirken zudem schleimabführend und regen die Harnausscheidung an, weshalb sie auch bei Husten, Lungenkrankheiten, Nierenleiden und Wassereinlagerungen anzuraten sind.

Besonders zu empfehlen sind getrocknete, ungeschwefelte Feigen. Durch deren Mineralstoffreichtum können Sportler insbesondere den Mineralienverlust über den Schweiß effektiv ausgleichen und somit die Neigung zu Krämpfen, Blutarmut und länger andauernder Erschöpfung vermindern. Der beachtliche Gehalt an Vitamin $B_1$ wirkt sich zudem positiv auf den Energiestoffwechsel aus. Der enthaltene Fruchtzucker gewährleistet außerdem eine länger anhaltende Energiebereitstellung und verhindert starke Blutzuckerschwankungen, die geistige und körperliche Leistungstiefs auslösen. Der Ballaststoffgehalt der Feigen schließlich übertrifft den von Trockenpflaumen um mehr als das Doppelte, wodurch sie als Sattmacher und alternative Süßquelle im Rahmen einer Diät zur Gewichtsreduktion besonders geeignet sind.

## 11 Grapefruits machen schlank

Grapefruits sind leicht bitter schmeckende Zitrusfrüchte, die beim Abnehmen helfen, da sie als Kalorienkiller wirken.

Zitrusgewächse werden zwar schon seit vielen Jahrtausenden kultiviert, die Grapefruit zählt jedoch zu den neueren Errungenschaften. Die ersten Berichte über die Grapefruit stammen aus dem 18. Jahrhundert von Barbados und Jamaika, und man vermutet, dass sie durch eine Zufallskreuzung aus Pampelmuse und Orange entstand. Die Pampelmuse unterscheidet sich kaum von der Grapefruit, sie stammt aber aus einer anderen botanischen Familie und liefert größere Früchte. Grapefruits haben eine dünnere Schale, Fruchtfleisch und -saft schmecken außerdem viel herber.

Das Fruchtfleisch ist je nach Sorte weiß, rosafarben, orangerot oder tiefrot gefärbt und hat einen süß-säuerlichen, leicht bitteren Geschmack. Es ist in Segmente unterteilt, die miteinander verwachsen sind und sich nicht leicht teilen lassen. Kommerzielle Sorten sind meist kernlos. Die Früchte werden geschält und roh gegessen oder ausgepresst als Saft getrunken.

Eine mittelgroße Grapefruit deckt den Tagesbedarf an Vitamin C und rund ein Drittel des Tagesbedarfs an Vitamin A. Auch ihre Folsäure-Werte sind beachtlich. Darüber hinaus sind die Vitamine $B_1$, $B_2$, $B_6$, Niacin und Pantothensäure enthalten. Auch viele Mineralstoffe und Spurenelemente wie Kalzium, Kalium, Magnesium, Kupfer, Eisen, Mangan, Phosphat und Zink sind enthalten. Zu den in Grapefruits vorkommenden bioaktiven Verbindungen zählen die Aminosäure Glutathion, aber auch das Polyphenol Naringin und das Terpen Limonoid, die beide zum leicht bitteren Geschmack der Grapefruit beitragen. Glutathion ist wichtig für die Entgiftung des Körpers; Naringenin wirkt antioxidativ, antientzündlich, antimikrobiell und krebshemmend.

Die cholesterinsenkenden Eigenschaften der Grapefruit sind maßgeblich auf den Ballaststoff Pektin sowie die enthaltene Glucar- und Galacturonsäure zurückzuführen, die zudem noch die Verdauung fördern. Schon eine Grapefruit pro Tag trägt nicht nur dazu bei, den Cholesterinspiegel im Blut zu senken, sondern verbessert vor allem auch das Verhältnis zwischen LDL- und HDL-Cholesterin. Grapefruits normalisieren auch den Hämatokritwert, was einen zusätzlichen Schutz vor Herzkrankheiten bedeutet.

Ein Glas Grapefruitsaft vor einer Mahlzeit kann eine Gewichtsreduktion unterstützen. Es wird vermutet, dass die Inhaltsstoffe der Grapefruit den Zuckerstoffwechsel verbessern, sodass weniger Insulin produziert werden muss. Die Reduktion des Insulinspiegels würde aufgrund des damit einhergehenden Abschwächens des den Fettabbau hemmenden Signals den Gewichtsverlust er-

klären. Ein niedriger Insulinspiegel verringert aber auch zusätzlich das Hungergefühl und beugt Diabetes vor. Menschen, die unter Übergewicht oder Diabetes mellitus leiden, sollten die bittere Zitrusfrucht täglich in ihren Speiseplan einbauen, um dadurch abzunehmen und den Blutzucker zu senken.

Als wahre Allrounder wirken Grapefruits auch noch entwässernd, verbessern die Kalziumresorption, verhindern Steinbildungen, fördern den Abbau alter roter Blutzellen und wirken günstig bei niedrigem Blutdruck, Ausschlägen sowie Erkältungen. Vor allem die in der Grapefruit enthaltenen Stoffe Naringenin und Bergamottin hemmen allerdings ein Leber-Enzym, das am Abbau von Arzneistoffen beteiligt ist, sodass deren Wirkstoffkonzentration in Einzelfällen um das 4- bis 5fache zunehmen kann. Das gilt

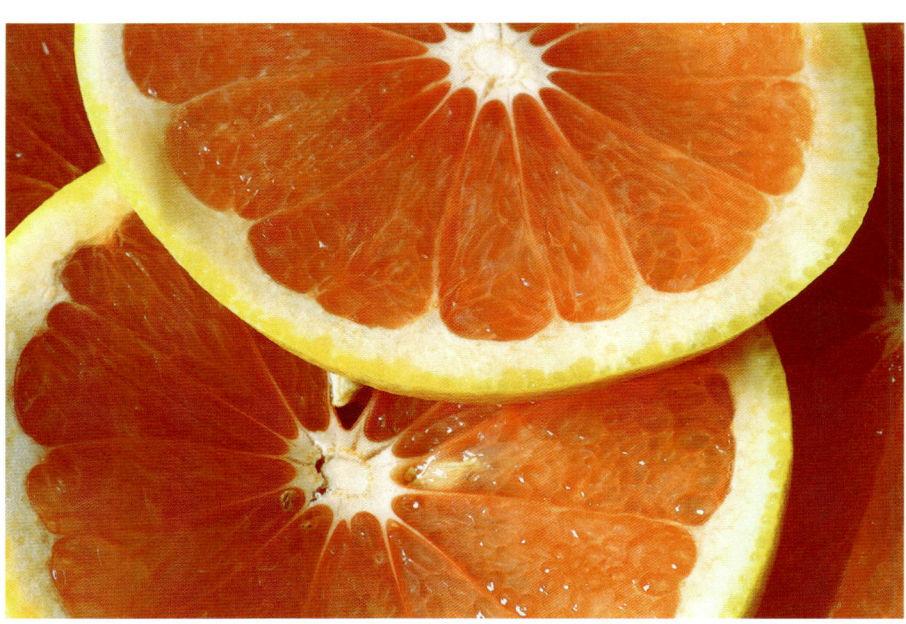

für eine Reihe von Herz- und Blutdruck-medikamenten, für Statine und Antibiotika sowie für einige Antihistaminika, die gegen Allergien verordnet werden. Fragen Sie also Ihren Arzt oder Ihren Apotheker, ob sich Ihre Medikamente mit der Grapefruit vertragen!

## 12 Grünkohl schützt vor Osteoporose

Grünkohl ist ein besonders gesundes Gemüse und fast so gut zusammengesetzt wie der vielgelobte Brokkoli. Unter allen Kohlformen ist er der Wildform der Kohlpflanze am ähnlichsten. Da Grünkohl selbst auf kargen Böden gedeiht, dient er vor allem im Winter als frisches Gemüse, wenn in mitteleuropäischen Breiten sonst nichts mehr wächst. Wenn der erste Frost die Felder überzogen hat, erhält der Grünkohl seinen typisch würzigen, süßlich-herben Geschmack. Der Frost treibt dem Grünkohl die Bitterstoffe aus, denn die Kohlenhydrate werden dabei in Zucker umgewandelt. Außerdem werden die Blätter etwas weicher und damit besser bekömmlich.

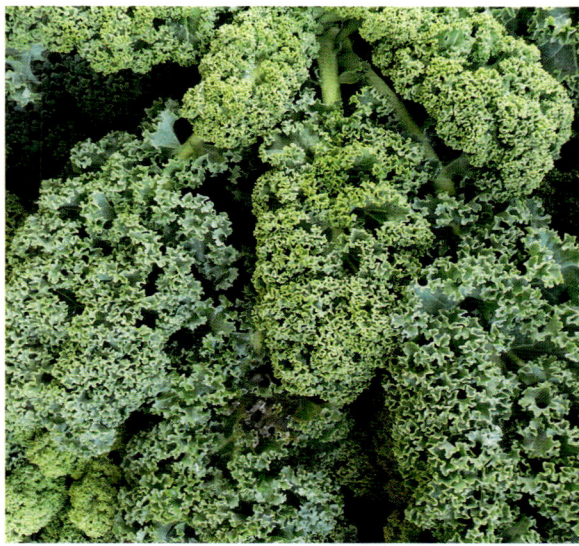

Grünkohl spielt wahrhaft in der „Champions League" der Inhaltsstoffe: Er enthält viele der fettlöslichen Vitamine A, E und K, aber auch Vitamin $B_1$, $B_2$ und Folsäure und besonders viel Vitamin C: 100 Gramm Grünkohl decken bereits das Doppelte der empfohlenen täglichen Aufnahme an Vitamin C. Außerdem ist er mit knapp 1500 Mikrogramm pro 100 Gramm – das entspricht drei Viertel des Tagesbedarfs – einer der besten Beta-Carotin-Lieferanten. Er ist somit ein idealer Helfer des Immunsystems, unterstützt aber auch die Sehkraft und gesunde Haut. Grünkohl sollte man immer mit et-was Fett zubereiten, um die fettlöslichen Vitamine nutzbar zu machen; allerdings muss keine zwei Zentimeter dicke Fettschicht auf dem Kohl schwimmen.

Von allen Kohlarten besitzt der Grünkohl den höchsten Anteil an Eiweiß und Kohlenhydraten. Zudem besitzt er reichlich Ballaststoffe und Mineralstoffe, besonders Kalium, Magnesium, Kalzium, Eisen, Zink, Mangan und Jod. Der hohe Eisengehalt wirkt zusammen mit der enthaltenen Folsäure einer Blutarmut entgegen. Der Grünkohl liefert von allen Gemüsesorten am meisten Kalzium und das auch noch in einer Form, in der es vom Körper besonders gut aufgenommen werden kann. Deshalb ist er ausdrücklich zur Stärkung von Knochen und Zähnen und insbesondere zur Vorbeugung von Osteoporose geeignet. Ein guter alternativer Kalziumspender ist er vor allem für Menschen, die Milch und Milchprodukte meiden müssen.

Grünkohl weist wie auch andere Kohlsorten neben den krebshemmenden Carotinoiden insbesondere die Glucosinolate auf, deren Spaltprodukte – die Isothiocyanate – die Wirkung krebsauslösender Substanzen blockieren können. Ferner findet man im Grünkohl auch Indole, die den Stoffwechsel der Leber und damit indirekt die Ausscheidung des Hormons Östrogen fördern. Dies wirkt krebsvorbeugend, da ein hoher Östrogenspiegel als bedeutsamer Auslöser hormonbedingter Krebsarten wie Brust- und Gebärmutterkrebs gilt.

Der Grünkohl darf nur nicht „tot gekocht" werden, denn besonders seine wasserlöslichen Vitamine verflüchtigen sich, je länger er gekocht wird. Umso wichtiger ist es, frische Ware zu verarbeiten. Da sich allerdings in der krausen Struktur des Kohls gern die Ackererde verfängt, ist das Putzen und Waschen relativ mühsam, doch es gibt Alternativen: Häufig wird bereits gezupfter und gewaschener Kohl angeboten. Das frische Wintergemüse kann bei Zimmertemperatur bis zu fünf Tage gelagert werden, kühl und trocken aufbewahrt, ist es sogar nach einer Woche noch frisch. Essen Sie also mehr Grünkohl – und mit etwas Kümmel und einem Schluck Fencheltee ist er leichter verdaulich.

## 13 In Hafer steckt reichlich Gesundheit

„Den sticht der Hafer" sagt man, wenn jemand zu viel Energie hat; das Sprichwort weist darauf hin, dass Hafer oft als Viehfutter, besonders für Pferde, zur Leistungssteigerung eingesetzt wird.

Der Hafer ist eine einjährige Getreidepflanze, sehr anspruchslos und kommt mit dem feuchten, kühlen Klima unserer Breiten gut zurecht. Heute spielt der Haferanbau in Deutschland im Vergleich zu anderen Getreidearten aber nur eine untergeordnete Rolle. Hafer findet hauptsächlich in der industriellen Herstellung von Haferflocken, Backwaren, Müslis und Brei Verwendung. Dabei nimmt er aufgrund seines Nährstoffprofils eine Sonderstellung im Vergleich zu anderen Getreidesorten ein und sollte wieder einen deutlich höheren Stellenwert in der Ernährung bekommen.

Besonders die Mineralstoffe sind im Hafer in erheblich höheren Mengen vorhanden als in allen anderen Getreidesorten. 100 Gramm Hafer decken 50 Prozent des Tagesbedarfs an Magnesium, Eisen, Phosphor und Zink, doch auch Spurenelemente wie Mangan, Kupfer, Fluor, Jod und Bor zeichnen ihn aus. Besonders reich ist der Hafer aber auch an den B-Vitaminen $B_1$, $B_2$, $B_6$ und Folsäure. Die Hälfte des Tagesbedarfs an Vitamin $B_1$ sowie drei Viertel des Tagesbedarfs an Vitamin $B_6$ werden durch 100 Gramm Hafer gedeckt. Von den fettlöslichen Vitaminen liefert er Vitamin E, K und Provitamin A. Entspelzte Haferkörner enthalten mit rund 60 Prozent weniger Stärke als die anderer Getreidearten; diese ist aber am leichtesten verdaulich und sehr bekömmlich, weil die Stärkekörnchen im Haferkorn viel lockerer gepackt sind als in Gerste und Mais. Wegen seiner leichten Verdaulichkeit ist Haferbrei die ideale Krankenkost, z. B. bei Erkältung und Magen-Darmverstimmungen.

Der Eiweißgehalt des Hafers ist mit 12,6 Prozent Eiweiß höher als der anderer Getreidearten. Hafer enthält außerdem fast doppelt so viele lebenswichtige

Aminosäuren wie Gerste und Mais; 100 Gramm decken einen wesentlichen Teil unseres Tagesbedarfs an essenziellen Aminosäuren.

Der Gehalt an Pflanzenfett übertrifft den anderer Getreidearten mit durchschnittlich 7 bis 8 Prozent bei weitem, wobei dieses Haferfett etwa 40 Prozent Linolsäure und 35 Prozent Ölsäure enthält und damit ernährungsphysiologisch besonders wertvoll ist. Denn beide haben eine vorbeugende Wirkung gegenüber Erkrankungen des Herz-Kreislauf-Systems, indem sie den LDL-Cholesterinspiegel des Blutes und den Blutdruck bei regelmäßigem Verzehr deutlich senken. Dieser cholesterinsenkende Effekt ist haferspezifisch und fehlt anderen Getreidearten. Der gleiche Mechanismus, der Hafer zu einem natürlichen Cholesterinsenker macht, ermöglicht es zudem Schwermetalle wie beispielsweise Blei, Kadmium oder Chrom im Körper zu binden, damit sie anschließend ausgeschieden werden können.

Darüber hinaus enthält Hafer auch krebshemmende, Herz und Kreislauf schützende und knochenstärkende Phytoöstrogene sowie entzündungshemmende, antimikrobielle und immunstärkende Saponine. Wie auch in anderen Getreiden und Ölsaaten bewirkt die enthaltene Phytinsäure zudem eine Senkung des Blutzucker- und Cholesterinspiegels.

Im Gegensatz zum Spelzhafer, der maschinell entspelzt und dann erhitzt wird, ist der Sprießkornhafer noch keimfähig und sehr viel besser für die Zubereitung des täglichen Frischkornmüslis geeignet. Sowohl beim Schroten als auch beim Quetschen gelangen Enzyme aus den Randschichten an die fetthaltigen Bestandteile im Inneren des Kornes und beginnen, diese umzuwandeln; dabei entstehen Bitterstoffe. Deshalb dürfen die geschroteten oder gequetschten Haferkörner nur kurz und nicht über Nacht eingeweicht werden. Hafer ist das gesündeste Brotgetreide, und der regelmäßige Verzehr von Haferbrot, Haferbrei oder anderen haferangereicherten Produkten fördert die Gesundheit sehr.

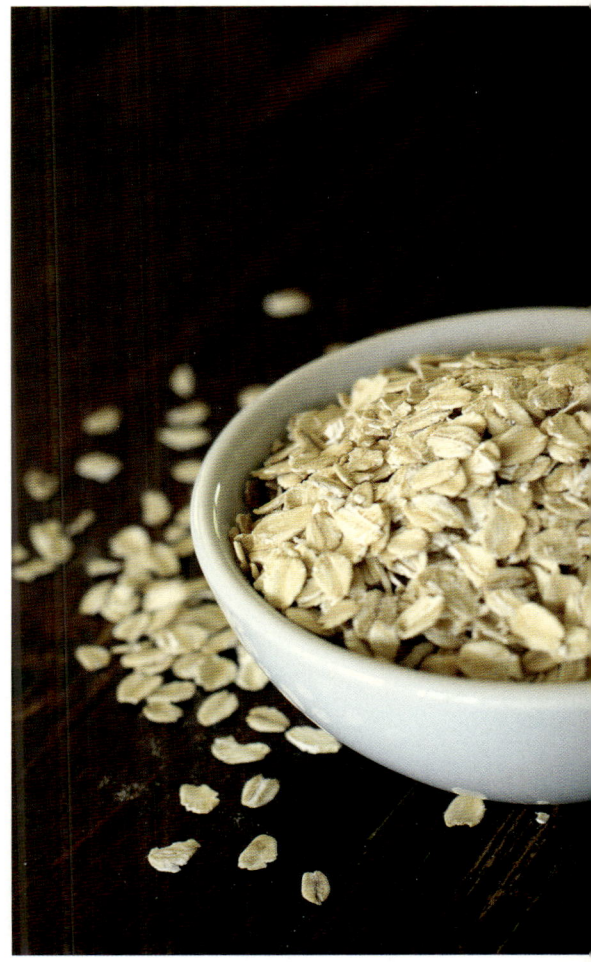

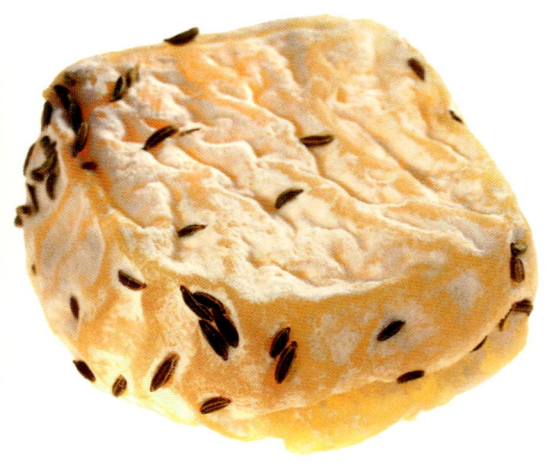

## 14 Harzer Käse macht schlank und die Knochen stark

Kein anderer Käse enthält weniger Fett. Harzer Käse, der zur Gruppe der Sauermilchkäse gehört, liefert fast 30 Prozent Eiweiß, aber nur 0,5 Prozent Fett. Er enthält dabei vor allem hochwertiges Eiweiß und viele lebenswichtige Aminosäuren. Innerhalb einer Reduktionskost ist Harzer Käse ein idealer Baustein, da bei einer Gewichtsreduktion anzustreben ist, wenig Kalorien, aber ausreichend hochwertiges Eiweiß aufzunehmen, um Fettgewebe abzubauen und gleichzeitig dem gefürchteten Abbau von Muskulatur vorzubeugen: Der Verlust an Muskelmasse bedeutet nämlich, dass auch der Energiebedarf sinkt, was sich kontraproduktiv auf die Gewichtsabnahme auswirkt. Um dies zu verhindern, wird Übergewichtigen empfohlen, während einer Reduktionsdiät mindestens ein Gramm Eiweiß pro Kilogramm Körpergewicht aufzunehmen – ein 80 Kilogramm schwerer Mensch benötigt also mindestens 80 Gramm Eiweiß. In Kombination mit Bewegung beugt Harzer Käse optimal diesem Jojo-Effekt vor.

Zu den wichtigen Mikronährstoffen im Harzer Käse zählt das reichlich enthaltene Vitamin $B_{12}$, das wichtige Funktionen bei der Bildung roter Blutzellen, im Eiweißstoffwechsel und im Nervensystem erfüllt. Außerdem unterstützt Vitamin $B_{12}$ das Zellwachstum und die Zellteilung und trägt zur Regenerierung der Schleimhäute bei. Da es die für die Gefäße potenziell gefährliche Aminosäure Homocystein in Methionin umwandelt, kann Vitamin $B_{12}$ auch die Neigung zu Herz-Kreislauf-Erkrankungen verringern. Diese gefäßschützenden und den Stoffwechsel aktivierenden Eigenschaften kommen vor allem älteren Menschen und Veganern zu Gute, den größten Risikogruppen für einen Vitamin-$B_{12}$-Mangel.

100 Gramm Harzer Käse decken aber nicht nur 66 Prozent des Tagesbedarfs an Vitamin $B_{12}$, sondern auch 38 Prozent des Tagesbedarfs an Vitamin $B_2$, das für den Fett-, Kohlenhydrat- und Eiweißstoffwechsel von zentraler Bedeutung ist.

Eine Portion des natürlichen „Fitness-Käses" deckt darüber hinaus auch ein Viertel des täglichen Kalziumbedarfs, was nicht nur der Knochenstärkung dient, sondern durch die Aktivierung bestimmter Enzyme eine Gewichtsreduktion erleichtert und die positiven Effekte eines Gewichtsverlustes auf die Blutfettwerte noch verstärkt.

Der Reifegrad ist ausschlaggebend für Geschmack und Konsistenz von Sauermilchkäse. Drei bis vier Wochen vor dem Mindesthaltbarkeitsdatum ist Sauermilchkäse jung und frisch im Geschmack, zwei Wochen davor halbreif, aber noch mit quarkigem Kern und mild im Geschmack. Eine Woche vor Mindesthaltbarkeit (bei Lagerung bei 8 bis 10 °C) ist der Harzer durchgereift und wunderbar herzhaft-pikant. Für alle Genießer gilt: Den Käse immer eine Stunde vor dem Verzehr aus dem Kühlschrank nehmen. Bei Lagerung bei Zimmertemperatur reift „Harzer" schneller. Doch wer bei Sauermilchkäse nur an Handkäse mit Musik denkt, sollte Harzer einmal mit süßem Senf, Tomatenmark oder frischen Kräutern genießen. Harzer Käse ist bei weitem nicht nur als Brotbelag, sondern optimal für verschiedene Kreationen der kalten und warmen Küche geeignet, z. B. als Salatzutat oder zum kalorienarmen Überbacken und Gratinieren. Als Grundsatz gilt: Wer abnehmen möchte oder viel Sport treibt, sollte regelmäßig Harzer Käse essen.

Holzpflanze, deren Früchte von einer helmartigen Fruchthülle umgeben einzeln oder von in Büscheln bis zu sechs Stück am Strauch wachsen. Die Haselnuss ist eine Schließfrucht und botanisch gesehen neben der Marone (Esskastanie) und der Walnuss die einzige echte Nuss. Zwischen September und Oktober findet die Ernte statt, zu kaufen sind sie den ganzen Winter hindurch.

Haselnüsse enthalten bis zu 60 Prozent Fett und 14 Prozent Eiweiß. Aufgrund einer anderen Fettsäurezusammensetzung ist ihr Fett leichter verdaulich als das von Walnüssen. Das Fett der Haselnuss besteht zu 88 Prozent aus ungesättigten Fettsäuren und ist daher besonders wertvoll. Drei Viertel der Fettsäuren sind einfach ungesättigt, weitere 20 Prozent mehrfach ungesättigt. Dieser sehr hohe Anteil an einfach und mehr-

## 15 Haselnüsse sind wahre Gesundheitsbringer

Haselnüsse sind wie die meisten anderen Nusssorten in der Lage, den Cholesterinspiegel zu senken. Bedauerlich ist, dass die leckeren Früchtchen reichlich Fett enthalten, und das kann leicht zu B(a)uche schlagen.

Die zu den Birkengewächsen zählende Haselnuss ist seit Urzeiten in Europa und Kleinasien heimisch und kommt noch heute wild vor. Neben zahlreichen Wildformen haben nur zwei Zuchtformen für den Verzehr Bedeutung. Die länglichen, etwas süßeren Lambertsnüsse aus den südlichen Anbauländern sind dabei den rundlichen in Deutschland beheimateten Zellernüssen geschmacklich überlegen. Der Haselnussstrauch ist eine

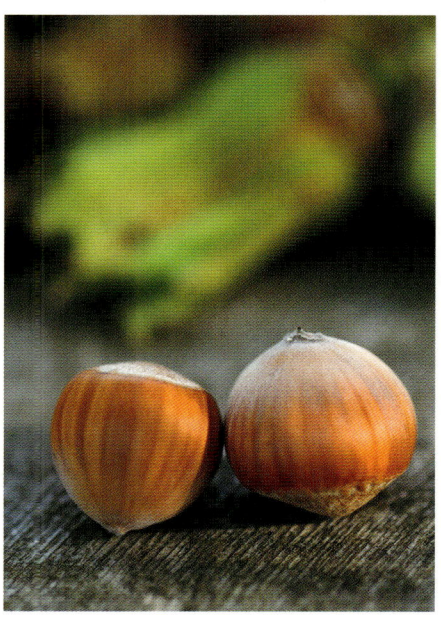

fach ungesättigten Fettsäuren beeinflusst die Blutfettwerte positiv, ein regelmäßiger Verzehr senkt den Cholesterinspiegel deutlich und mindert damit das Risiko für arterielle Erkrankungen. Der hohe Gehalt an Vitamin E und Carotinen unterstützt die positive Wirkung.

Darüber hinaus liefert die Haselnuss beachtliche Mengen an Kalium, Kalzium, Zink, Phosphor und Eisen. Ihr hoher Gehalt an Vitamin $B_1$ und $B_2$ unterstützt zusammen mit den wertvollen Fettsäuren Gehirn- und Nerventätigkeit. In zahlreichen Studien zeigten sich neben den positiven Effekten auf die Fettstoffwechselwerte eine Regulation des Blutzuckerspiegels, des Blutdrucks und – für viele kaum zu glauben – des Gewichts. Neben dem günstigen Fettsäureprofil spielen hierbei die Vitamine und Mineralstoffe, vor allem aber auch die enthaltenen Ballaststoffe und sekundären Pflanzenstoffe (in diesem Fall vor allem die Polyphenole und Phenolsäuren) eine wesentliche Rolle.

Haselnüsse lassen sich bis zu einem Jahr lagern, Haselnüsse ohne Schale sind aber nur sechs bis neun Monate haltbar. Sie werden bei Zimmertemperatur leicht ranzig. Darum sollte man auch diese Nüsse kühl, luftig und trocken aufbewahren. Beim Rösten sollte man darauf achten, dass die Nüsse nicht zu dunkel werden, da sie sonst bitter schmecken.

Die Haselnuss zählt zu den häufigsten Nahrungsmittelallergieauslösern. Beim Vorliegen einer hochgradigen Sensibilisierung genügen bereits geringe Mengen, die z. B. in Süßigkeiten nicht deklariert sind, um schwere allergische Reaktionen hervorzurufen. Besonders häufig findet sich eine Haselnussallergie bei Patienten mit einer Frühblüherpollenallergie sowie bei der pollenassoziierten Nahrungsmittelallergie auf Kern- und Steinobst. Wer unter einer Allergie leidet, muss Haselnüsse daher strikt meiden. Allen anderen empfehlen Experten, täglich eine kleine Handvoll ungeröstete und ungesalzene Nüsse zu essen – die Haselnuss ist ein wahrer Gesundheitsbringer.

## 16 Heidelbeeren schützen die Blase

„Die Heidelbeere schließt dem Arzt die Tür." lautet ein altes Sprichwort. Und in der Tat schmecken Heidelbeeren nicht nur köstlich. Sie sind wie die meisten anderen Beeren auch wahre Schatztruhen der Gesundheit.

Heidelbeeren gehören der Familie der Heidekrautgewächse an und wachsen als kleine bis zu 50 Zentimeter hohe Halbsträucher. Der Kulturstrauch stammt ursprünglich aus Nordamerika, die Früchte der Kulturheidelbeeren sind größer als die der wilden Waldarten; sie enthalten weniger Kerne, haben ein festeres, helles, nicht färbendes Fruchtfleisch und sind länger lagerfähig, haben dafür aber einen weniger aromatischen Geschmack. Vor allem aber enthalten sie weitaus weniger heilsame Stoffe.

Heidelbeeren wirken durch ihren hohen Gehalt an Ballaststoffen, vor allem an Pektin, verdauungsfördernd. Die zu Saft gepressten Beeren werden bei Magen-Darmproblemen empfohlen, insbesondere bei Durchfall, denn sie wirken durch ihren hohen Gehalt an dunkelblauen Gerbstoffen (Tanninen) entzündungshemmend auf die Schleimhäute und damit auch gegen zu viel Magensäure sowie Sodbrennen. Die ganzen Früchte reizen dagegen durch ihre vielen Kerne sowie

Schleimhäute und können leicht abführend wirken. Aufgrund seiner entzündungshemmenden Wirkung wird Heidelbeersaft auch bei Entzündungen des Mund-, Rachenbereichs und Zahnfleisches sowie äußerlich bei Wunden, Verbrennungen und entzündlichen Hautproblemen angewendet. Die adstringierende, also zusammenziehende, und keimtötende Wirkung der Tannine, lässt die Heidelbeere auch bei Blasenschwäche und Harnwegsentzündungen zum Einsatz kommen. Die Gerbstoffe binden auch giftige Zersetzungsprodukte wie Schwermetalle, wodurch sich die entgiftende und blutreinigende Wirkung der Heidelbeeren erklären lässt. Ihre entwässernde und schweißtreibende Wirkung wird ebenfalls gern genutzt.

Die blau-violette Farbe der Heidelbeeren weist auf den hohen Gehalt an Anthocyanen hin, die durch ihre antioxidative Wirkung einen fördernden Einfluss auf die Durchblutung haben und gefäßschützende Eigenschaften besitzen. Ein weiterer sekundärer Pflanzeninhaltsstoff ist das Resveratrol, das durch den Rotwein Bekanntheit erlangt hat. Es bewirkt durch die Aktivierung eines Proteins, das eine wichtige Rolle bei der Regulation des Cholesterinspiegels spielt, eine Verringerung des LDL-Cholesterins. Darüber hinaus kann Resveratrol auf Prozesse einwirken, welche die Bildung von Krebszellen sowie deren weitere Entwicklung hemmen.

In Kombination mit ihrem hohen Vitamin-C-Gehalt können Heidelbeeren durch dieses breite Spektrum an Antioxidantien das Immunsystem und die Körperzellen bestens gegen Bakterien und freie Radikale schützen. Beerenfrüchte sind insgesamt die reichste Anti-

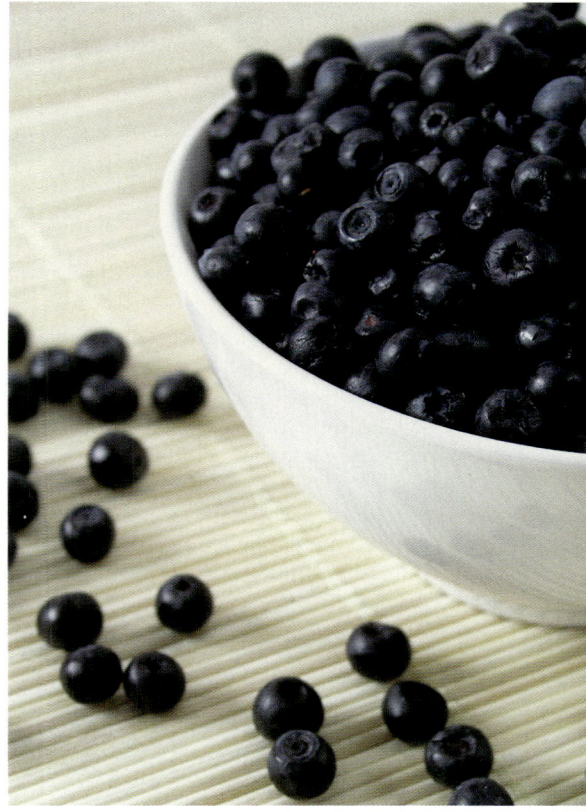

oxidantien-Quelle unserer Nahrung. Die Mineralien und Spurenelemente Kalzium, Kalium, Magnesium, Zink, Kupfer und Phosphor, Eisen und Vitamine $B_6$, Folsäure und Niacin runden die breite Palette der gesunden Inhaltsstoffe ab.

In der Saison werden die Waldheidelbeeren gepflückt und sofort auf den Markt und in den Handel gebracht. Die frische Ware sollte schnell verzehrt werden. Im Kühlschrank halten Waldheidelbeeren noch einen Tag, Kulturheidelbeeren bis zu drei Wochen, denn sie sind auf längere Haltbarkeit gezüchtet. Doch auch

Heidelbeeren aus dem Glas oder der Dose sind gut für Ihre Gesundheit, beachten Sie aber den relativ hohen Zuckergehalt!

## 17 Himbeeren schützen vor Krebs

Die Himbeere demonstriert eindrucksvoll, dass sich gesunde Ernährung und genussvolles Essen nicht widersprechen – sie ist lecker und gesund, und das trifft für frische, tiefgefrorene und eingekochte Himbeeren zu. Die zur Familie der Rosengewächse gehörenden Himbeeren wachsen an bis zu 2 Meter hohen wuchernden, mit kleinen Dornen besetzten Halbsträuchern heran. Die meisten Sorten tragen einmal im Jahr Früchte, die rotfruchtig, saftig, süß und von herrlichem Aroma sind. Die Früchte sind allerdings keine Beeren, sondern Sammelsteinfrüchte. Anders als bei ihrer Verwandten, der Brombeere, ist die Frucht nur lose an den Blütenboden gebunden und kann leicht abgezogen werden.

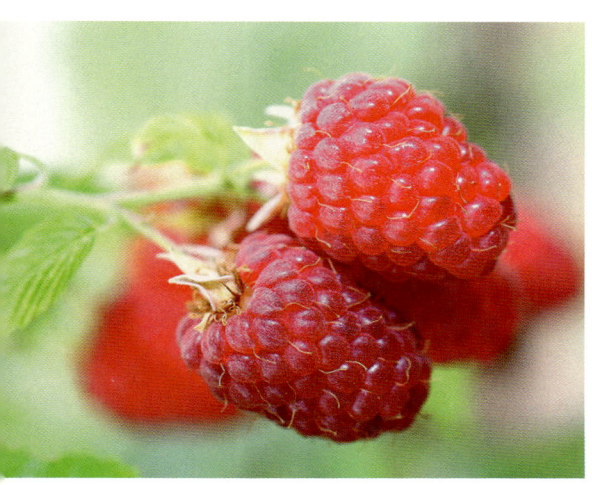

Die Himbeere enthält so viele Gesundheitsförderer, dass unsere Vorfahren sie bereits in der Jungsteinzeit als Medizinfrucht nutzten. Grundsätzlich sind viele Beerenarten einzigartige Mineralstoffträger, denn ihre Kerne oder Samen, die besonders viele Mineralien enthalten, werden mitgegessen. Bei der Himbeere ist insbesondere der Gehalt an Magnesium auffallend hoch. Auch bei Kalzium wird die Himbeere unter den Obstarten kaum übertroffen. Die Kaliumwerte können sich ebenfalls sehen lassen und wirken sich positiv auf Blutdruck und Verdauungssäfte aus. Auch ihr Eisengehalt ist im Vergleich zu anderen Obstarten bemerkenswert, wobei das Eisen in Verbindung mit dem reichlich mitgelieferten Vitamin C am besten vom Körper verarbeitet werden kann; schon 100 Gramm Himbeeren liefern ein Drittel der täglich benötigten Menge an Vitamin C. Reichlich Vitamin A in den Himbeeren stärkt die Sehkraft, denn es baut das Sehpurpur Rhodopsin auf. Die hohe Konzentration an Rutin schützt zudem die feinen Gefäße im Auge, lindert aber auch in Zusammenarbeit mit Vitamin C Zahnfleisch-, Nasen- und Monatsblutungen.

Dank ihrer Fruchtsäuren – hauptsächlich Zitronensäure – wirken Himbeeren außerdem harntreibend und gut bei Nieren- und Blasenbeschwerden. Die reichlich enthaltene Salicylsäure verhindert Entzündungen und wirkt durch ihre blutverflüssigende Wirkung aktiv einer Verklumpung des Bluts entgegen. Himbeeren besitzen außerdem viel Biotin, das die Haare zum Glänzen bringt, die Haut geschmeidig und die Nägel fest macht.

Außerdem sind die in den Früchten enthaltenen sekundären Pflanzenstoffe

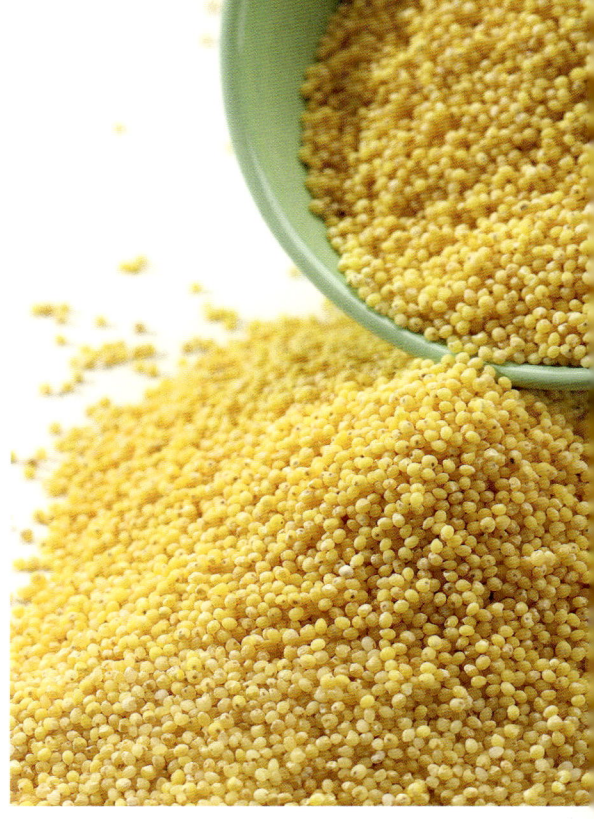

aus der Gruppe der Flavonoide besonders wirksame Bakterien- und Virenkiller und verhindern zudem, dass sich Cholesterin an den Arterienwänden ablagert. Insbesondere die Anthocyane, eine Untergruppe der Flavonoide, neutralisieren freie Radikale, stärken die Immunabwehr, wirken entzündungshemmend und krebshemmend und senken zusammen mit dem enthaltenen Vitamin E den Blutdruck, indem sie die Gefäße geschmeidig halten. Insgesamt findet man in Himbeeren sogar mehr antioxidativ wirkende sekundäre Pflanzenstoffe als in Tomaten oder Brokkoli. Diese Bioaktivstoffe neutralisieren freie Radikale grundsätzlich schneller als beispielsweise Vitamine und können durch ihre Vielzahl insgesamt mehr schädliche Moleküle abfangen.

Die sehr druckempfindlichen Früchte müssen vorsichtig per Hand vom Strauch gepflückt und nach der Ernte sofort gekühlt werden. Die Himbeeren sollten einen aromatisch-süßen Duft verströmen und weich, aber dennoch in sich fest sein. Nach dem Einkauf sollten die Himbeeren am besten locker nebeneinander ausgebreitet und möglichst bald gegessen werden. Tiefgefroren lassen sie sich aber auch hervorragend außerhalb der Saison genießen. Damit die empfindlichen Früchte in Form bleiben, sollten sie einzeln vorgefroren werden und dann erst in Beuteln oder Schalen in den Gefrierschrank wandern. Die gesundheitsfördernde Wirkung wie auch das Aroma der Himbeeren entfaltet sich jedenfalls am besten, wenn die Früchte schonend erhitzt, aber nicht gekocht werden.

## 18 Hirse für die wahre Schönheit von innen

Um die gesundheitlichen Vorzüge der Hirse ranken sich einige Legenden. Die Chinesen zählten die Hirse zu den fünf heiligen Pflanzen, denn sie fühlten sich durch sie mit der göttlichen Welt verbunden.

Hirse ist eine Sammelbezeichnung für eine Reihe von Getreidearten, die alle zur Familie der Süßgräser gehören und überwiegend in tropischen und subtropischen Gebieten angebaut werden. Die Hirsepflanze ist entsprechend unempfindlich gegen Hitze und Trockenheit. Ihre Samen sind klein, rundlich und besitzen keine Längsfurche, ihre Farbe variiert je nach Art zwischen weißgrau, gelb und rotbraun.

Im Hirsekorn sind neben dem Hauptinhaltsstoff, den Kohlenhydraten, 10 Prozent Eiweiß enthalten, dessen biologische Wertigkeit vergleichbar mit dem Eiweiß aus Reis oder Gerste ist. Da der Hirsekeimling rund 25 Prozent des Gesamtvolumens des Korns einnimmt, ist Hirse für ein Getreide relativ fettreich; sie liegt mit einem Fettanteil von 4 Prozent hinter Amarant, Quinoa und Hafer an vierter Stelle. Das Fett besteht zu mehr als drei Vierteln aus ungesättigten Fettsäuren – der größte Teil davon entfällt auf die Linolsäure – und wird von Vitamin E und Provitamin A begleitet. Hirse enthält außerdem viel Vitamin $B_1$, $B_6$ und Niacin, liegt mit dem Vitamingehalt aber insgesamt im Durchschnitt aller Getreidearten.

Im Hinblick auf Mineralstoffe und Spurenelemente ist Hirse dagegen Spitzenklasse. Neben Magnesium und Kalium steckt in der unscheinbaren Hirse mit 9 Gramm pro 100 Gramm vergleichbar viel Eisen wie in den beiden exotischen Spitzenmineralstofflieferanten Quinoa und Amarant. Damit das pflanzliche Eisen optimal ausgenutzt werden kann, empfiehlt es sich, die Hirse mit Vitamin-C-reichem Gemüse oder Obst oder einem Vitamin-C-reichen Saft zu kombinieren. Da die Hirse aber vor allem auch Höchstwerte an Kieselsäure erreicht, sorgt sie für wahre Schönheit von innen und hat einen positiven Einfluss auf Wachstum und Aussehen von Haaren, Nägeln und Haut. Bedeutsam ist auch der hohe Gehalt an Fluor, das den Zahnschmelz stärkt und dadurch hilft, die Zähne gesund zu erhalten.

Wegen ihres harten und sandigen Kaueindrucks, des herb-bitteren Geschmacks und der schlechten Verdaulichkeit wird Hirse üblicherweise entspelzt und geschält, ehe sie als Speisehirse in den Handel kommt. Dadurch gehen zwar die oben genannten Inhaltsstoffe weitgehend verloren, doch die Verdaulichkeit verbessert sich und unerwünschte Verunreinigungen wie Schimmelpilze und Pestizidrückstände werden entfernt.

Der höhere Gehalt an sekundären Pflanzenstoffen wie Tannine, Phytinsäure und Oxalsäure in der Schale von ungeschälter Hirse – insbesondere der Braunhirse – kann bei übermäßigem Verzehr aber auch unerwünschte Wirkungen haben. Tannine, die in besonders hoher Konzentration enthalten sind, können Proteine binden und so deren Verfügbarkeit herabsetzen und die Stärkeverdauung hemmen. Phytinsäure bindet unter anderem Kalzium und Eisen und mindert so deren Aufnahme, Oxalsäure kann bei Veranlagung die Entstehung von Nierensteinen begünstigen.

Beim Schälen des Hirsekorns kann der Keimling verletzt werden, sodass Hirseöl austritt. Die Körner schmecken dann nach kurzer Lagerungszeit bitter, da das Öl ranzig geworden ist; hier ist aber leicht Abhilfe möglich: Die Körner werden vor dem Kochen mit heißem Wasser übergossen und so vom ranzigen Öl befreit.

Obwohl die Hirsekörner die härtesten Körner aller Getreidesorten sind, quellen sie beim Kochen stärker auf, man muss sie nach dem Aufkochen nur kurz ausquellen lassen. Da Hirse kein Klebereiweiß enthält, ist sie zur Herstellung von Brotlaiben ungeeignet, es lassen sich aus ihr aber Fladenbrote backen. Ge-

mischt mit Weizen- oder Dinkelvollkorn-
mehl, ist Hirsemehl zum Backen von Brot
oder Kuchen aber gut einsetzbar, es run-
det den Geschmack der Backwaren ab,
macht sie knuspriger und reichert sie
mit wertvollen Inhaltsstoffen an. Für
Zöliakiekranke, die auf glutenfreie Kost
angewiesen sind, ist das Fehlen des Kle-
bereiweißes ein großer Vorteil, denn sie
können Hirse problemlos genießen.

## 19 Ingwer ist ein „Fettkiller"

Wer bei Ingwer nur an eine diskrete
Schärfe oder ein Mittel gegen Reisekrank-
heit denkt, übersieht, dass das leckere
Gewürz auch Übergewichtigen beim Abnehmen hilft.

Der bekannteste Teil der Ingwer-
pflanze ist der knollig verzweigte unter
der Erde liegende Teil, der fälschlicher-
weise Wurzel genannt wird. Botanisch
gesehen ist es ein Rhizom, von dem nach
oben die Triebe, nach unten die Wurzeln
abgehen. Die Ingwerknolle zeichnet sich
als Gewürz durch ein unverwechselbares
Aroma aus, das zwischen feuriger Schärfe und süßlicher Frische liegt.

Ingwer hilft gegen die Übelkeit nach
einer Vollnarkose und lindert auch Reise-
und Seekrankheiten. Hauptverantwort-
lich dafür sind die Gingerole des frischen
Ingwers, die sich durch Hitze und Trocknung in die noch schärferen Shogaole
verwandeln. Diese chemische Umwandlung vom frischen zum getrockneten
Zustand ist eine der wichtigsten Vor-
aussetzungen für die therapeutische
Wirkung des Ingwers. Denn die Shogaole sind starke Antioxidantien, die
insbesondere die Sauerstoffmoleküle
abfangen, die im Verdauungstrakt
entstehen und dann Übelkeit hervor-

rufen können. Ingwer bewirkt auch eine
Erweiterung der Blutgefäße und damit
eine Erwärmung und verbesserte Durchblutung, was den Magen beruhigt, Ver-
spannungen und Verkrampfungen löst
und Entzündungen lindert. Ingwer blockiert nicht zuletzt die Rezeptoren des
Botenstoffes Serotonin im Magen, der
ebenfalls Übelkeit auslöst.

Die Struktur der im Ingwer enthaltenen Gingerole gleicht zudem der Struktur
vor Aspirin, wodurch diese ähnliche
blutverflüssigende und gefäßschützende
Wirkungen entfalten und somit das
Risiko eines Gefäßverschlusses verringern können. Auch die Bildung von Ent-
zündungsbotenstoffen (Prostaglandinen)
wird durch ihre Aspirin-ähnliche Struktur
gehemmt.

Obwohl diese „Scharfmacher" die
Hauptbestandteile des Ingwer sind, spielen Hunderte von anderen Stoffen als
Synergisten eine wesentliche Rolle für die
Wirkung des Ingwers. Zu den uns heute
bekannten zählen neben den Mineralstoffen Kalium, Kalzium, Magnesium, Phosphor und Eisen auch Vitamin C und $B_6$
sowie Niacin. Ingwer liefert aber auch die

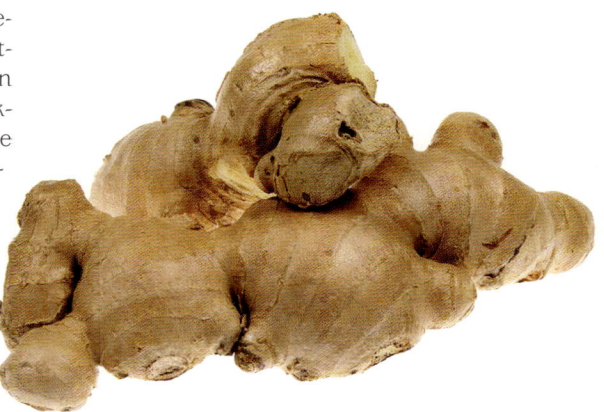

Vitaminoide Cholin und Inositol, die wichtigsten Bausteine von Lecithin, das seit langem als Nervennahrung bekannt ist und die geistige sowie körperliche Vitalität fördert. Cholin wird den B-Vitaminen zugerechnet, ist aber eher ein Fettstoff und unterstützt nicht nur zusammen mit Vitamin C und L-Carnitin eine Gewichtsreduktion. Zudem ist es auch Teil des Neurotransmitters Azetylcholin, der für gute Konzentrationsfähigkeit und Gedächtnisleistung sorgt. Inositol fördert besonders einen gesunden Haarwuchs.

Ingwer ist unabhängig von Jahreszeiten erhältlich, was ihn zu einer idealen Zutat in der Küche macht. Als Zugabe in vielen Wok-Gerichten, aber auch als Scharfmacher in Eintöpfen und Suppen wird die Knolle am besten geschält, gerieben und dann mitgekocht oder mit den anderen Gewürzen zuerst angebraten. Doch auch als Süßware gewinnt Ingwer an Beliebtheit: Er wird in Sirup eingelegt, kandiert, zu Marmelade verarbeitet oder in Schokolade getaucht.

Allen guten Eigenschaften zum Trotz ist die Ingwerwurzel ein derart wirksames Mittel, dass er gewisse Vorsichtsmaßnahmen verlangt: Aufgrund seiner die Magen- und Gallensäfte anregenden Wirkung sollten Menschen mit entsprechenden Problemen sparsam mit dem Gewürz umgehen und erst nach Rücksprache mit einem Arzt Ingwer in den Speiseplan aufnehmen. Für Kinder unter sechs Jahren ist der Verzehr gänzlich abzuraten, und auch Schwangere sollten vorsichtig sein. Doch wer abnehmen möchte, kann auf Ingwer oder andere scharfe Gewürze setzen – allen Scharfmachern ist eigen, dass sie zu einem erhöhten Energieverbrauch und schließlich zur Fettverbrennung führen.

## 20 Johannisbeeren enthalten wichtige Antioxidantien

Johannisbeeren sind nicht nur reich an Vitamin C, sondern auch ein Quell weiterer Vitalstoffe, die wichtig für den gesamten Organismus sind. Ihren Namen verdanken die Früchte dem christlichen Heiligen Johannes dem Täufer, um dessen Geburtstag, dem 24. Juni, die Beeren meistens reif sind.

Die Johannisbeere ist als Gartenfrucht nach der Erdbeere das am zweithäufigsten angebaute Beerenobst. Die bis zu 1 Zentimeter großen, kernreichen Früchte wachsen in unterschiedlich langen Trauben an mehrjährigen, etwa 1 Meter hohen Sträuchern. Die wichtigsten Arten sind die Rote und die Schwarze Johannisbeere, weiße Johannisbeeren gehören botanisch zur Roten Johannisbeere. Doch egal ob rot, schwarz oder weiß – Johannisbeeren haben von allen Beerenarten den höchsten Fruchtsäureanteil und werden darin nur von Rhabarber und Sauerkirschen übertrumpft.

Rote Johannisbeeren sind wahre Powerkugeln. So stecken in einer Handvoll dieser Beeren bereits etwa 35 Milligramm Vitamin C. Weiterhin liefern Rote Johannisbeeren Kalium, Eisen, Phosphor und Magnesium. Ihr hoher Gehalt an Phenolsäuren und Flavonoiden – insbesondere am Flavonoid Rutin – macht sie nicht nur wertvoll zur Vorbeugung gegen Krebs, er verhindert mit dem Vitamin C auch Cholesterinablagerungen an den Arterienwänden und beugt Bluthochdruck und Herzinfarkt vor. Abgerundet werden die gesundheitlichen Wirkungen der roten Kugeln durch einen nennenswerten Gehalt an Ballaststoffen, insbesondere an quellfähigem Pektin, was nicht nur für eine gute Verdauung sorgt, sondern zur Regulierung des Cholesterinspiegels und zum Schutz vor Tumoren des Magen-Darm-Traktes beiträgt.

Schwarze Johannisbeeren schmecken herber, da sie mehr Phenolsäure enthalten. Sie gelten als die wertvollste Beerenobstart überhaupt, nicht zuletzt, weil sie den höchsten Vitamin-C-Gehalt von sämtlichen Beeren haben – mit 177 Milligramm Vitamin C in 100 Gramm gleich dreimal soviel Vitamin C wie Orangen. Sie enthalten auch mehr Kalium, Kalzium, Eisen, Phosphor und Mangan als die Rote Johannisbeere und die doppelte Menge an Ballaststoffen.

Ihre dunkle Farbe verdanken sie dem schwarz-blauen Pflanzenfarbstoff Anthocyan. Anthocyane können ganz besonders effektiv freie Radikale bekämpfen; damit wirken sie immunstärkend, gefäßschützend und krebshemmend. Sie fördern zudem die Durchblutung und senken den Blutdruck. Außerdem wirken sie antibakteriell, schmerz- und entzündungshemmend. Die Anthocyane bekommen Unterstützung durch die antioxidative Wirkung der Polyphenole. Diese reduzieren die Zusammenballung von Blutplättchen, senken das LDL-Cholesterin und erhöhen gleichzeitig das gesunde HDL-Cholesterin. Auch für die Polyphenole konnte wiederholt eine krebshemmende Wirkung belegt werden.

Wegen ihres besonders bitteren Geschmacks werden die Schwarzen Johannisbeeren gern zusammen mit anderen Beeren angeboten oder in Marmeladen oder Grütze mit Roten Johannisbeeren gemischt. Schwarze Johannisbeeren eignen sich auch besonders gut zur Saftherstellung. Sie sollten möglichst frisch verarbeitet werden, da sie empfindlicher als Rote Johannisbeeren sind.

Rote Johannisbeeren sind beliebt als Tortenbelag, Gelee, Rote Grütze und Sorbet. Mit ihrem säuerlich-herben Geschmack passen sie aber auch gut zu Quark, Sahne und Milchspeisen. Beim Kauf sollte man darauf achten, dass die Früchte prall sind, entweder rot glänzend oder schwarz. Mit ihren Rispen lassen sie sich etwa vier Tage im Kühlschrank aufbewahren, sonst aber auch gut einfrieren. Konsistenz und Aroma bleiben aber weitgehend erhalten. Johannisbeeren sind in der Regel recht sauer, verwenden Sie aber nicht zu viel Zucker, denn der enthält reichlich Kalorien!

## 21 Kaktusfeigen – eine Obstsorte für Männer

Die stacheligen Früchte der Kaktusfeige sind als Schutz der Prostata ideal für Männer geeignet. Die ursprünglich wahrscheinlich aus Mexiko stammenden Kaktusfeigen waren für die Ureinwohner ein wichtiges Nahrungsmittel und wurden von den Azteken auch kultiviert. Durch die spanischen und portugiesischen Seefahrer wurde diese Kakteenart in den europäischen Mittelmeergebieten sowie weltweit in den damaligen Kolonien verbreitet, wo sie heute meist auch in verwilderten Formen vorkommt. Die zur Familie der Kakteengewächse gehörenden Kaktusfeigen gedeihen im tropischen und subtropischen Klima dort, wo nichts anderes mehr wachsen will. Ihre ovale Frucht hat eine grünliche, gelbe, orange, lachsfarbene oder rot-violette, 3 bis 5 Millimeter dicke Schale, die mit kleinen, warzenartigen, schwarzen Knoten bestückt ist, in denen sich kleine spitze Dornen befinden. Das Fruchtfleisch ist gelb, rosa oder rot gefärbt, mit zahlreichen schwarzen, essbaren Samenkörnern durchsetzt.

Wasser- und Fettgehalt sowie der Anteil an Kohlenhydraten in Kaktusfeigen entsprechen den Werten anderer Früchte. Sowohl der Roheiweiß- als auch der Glukosegehalt sind hingegen verhältnismäßig hoch, während Saccharose nahezu überhaupt nicht vorhanden ist. Bei den Mineralstoffen ist vor allem der relativ hohe Anteil an Magnesium und Kalzium auffällig. Auch der Vitamin C- und Vitamin-A-Gehalt ist recht hoch. Es sind auch

sämtliche B-Vitamine, allerdings mit niedrigerem Gehalt, vertreten. Zu den wertgebenden Inhaltsstoffen zählen ferner Kalium, Silicium, Phosphor sowie geringe Mengen an Eisen, Aluminium und Mangan. Für die Radikalfängereigenschaften des Feigenkaktus sind neben den Flavonoiden die für die Früchte und Blüten charakteristischen Farbstoffe Betaxanthine und Betacyane wichtig. Die gelben bis orangenen Betaxanthine sowie die roten bis violetten Betacyane, werden zur Gruppe der Betalaine zusammengefasst. Sie wirken antioxidativ und damit indirekt entzündungshemmend. Des Weiteren findet man in den Früchten Betain, das zuerst aus Roter Bete isoliert wurde.

Bereits seit Jahrhunderten essen die in Mexiko lebenden Ureinwohner die Blüten und Früchte des Feigenkaktus, um ihre Blasenfunktion zu stärken. Wissenschaftler untersuchten jetzt die klinische Wirksamkeit der Blüten an Männern mit

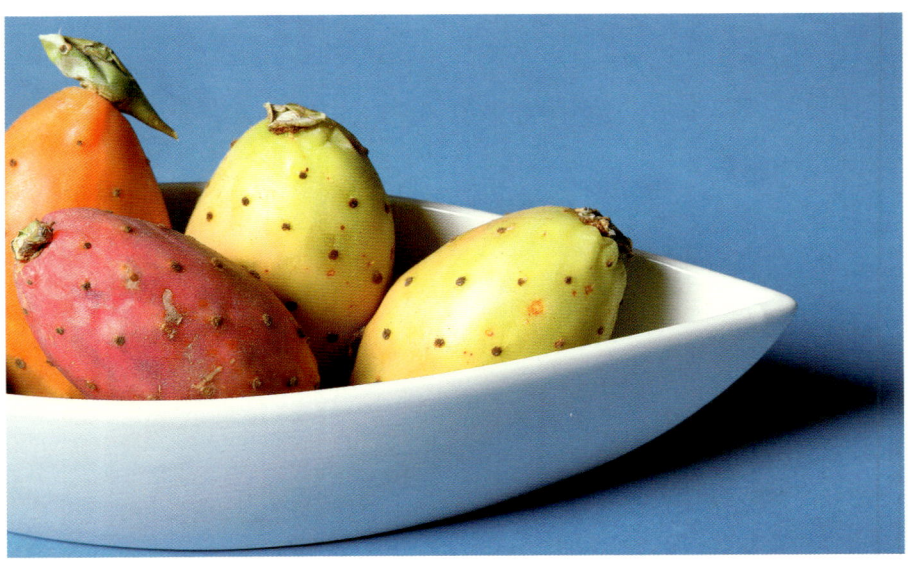

Prostataproblemen. Die Ergebnisse der Untersuchung überraschten: Bei über 80 Prozent der Patienten ließ der Harndrang deutlich nach, wenn die Männer über drei Monate regelmäßig die Wirkstoffe der Kaktusfeige in Kapseln eingenommen hatten. Verantwortlich hierfür – so wird vermutet – ist das enthaltene Beta-Sitosterin. Es normalisiert die Funktion der männlichen Prostata und unterstützt den Schließmuskel der Blase.

Da die Früchte der Kaktusfeige bei der Ernte abgedreht werden müssen, kann es an der Bruchstelle am Ende leicht zu Verletzungen kommen, wodurch die Frucht schneller verderben kann; darauf sollte man beim Kauf achten. Kühl gelagert ist die Kaktusfeige bis zu einer Woche haltbar. Um sich nicht zu verletzen, sollte man die Frucht einige Stunden in kaltes Wasser legen und dann die Stacheln mit einer weichen Bürste sorgfältig entfernen. Die Früchte können dann der Länge nach halbiert und ausgelöffelt oder geschält werden. Ihr Genuss kann den Urin vorübergehend rot färben, dies ist jedoch unbedenklich. Durch ihre positiven Wirkungen gehören Kaktusfeigen zu den besonders gesundheitsförderlichen Lebensmitteln – leider sind sie aber nicht immer erhältlich und recht teuer.

## 22 Kamut – ein toller Energiespender

Kamut ist ein uralter Vorfahr des heutigen Hartweizens und stammt vermutlich aus Ägypten; die Ägypter gaben ihm den Namen, der so viel wie „die Seele der Erde" bedeutet. Der unverfälschte, züchterisch seit Jahrtausenden nicht manipulierte Ur-Weizen hat vor allem in den USA im Rahmen des Interesses an ursprünglichen und naturbelassenen Lebensmitteln Einzug in die moderne Ernährung gefunden.

Kamut hat einen natürlich hohen Eiweißgehalt; ohne Kunstdünger und Pestizide kann man mit ihm hohe Erträge erzielen; er spricht sogar schlecht darauf an und wird deshalb ausschließlich kontrolliert biologisch angebaut.

Kamut fällt allein schon durch seine besonders großen, hellbraunen bis gelblichen Körner auf, die zwei bis dreimal so groß wie Weizenkörner sind und über einen sehr großen Mehlkörper verfügen. Das „goldene" Korn enthält bis zu 40 Prozent mehr Proteine mit bester Aminosäure-Zusammensetzung und weitaus mehr von der auf die Blutfettwerte günstig wirkenden Öl- und Linolsäure als moderne Weizensorten. Für seine helle gelbliche Farbe ist ein hoher Gehalt an Beta-Carotin verantwortlich, das den Organismus in der Abwehr freier Radikale unterstützt, die durch Umweltgifte, UV-Licht oder Stress entstehen können. Für diese antioxidative Schutzfunktion von Kamut ist neben Beta-Carotin auch der hohe Vitamin-E- und vor allem der hohe Selen-Gehalt verantwortlich. Schon beim Verzehr von 200 Gramm Brot aus Kamut-Mehl ist der Tagesbedarf an Selen gedeckt. Daneben sind auch Magnesium und Zink um etwa 30 Prozent stärker angereichert als im Durchschnittsweizen. Zu den Vorzügen dieser historischen Weizenart zählt des Weiteren der Gehalt an Vitamin $B_1$, $B_2$, $B_6$, Niacin, Pantothensäure und Folsäure.

Kamut enthält wie auch andere Getreidearten in seinen Randschichten den sekundären Pflanzenstoff Phytinsäure. Dieser verzögert die Stärkeverdauung und damit den Anstieg des Blutzuckers und kann den Cholesterinspiegel senken. Darüber hinaus werden mittlerweile auch zellschützende und immunstimulierende Wirkungen diskutiert. Neben diesen positiven Eigenschaften kann Phytinsäure jedoch auch mit Eisen, Kalzium, Zink und Magnesium Komplexe bilden, sodass deren Verwertung vermindert wird. Dieser hemmende Effekt von Phytinsäure auf die Eisenresorption kann jedoch durch die Aufnahme von Vitamin C weitgehend aufgehoben werden.

Eine gute Nachricht für Allergiker: Der Ur-Weizen bekommt häufig sogar Weizen-Allergikern. So zeigten Untersuchungen, dass 70 Prozent der Menschen, die gegenüber Weizen empfindlich sind, kaum oder gar nicht auf Kamut reagieren. Durch das enthaltene Klebereiweiß kann Kamut allerdings bei Zöliakiekranken zu gesundheitlichen Problemen führen.

Kamut hat einen reichen, fast butterartigen Geschmack. Brot und Backwaren aus Kamut zeichnen sich durch ihr herzhaftes, nussig-süßliches Aroma und eine sonnengelbe Färbung aus. Selbst „Vollkornmuffel" sind von der leichten, lockeren Konsistenz und der hellen Farbe begeistert. Die leicht verdaulichen Kohlenhydrate machen das „Hochenergiegetreide" besonders bekömmlich, verleihen ihm eine natürliche Süße und sorgen dennoch für anhaltende Sättigung und Energie. Wer Nahrungsmittel aus dem Ur-Weizen genießt, kann es selbst beobachten: Man hat danach lange keinen Hunger. Und man tankt enorme Mengen an Energie. Daher eignet sich Brot aus diesem Getreide speziell auch für Schulkinder zum Frühstück.

Kamut können Sie in Reformhäusern und Bioläden kaufen.

## 23 Die Karotte ist nicht nur gut für die Augen

Karotten, auch Mohrrüben oder Möhren genannt, gehören auch zu den ernährungsphysiologisch wertvollsten Gemüsearten. Schon die Sammler und Jäger in der Steinzeit ernährten sich von den leckeren und nahrhaften Wurzeln. Die Spuren der Rübenpflanze als Nutzpflanze gehen weit in die Vorzeit zurück. So fand man in Schweizer Pfahlbauten 4000 Jahre alte Möhrensamen.

Die orangefarbene Karotte ist eine gezielte Kreuzung französischer Landwirte im 19. Jahrhundert aus der mitteleuropäischen Gartenmöhre und der mediterranen Riesenmöhre. Ihr kräftiges Orange wird hervorgerufen durch den Farbstoff Carotin, das nach der schmackhaften Rübe benannt wurde. Im ersten Jahr entwickeln die 30 bis 80 Zentimeter hoch werdenden Pflanzen eine dicke, fleischige Pfahlwurzel, in der sie die Kraft für den nächstjährigen Austrieb speichert. Erst in diesem zweiten Jahr kommen sie dann zur Blüte. Die Wurzel selbst kann verschiedene Formen annehmen: mehr oder weniger lang, kegelförmig, rund, mit stumpfem oder spitzem Ende.

Die Karotte hält mit 11 Milligramm pro 100 Gramm den einsamen Beta-Carotin-Rekord und wird im tierischen Bereich nur von Leber und Lebertran übertroffen. Auch Grünkohl und Spinat können der Möhre in dieser Hinsicht „nicht das Wasser reichen". Vor allem Sonnenanbeter sollten sich nicht nur gründlich eincremen, sondern auch viel Karotten knabbern: Beta-Carotin lässt Hautrötungen schneller schwinden und beschleunigt die schützende Sonnenbräune. Auch die Augen profitieren von dem orangefarbigen Wunderstoff: Beta-Carotin ist in Form von Vitamin A ein Baustein der lichtempfindlichen Netzhaut und somit wichtig für den Sehvorgang. Bei einem Vitamin-A-Mangel kommt es relativ schnell zur Nachtblindheit, einer Sehschwäche insbesondere im Dämmerlicht. Vitamin A fördert aber nicht nur die ständig notwendige Regeneration von Augen und Sehnerven, sondern auch von Gehirnzellen, Haut und allen Schleimhäuten. Gleichzeitig kann das Beta-Carotin zellschädigende freie Radikale abfangen, die unter anderem bei Stress, hoher UV-Belastung und Zigarettenrauchen entstehen und zu zellulären Entartungen führen können.

Die orangenen Rüben enthalten aber auch alle anderen fettlöslichen Vitamine D, E und K sowie nennenswerte Mengen an Vitamin $B_6$, Vitamin C, Niacin, Pantothensäure und Folsäure. Auch die Mineralien Kalium, Kalzium und Eisen und Spurenelemente Silicium, Kupfer, Mangan, Kobalt, Zink, Jod machen ihren hohen ernährungsphysiologischen Wert aus.

Karotten besitzen einen hohen Flüssigkeits- und Pflanzenfaseranteil, der verdauungsfördernd wirkt und bei Verstopfung Linderung bringt. Ihre wasserbindenden Eigenschaften machen sie zu einem guten Mittel gegen Durchfall. Insbesondere kann durch die löslichen Pektine auch das LDL-Cholesterin gebunden werden, während das gesunde HDL-Cholesterin im Blut erhöht wird. Die Pektine roher Möhren binden zudem auch Giftstoffe und neutralisieren überschüssige Säure, weshalb sie auch bei Sodbrennen bestens geeignet sind.

Mit küchentechnischen Verarbeitungsmethoden lässt sich die Bioverfüg-

barkeit der Inhaltsstoffe erhöhen. Beim Blanchieren und Zerkleinern mit der Raspel oder Saftpresse werden die harten Cellulose-Wände der Möhren weich gekocht bzw. mechanisch aufgeschlossen, wodurch sie leichter für die Verdauungsenzyme zugänglich sind. Vor allem etwas zusätzlich mit der Nahrung aufgenommenes Fett erhöht die Aufnahme des fettlöslichen Provitamins. Völlig fettfrei genossen, sind Möhren zwar immer noch lecker, die gesundheitlichen Effekte des Carotins kommen für uns Menschen so jedoch leider nicht zum Tragen, da wir es ohne Fett nicht verwerten können.

## 24 Kichererbsen – gut für den Blutzucker und ideal zur Gewichtsreduktion

Kichererbsen gehören zur Gruppe der Leguminosen und sind ideale Diätbegleiter zum Abnehmen, da sie hervorragend sättigen und einen sehr niedrigen glykämischen Index haben. Die Kichererbse ist eine Nutzpflanzenart aus der Unterfamilie der Schmetterlingsblütler innerhalb der Familie der Hülsenfrüchtler, ist mit der Erbse aber nicht näher verwandt. Sie stammt aus Vorderasien, wo sie bereits um 7000 v. Chr. gegessen wurde. Im klassischen Altertum wurde sie in allen landwirtschaftlichen Schriften als Nutzpflanze genannt und beschrieben und fand in der Heilkunde Anwendung als harntreibendes Mittel, zur Förderung der Menstruation, gegen Fieber, als Aphrodisiakum und gegen Zahnweh. Die am meisten verbreitete Art hat eine beigebraune Farbe, ist schrumpelig-rund und hat einen nussigen Geschmack. Die Samen können aber auch gelb, rot, braun und schwarz sein.

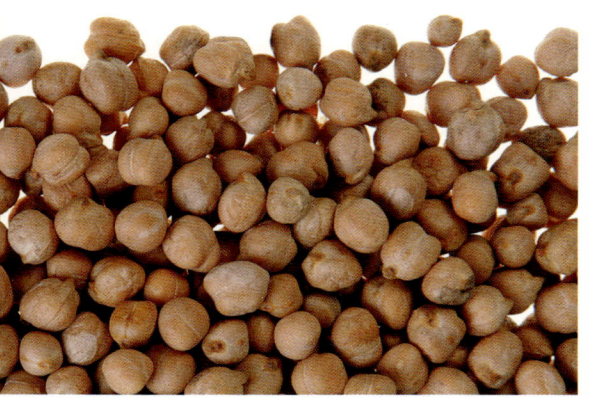

Die eiweißreichen Samen der Kichererbse (rund 20 Prozent Eiweiß) enthalten neben allen acht essenziellen Aminosäuren besonders viel essenzielles Lysin. Der Fettgehalt liegt mit 5 Prozent weit höher als bei anderen vergleichbaren Bohnen oder Hülsenfrüchten, wobei der Hauptteil der enthaltenen Fettsäuren mehrfach ungesättigte Fettsäuren sind. Neben den verdaulichen Kohlenhydraten (40 Prozent) liefern sie zudem viele Ballaststoffe (12 Prozent), wodurch der Blutzuckeranstieg gedämpft und eine gesunde Darmflora gefördert wird. An Mikronährstoffen weisen sie besonders viel Vitamin $B_1$, $B_6$ und Folsäure auf sowie überdurchschnittlich viel Magnesium, Kalzium, Kalium, Eisen und Zink. Bei den meisten Gemüsesorten beginnt unmittelbar nach der Ernte der Abbau der Vitamine. Bohnensprossen dagegen wachsen weiter und bilden Nährstoffe. Beim Keimen wird nicht nur die Stärke zu Zucker umgebaut, sondern auch unverdauliche Zucker aufgebraucht; insbesondere werden Vitamine, Enzyme und Proteine gebildet, die die neue kleine Pflanze ernähren sollen – so steigt z. B. der Vitamin-C-Gehalt während des Keimens um das 600fache. Die Keimlinge lassen sich in einem Keimbehälter oder Einmachglas ziehen. Sie müssen etwa zwölf Stunden eingeweicht, dann gespült und in dem jeweiligen Behälter mit einem leichten Stoff abgedeckt werden. Bei täglicher zweimaliger Spülung und Lagerung an einem dunklen, warmen Ort sind die Keimlinge nach zwei bis sechs Tagen hellgrün, knackig und verzehrfertig.

Kichererbsen enthalten Phytohämagglutinin (Phasin), ein für den Menschen giftiges Glycosid, das in rohen Hülsenfrüchten in unterschiedlich großen Mengen vorkommt. Phasin wirkt hämagglutinierend, lässt also die roten Blutzellen verklumpen. Bei einer Vergiftung mit Phasin können in leichten Fällen Übelkeit, Erbrechen und Durchfall, aber auch Blutungen im Magen-Darm-Trakt auftreten. Durch Verzehr großer Mengen roher Hülsenfrüchte kann es im Extremfall auch zu tödlichen Vergiftungen kommen. Durch Erhitzen kommt es jedoch zu einer Strukturveränderung des Phasins, durch die es ungiftig wird und verzehrt werden kann. Schon nach etwa 15 bis 20 Minuten Kochzeit ist es völlig abgebaut, doch auch nach kürzeren Garzeiten ist der Phasingehalt so gering, dass die Hülsenfrüchte gefahrlos verzehrt werden können. Beim Keimen von Bohnen und anderen Hülsenfrüchten verringert sich der Phasingehalt ebenfalls. Um den Restgehalt an Phasin unschädlich zu machen, empfiehlt es sich die Keimlinge vor dem Verzehr kurz zu blanchieren.

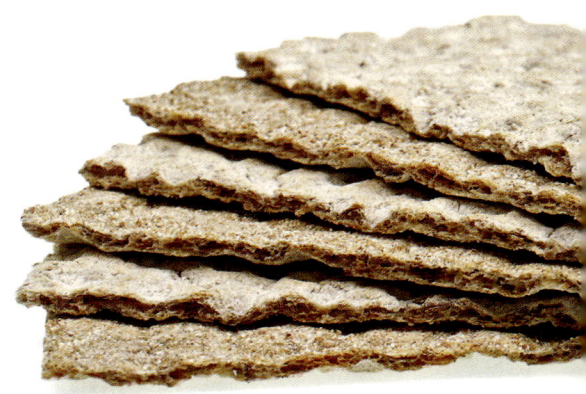

## 25  Ballaststoffwunder Knäckebrot

Das traditionell aus Roggen hergestellte Knäckebrot liegt voll im Trend moderner Ernährungsansprüche, weil es schonend und ohne künstliche Zusatzstoffe gebacken wird. Das erste Knäckebrot entstand in Skandinavien. Die Wikinger nahmen es vor über 1000 Jahren auf ihre weltweiten Entdeckungsfahrten mit, da es den Seefahrern durch seine monatelange Haltbarkeit und den hohe Nährwert einen gesunden Proviant garantierte.

Der Roggen muss für die Herstellung von Knäckebrot einen hohen Gehalt an Vitamin E aufweisen, damit Frische und Geschmack lange bewahrt werden. Damit das fertige Knäckebrot nachher so luftig und kross ist, wie wir es kennen, muss der Teig durch Einschlagen von Luft unter Kühlung gelockert werden. Eine Walze prägt anschließend die typischen Löcher in das Teigband, damit die eingeschlossene Luft beim Backen schneller entweichen kann. Um die wertvollen Inhaltsstoffe des Vollkorns, vor allem die hitzeempfindlichen Vitamine, zu erhalten, läuft das Teigband in gerade einmal sieben Minuten durch einen oft mehr als 50 Meter langen Ofen, die Backtemperatur steigt zudem kaum über 100 °C. Vollkornknäckebrot ist damit nicht nur reicher an Vitaminen, Mineral- und Ballaststoffen sowie sekundären Pflanzenstoffen als Weißmehlbrote, sondern schlägt, was den Nährstoffgehalt betrifft, in der Regel auch andere Vollkornbrote. Mit seinem nun geringen Feuchtigkeitsgehalt von etwa 6 bis 8 Prozent ist es monatelang haltbar.

100 Gramm Vollkornknäckebrot enthalten z. B. mit 14,6 Gramm Ballaststoffen rund dreimal so viele dieser multifunktionalen Wirkstoffe wie die gleiche Menge an Weißbrot und fast doppelt so viele wie 100 Gramm anderer Roggenvollkornbrote. Der Gehalt von 14,6

Gramm Ballaststoffen entspricht bereits etwa 50 Prozent der empfohlenen Tagesmenge. Nicht zu Unrecht wird das Roggenbrot deshalb auch gern als Ballaststoffwunder bezeichnet. Es eignet sich hervorragend zur Senkung des Cholesterinspiegels, zur Verdauungsförderung, durch seine lang anhaltende Sättigung zur Unterstützung der Gewichtskontrolle sowie als gutes Präventivmittel gegen Dickdarmkrebs und Diabetes.

Vollkornknäckebrot enthält darüber hinaus mehr Kohlenhydrate, Kalium, Magnesium, Kalzium, Eisen, Zink, Vitamin $B_2$, $B_1$, $B_6$, Folsäure und Vitamin E als andere Brotsorten. Im Gegensatz zu manch anderem Vollkornprodukt zeichnet sich Vollkornknäckebrot durch eine besonders gute Verträglichkeit aus. Mögliche Beschwerden wie Blähungen bleiben bei dieser Vollkornbrotsorte aus, weil beim Backen nicht ganze Körner, sondern nur hoch ausgemahlenes Korn verwendet wird. Das knusprige Brot verleitet zudem zu kräftigem Zubeißen und Kauen, sodass die Stärke im Mund vorverdaut werden kann: Kein Lebensmittel – außer Muttermilch – deckt den Nährstoffbedarf des Menschen so ausgewogen ab wie Vollkornknäckebrot. Damit es knusprig bleibt, muss es unbedingt trocken aufbewahrt werden, keinesfalls zusammen mit frischem Brot. Es hat ein mildes und feines Aroma und schmeckt mit süßen Fruchtaufstrichen und Honig ebenso wie mit Käse, Wurst oder herzhaften Brotaufstrichen. Wer abnehmen möchte, sollte Knäckebrot mit Tomatenmark oder Senf bestreichen und mit Harzer Käse oder gekochtem Schinken belegen. Das schmeckt gut, sättigt und ist gut für die Figur.

## 26 Mehr Knoblauch heißt mehr Gesundheit

Knoblauch strömt seinen „Geruch" in erster Linie über die Haut des Knoblauchliebhabers aus, und dagegen hilft Petersilie nur begrenzt. In jedem Falle ist er aber eine der leckersten und gesündesten Gewürzpflanzen. Viele Sagen und Legenden rankten sich um den Knoblauch; wie alle stark riechenden Pflanzen wurde er im Volksglauben zur Abwehr von Dämonen, etwa zum Schutz vor Vampiren und Hexen, eingesetzt.

Die Hauptverbindung der Knoblauchknolle ist das Alliin, aus dem unter Einwirkung eines Enzyms der Wirkstoff Allicin entsteht. Allicin besitzt besondere antibiotische Eigenschaften, wirkt antibakteriell, antimikrobiell und antiviral. Äußerlich angewendet, hat sich zerdrückter Knoblauch deshalb auch bei Warzen, Hautpilzen und Herpes bewährt. Das Allicin ist aber auch für die blutdrucksenkende Wirkung des Knoblauchs verantwortlich, denn es bewirkt eine Entspannung der Blutgefäße.

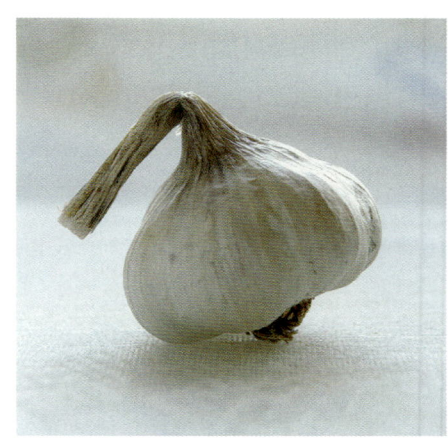

Eine weitere Gruppe von Bioaktivstoffen im Knoblauch, die Saponine (pflanzliche Östrogene), wirkt ebenfalls entzündungshemmend, antimikrobiell und antibakteriell. Saponine regen zudem die Bronchialsekretion an, verflüssigen den Schleim und sorgen für seinen schnellen Abtransport; Knoblauch kommt deshalb besonders auch bei Erkältungskrankheiten zum Einsatz.

Die Sulfide der kleinen weißen Knolle können zusammen mit der ebenfalls enthaltenen Salicylsäure die Verklumpung von Blutplättchen hemmen, dadurch das Blut verdünnen und die gesamte Durchblutung verbessern. Als besonders wirksam hat sich dabei die Substanz Ajoen herausgestellt, die ebenfalls wie Salicylsäure (Aspirin) wirkt. Der Nachweis von Ajoenen gelang bisher nur in frischem Knoblauch, nicht aber in Tabletten, Ölen oder Knoblauchauszügen. Ebenfalls nur durch frischen Knoblauch lässt sich auch der Cholesterinspiegel senken, allerdings um maximal 18 Prozent, und das erst bei Mengen von 15 bis 60 Gramm pro Tag (7 bis 28 Knoblauchzehen). Trotzdem gelten 2 bis 3 Zehen pro Tag als wirkungsvolle Vorbeugung gegen Schlaganfall und Herzinfarkt.

Knoblauch bekämpft aber vor allem auch wirksam freie Radikale und hilft dadurch die Oxidation des LDL-Cholesterins im Blut zu verhindern. Studien zeigen, dass Knoblauch sogar Lipoprotein (a) senken kann. Seine antioxidative Wirkung ermöglicht grundsätzlich einen effektiven Zellschutz und somit auch eine Krebsvorbeugung. Dafür spielt im Einzelnen nicht nur das für die antioxidativen Abwehrsysteme wichtige Selen eine große Rolle, sondern auch die Saponine, die insbesondere dem Prostata- und Gebärmutterkrebs vorbeugen, indem sie das Wachstum verschiedener Arten von Tumorzellen hemmen.

Die immunstärkende Wirkung des Knoblauchs geht außer vom Selen überwiegend von den Saponinen aus, aber auch die Vitamine A und C sowie Zink tragen dazu bei. Einige Vitamine der B-Gruppe sowie Phosphor, Kalzium und Nickel runden den Nährstoffcocktail des Knoblauchs ab.

In der Küche südlicher Länder ist der Knoblauch ein weit verbreitetes und geschätztes Gewürz. Seine Verwendungsmöglichkeiten sind dabei nahezu unbegrenzt. Um den größten gesundheitlichen Nutzen zu haben, sollte man ihn roh zerkleinern und eine Weile stehen lassen, da sich dann besonders viel des vielseitig wirksamen Spaltproduktes Allicin bildet. Für alle, die ihrem Herzen Gutes tun wollen, ohne mit einer Knoblauchfahne durchs Leben zu gehen, stehen zwar zur Nahrungsergänzung Extrakte als Öl und Pulver in Form von Kapseln oder Dragees zur Verfügung, aber zur Entfaltung der gesamten Palette der Heilkräfte bedarf es der ganzen Zehe. Wer also auf Nummer sicher gehen will, kommt um die intensiven Ausdünstungen nicht herum.

## 27 Kürbis – wertvoll für Nieren und Blasen

Der Kürbis ist die größte Beerenfrucht der Welt – je nach Sorte kann er bis zu einem halben Meter groß und bis 75 Kilogramm schwer werden.

Die Heimat des Kürbisses ist Amerika. In den Hochkulturen der Maya, Inka und Azteken war der gesamte Kürbis ein Grundnahrungsmittel. Kolumbus brachte die Kulturform schließlich nach Europa.

In der Steiermark gedeihen aufgrund der idealen Klima- und Bodenverhältnisse Kürbisse mit besonders hochwertigen Kernen. Der steirische Ölkürbis ist eine Mutante des gemeinen Kürbisses, bei dem die vier äußeren Samenschalen nicht verholzt sind, wodurch seine typisch oliv- bis dunkelgrüne Farbe zustande kommt. Seine Kerne sind grüngrau, nur mit einem dünnen Häutchen überzogen und in großer Anzahl in einer Frucht vorhanden. Das dunkelgrüne, dickflüssige Kürbiskernöl wird auch als das „schwarze Gold" der Steiermark bezeichnet.

Kürbisse enthalten eine Menge wichtiger Inhaltsstoffe, darunter z. B. reichlich Vitamine der Gruppen A, C, E und D, Vitamine der B-Gruppe sowie Folsäure. Vitamin A wird aus dem im Kürbis enthaltenen Beta-Carotin gebildet. Es ist besonders wichtig für die Augen und den Stoffwechsel von Haut und Schleimhaut und stärkt gemeinsam mit Vitamin C das Immunsystem. Ein besonders effektives Trio zur Stärkung der Abwehrkräfte und Linderung von Entzündungen entsteht durch die Kombination mit dem reichlich mitgelieferten Radikalfänger Vitamin E. Die enthaltene Folsäure fördert dagegen vor allem die Zellteilung und Zellneubildung.

Durch seinen hohen Kaliumgehalt regt Kürbis die Nieren- und Blasentätigkeit an. Gleichzeitig ist Kürbis arm an Natrium, was sich bei Bluthochdruck positiv auswirkt. Er ist wegen des geringen Anteils an Kohlenhydraten zudem kalorienarm und sehr bekömmlich. Seine Ballaststoffe wirken gegen negative Keime im Verdauungssystem. Kürbis liefert aber auch, allerdings in geringerer Menge, Eisen, Kalzium und Magnesium und die Spurenelemente Selen, Kupfer, Molybdän und Mangan.

Kürbiskernöl gehört zu den wertvollsten Pflanzenfetten, denn ungefähr 80 Prozent seiner Fettsäuren sind ungesättigt, davon etwa 50 bis 60 Prozent sogar mehrfach ungesättigt. Diese Fettsäuren sind als Baustoff für die Bildung von Vitamin D, Hormonen und Zellwänden sowie für Gehirnfunktion und Haut unentbehrlich und bewirken gleichzeitig eine Senkung des Blutdrucks und des Cholesterinspiegels, letzteres insbesondere im Zusammenspiel mit den Phytosterinen, besonders dem Beta-Sitosterin. Zudem gleichen die Phytosterine bei Mann und Frau Dysfunktionen im Hormonsystem aus und haben einen positiven Einfluss auf den prostataspezifischen Hormonstoffwechsel sowie Erkrankungen der Blase und Harnwege.

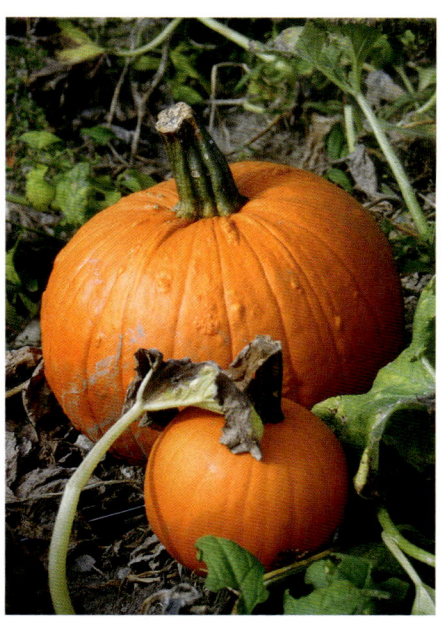

Kürbiskernöl ist besonders reich an wirksamen Antioxidantien, die hochreaktive freie Radikale im menschlichen Körper unschädlich machen. Insbesondere enthält das Kürbiskernöl die seltene Aminosäure Curcurbitin, die eine „entwurmende" Wirkung hat, da sie vor allem Bandwürmer lähmt und so verhindert, dass sie an der Darmwand festhaften.

Kürbisse lassen sich sehr gut lagern, wenn sie noch nicht ausgereift sind und ihre Schale unverletzt ist. Ihre volle Reife erreichen sie dann, wenn sie etwa zwei Wochen bei 20 °C gelagert werden. Einen reifen Kürbis erkennt man leicht am hohlen Ton beim Klopfen auf die Schale. Ist der Kürbis reif, kann er bei einer Temperatur von 10 bis 13 °C über einige Monate bis ins Frühjahr hinein aufbewahrt werden. Das Fruchtfleisch von ausgehöhlten Kürbissen lässt sich geraspelt, in kleinen Stückchen blanchiert oder gekocht auch gut einfrieren. Der Kürbis ist ein „Alleskönner": Man kann ihn braten grillen, dünsten, überbacken, kochen oder einlegen; er lässt sich sowohl mit kräftigen Gewürzen pikant zubereiten, als auch mit Beigabe von Zucker oder Likör als süße Variation genießen.

Auch die Kürbiskerne können in der Küche verwendet werden. Fein gemahlen oder grob gehackt, können sie Nüsse oder Mandeln in Kuchenrezepten ersetzen oder zum Brotteig gemischt werden; auch einfach geröstet, sind sie eine schmackhafte und gesunde Alternative zu anderen Knabbereien oder Süßigkeiten. Kürbiskerne sind wie alle Ölfrüchte sehr empfindlich. Das Fett in ihnen wird rasch ranzig. Lagern Sie Kürbiskerne nur kurz, kühl und dunkel. Geschrotete Kürbiskerne werden besonders schnell ranzig.

## 28 Lachs sorgt für einen rhythmischen Herzschlag

Lachs, Makrele und Hering gehören zu den klassischen Fettfischen, doch im Gegensatz zu fettreichem Fleisch ist fetter Fisch sehr gesund. Die Beobachtung, dass Bevölkerungen, die hauptsächlich fetten Fisch verzehren, weniger an Arterienverkalkung, Bluthochdruck, Thrombosen oder Herzrhythmusstörungen erkranken, erklärt man dadurch, dass aus den mehrfach ungesättigten Fettsäuren im menschlichen Körper hochaktive Gewebshormone, sogenannte Eicosanoide, gebildet werden. Diese spielen eine wichtige Rolle bei der Regulation vieler Stoffwechselprozesse wie der Vermehrung von Zellen, Entzündungsreaktionen und der Blutgerinnung.

Die entzündungshemmende Wirkung der Omega-3-Fettsäuren wirkt sich bei Erkrankungen wie Rheuma, Neurodermitis, Schuppenflechte und chronisch entzündlichen Darmerkrankungen positiv aus. Die Omega-3-Fettsäuren sind aber auch der wichtigste Schutz und Schrittmacher für das Gehirn, da sie die Gehirnzellen ummanteln und für die Bildung von Botenstoffen zur Signalübertragung erforderlich sind. Forschungen zeigen einen Schutzeffekt der langkettigen Allrounder vor Depressionen, bei denen die Signalübertragung zwischen den Nervenzellen gestört ist. Durch ihre Schutzwirkung auf die Nervenzellen können sie zudem die Schädigung der Nerven bei der Alzheimer-Krankheit bremsen.

Schwangeren wird empfohlen, ein bis zwei Mal in der Woche Fettfisch zu essen und zusätzlich viel Rapsöl oder Walnussöl zu verwenden, die reich an

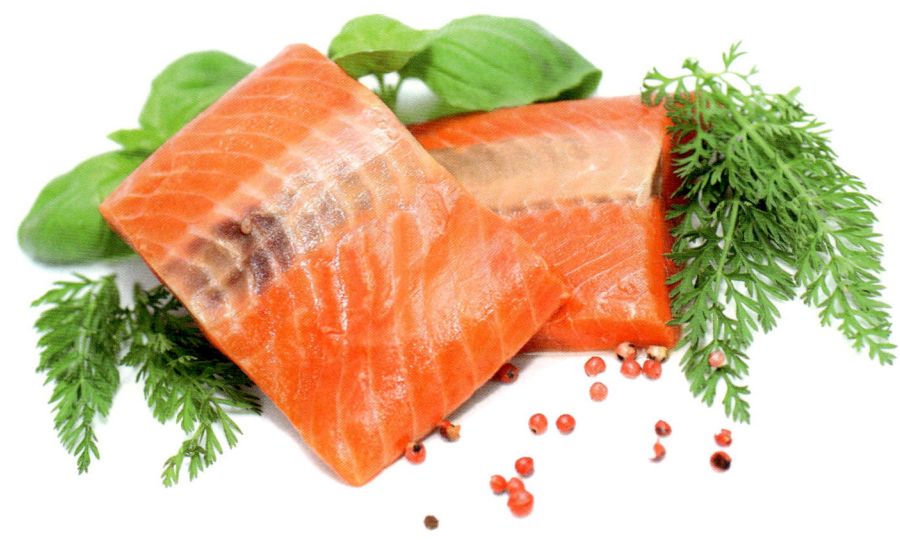

Omega-3-Fettsäuren sind. Darüber hinaus ist auch in den ersten Monaten nach der Geburt, in denen sich das zentrale Nervensystem des Säuglings rasant entwickelt, der Bedarf an Omega-3-Fettsäuren erhöht. Gestillte Kinder und Kinder, die eine mit Omega-3-Fettsäuren angereicherte Nahrung erhalten, entwickeln sich deshalb kognitiv und motorisch besser und besitzen eine bessere Sehfähigkeit.

Eine 100-Gramm-Portion Fettfisch liefert rund 20 Gramm, also rund ein Drittel der empfohlenen Tagesdosis an Eiweiß, das eine günstige physiologische Zusammensetzung an essenziellen Aminosäuren hat. Das Fischfleisch ist wegen des geringen Bindegewebsanteils zudem leicht verdaulich und gut bekömmlich und bietet sich deshalb auch für Diäten an. Von den fettlöslichen Vitaminen liefert Fettfisch neben Vitamin A auch besonders viel Vitamin D, dessen Bedeutung mittlerweile weit über die der

Knochenstärkung hinausgeht – Studien konnten positive Einflüsse auf Krebsentstehung, Herzkreislauferkrankungen, Lungen- und Hautkrankheiten, das Immunsystem, psychische Krankheitsbilder, Diabetes und nicht zuletzt auch das Körpergewicht aufzeigen.

Fettfisch ist weiterhin ein Spitzenlieferant für die Vitamine Niacin und $B_{12}$. So decken 100 Gramm bereits zwei Drittel des Tagesbedarfs Niacin und sogar die dreifache Menge der empfohlenen Tagesdosis an Vitamin $B_{12}$, das nicht nur bei Vegetariern häufig im Mangel ist. Auch die Vitamine $B_1$ und $B_2$ sowie Magnesium, Kalium, Eisen, Phosphor und die wichtigen Spurenelemente Selen und Jod sind im fetten Fisch reichlich enthalten.

Lachsfilets sind fast gräten- und hautfrei, sodass der Lachs gut in der Pfanne gebraten, gedünstet oder im Ofen überbacken werden kann. Er schmeckt hervorragend auf Gemüse und Wildreis gebettet, aber auch geräuchert zu einem kalten Büffet. Um von den genannten spezifischen gesundheitlichen Effekten zu profitieren, wird grundsätzlich empfohlen, wöchentlich zwei Mahlzeiten Fisch zu essen.

## 29 Leinsamen schützen den Magen

Leinsamen sind die Samen der Lein- oder Flachspflanze, einer der ältesten Kulturpflanzen, die schon von den Menschen in der Steinzeit angebaut wurde. Sie gelten als die Oliven der nordalpinen Länder, denn ihre Inhaltsstoffe sind ähnlich wertvoll und synthetisch kaum herstellbar.

Der Leinsamen enthält 30 bis 45 Prozent Fett. Seine Fette sind leicht verdaulich, weil sie im Körper „ölig" bleiben. Über 90 Prozent davon sind ungesättigte Fettsäuren, wovon zudem die Hälfte Omega-3-Fettsäuren sind, was bei Pflanzenölen sonst eher selten ist. Die einfach ungesättigte Fettsäure Linolsäure ist zu 35 Prozent, Ölsäure zu 6 bis 16 Prozent enthalten. Ekzeme, die durch einen Mangel an essenziellen Fettsäuren entstehen, können so mit Leinöl gelindert werden.

Etwa ein Viertel des Leinsamens besteht aus leicht verdaulichem Eiweiß, darunter auch aus einigen essenziellen Aminosäuren. Weiter ist eine Reihe von Mineralstoffen enthalten, darunter in beachtlichen Mengen Kalium, Phosphor, Kalzium, aber auch Magnesium und Zink. Leinsamen hat außerdem einen hohen Anteil des Spurenelements Selen, das für die Membranfunktion der Zellen verantwortlich ist. Von den Vitaminen sind vor allem die Vitamine C und E sowie $B_1$, $B_2$, $B_6$ und Folsäure enthalten.

Leinsamen bewirken gleich auf dreifache Weise eine Senkung des LDL-Cholesterinspiegels: Zum einen durch Erhöhung des HDL durch den hohen Anteil an Omega-3-Fettsäuren, zum anderen durch vermehrte Bindung des Cholesterins im Darm durch die Ballaststoffe und nicht zuletzt auch durch die Phytosterine, die in der ganzen Ölsaat oder in kaltgepresster, unraffinierten Ölen noch vorhanden sind.

Leinsamen sind die bekannteste und reichhaltigste Quelle für pflanzliche Lignane. Deren Gehalt in Leinsamen beträgt etwa 25 Prozent – im Vergleich zu Sojabohnen und Sonnenblumenkernen ist das die 100- bis 800fache Menge. Dabei handelt es sich um spezielle Schleimstoffe, die die Schleimhäute der Magen- und Darmwand schützen. Geschädigte Schleimhäute werden regelrecht „ummantelt" und können so heilen. Viele der Substanzen, die zu den Lignanen gehören, werden als Phytoöstrogene betrachtet, die auch vor der Krebsbildung (vor allem Brustkrebs) schützen können, indem sie mögliche Wirkungen von übermäßig gebildetem Östrogen hemmen.

Die Lignane sind vorwiegend in der Hülle des Leinsamens angesiedelt. Leinsamenöl, das aus den inneren Samenbereichen gewonnen wird, enthält daher nur wenige Lignane. Leinsamen werden zur Nahrungsergänzung in verschiedenen Formen angeboten: als Pulver, Kapseln und Öl. Fertige Pulver enthalten oft mehr Lignane als frischer Leinsamen. Als therapeutisch wirksame Dosen gelten etwa 1 ½ bis 3 gehäufte Esslöffel bzw. 15 bis 30 Gramm Leinsamen täglich.

Wie bei allen schleimstoffhaltigen Nahrungsmitteln ist die Behinderung der Aufnahme von Arzneistoffen im Magen-

Darm-Trakt möglich. Es sollte daher ein Abstand von einer halben bis einer Stunde vor und nach der Einnahme von Arzneimitteln eingehalten werden. Quellmittel und Arzneimittel gegen Durchfall, die die natürliche Darmbewegung hemmen, sollten nicht gleichzeitig verabreicht werden, da ein Darmverschluss auftreten kann. Aus dem gleichen Grunde muss grundsätzlich auf eine ausreichende Flüssigkeitszufuhr in Form von Wasser oder Tee geachtet werden.

Bis heute sind bei Daueranwendung von Leinsamen keine gesundheitsschädigenden Nebenwirkungen bekannt geworden und auch nicht zu erwarten. Die positiven Wirkungen sprechen eindeutig für einen regelmäßigen Verzehr von Leinsamen. Es ist sinnvoll, täglich ein bis zwei Teelöffel davon in Joghurt, Quark, Kompott oder Müsli einzurühren.

## 30 Linsen – ideal für Diabetiker und zum Abnehmen

Linsen zählen zu den ältesten Kulturpflanzen und wurden bereits seit Beginn des Ackerbaus vor 10 000 Jahren als eine der fünf wesentlichen Nutzpflanzen in Ägypten und Kleinasien angebaut. Bibelkenner erinnern sich, dass der hungrige Esau im Alten Testament für ein Linsengericht das Erbrecht des Erstgeborenen an seinen Bruder Jakob abtrat.

Linsen weisen eine ideale Nährstoffkombination aus 20 Prozent pflanzlichem Eiweiß, 55 Prozent Kohlenhydraten und einen geringen Fettgehalt von 1,5 Prozent auf. Durch den hohen Eiweißanteil stellen sie besonders bei zeitweiligem Fasten oder dauerhafter vegetarischer Ernährung eine sehr wertvolle und zugleich preiswerte Eiweißquelle dar. Wie auch andere Hülsenfrüchte haben Linsen die bemerkenswerte Eigenschaft, in Kombination mit Getreide-Eiweiß eine für Menschen besonders hochwertige Kombination von Aminosäuren zu bilden. Linsen-Protein, genossen im Verhältnis von etwa eins zu drei mit Weizenprotein, erreicht sogar etwa dieselbe Wertigkeit wie Ei-Protein, während Muskelfleisch nur eine Wertigkeit von 89 Prozent erreicht. Die Stärke in den Linsen kann allerdings vom menschlichen Enzymsystem nicht aufgeschlossen werden, daher sind Linsen optimal zur Gewichtsreduktion geeignet.

An Vitaminen sind vor allem ausgesprochen viel Vitamin A, E, $B_1$, $B_2$, $B_6$ und Niacin enthalten. Wegen ihres hohen Vitamin-$B_1$-Gehalts – 100 Gramm decken 50 Prozent des Tagesbedarfs – wurden die Linsen schon früher allen Kopfarbeitern empfohlen, denn Vitamin $B_1$ hat einen positiven Einfluss auf Nerven und Gehirnzellen. 100 Gramm Linsen liefern aber gleichzeitig auch 50 Prozent des Tagesbedarfs an Vitamin $B_6$, das für Muskelfunktion, Blutgerinnung und Immunfunktion von besonderer Bedeutung ist.

Bemerkenswert ist ebenso ihr überdurchschnittlich hoher Gehalt an Zink, Kalium und Magnesium sowie Kalzium, Phosphor und Kupfer. Auch ihr Eisengehalt von 8 Milligramm pro 100 Gramm kann sich sehen lassen.

Linsen sind aufgrund des enorm hohen Ballaststoffgehalts in ihrer Schale von 17 Prozent sehr sättigend. Obwohl sie leichter verdaulich sind als Erbsen oder Bohnen, können sie zu Verstopfungen führen. Deshalb empfiehlt sich andererseits bei Durchfällen auch Linsenbrei oder pürierte Linsensuppe.

Rohe Linsen enthalten allerdings wie auch andere Hülsenfrüchte bestimmte Proteine (Lektine), die ab einer gewissen Dosierung die Darmwand schädigen und die roten Blutzellen verklumpen können. Da Kochen und Erhitzen zu einer starken Verminderung des Lektingehalts führt, wird dies aus ernährungswissenschaftlicher Sicht jedoch als unkritisch angesehen. Patienten mit der Veranlagung für Gicht sollten Linsen wie auch andere Hülsenfrüchte allerdings wegen ihres hohen Gehalts an harnsäurebildenden Purinen meiden. Der niedrige glykämische Index der Linsen – ihre Kohlenhydrate gehen langsam ins Blut über – sorgt für eine mäßige Ausschüttung von Insulin, weshalb Linsen trotz ihres hohen Kohlenhydratgehalts auch für Diabetiker geeignet sind.

Ungeschälte Linsen kann man nach ausreichender Einweichzeit auch keimen lassen. Während des Keimprozesses finden Ab-, Um- und Aufbauvorgänge der Inhaltsstoffe statt, sodass der Nährwert der Keimlinge gegenüber den Samen beachtlich steigt. Der Keimvorgang vervielfacht unter anderem den Gehalt an wertvollen B-Vitaminen und Vitamin E. Auch der Gehalt an Ballaststoffen nimmt zu, die Qualität der Proteine und Fette verbessert sich. Als Besonderheit weisen die Keime aus Linsen die Eigenschaft auf, auch Vitamin C zu enthalten. Andererseits werden wertmindernde Stoffe wie die Lektine, aber auch blähenden Substanzen zum Teil abgebaut. Im Gegensatz zu Keimlingen von Sojabohnen, Erbsen und Kichererbsen können Linsensprossen auch roh gegessen werden und stellen besonders im Winter als Salatbeilage eine wertvolle Bereicherung des Speiseplans dar.

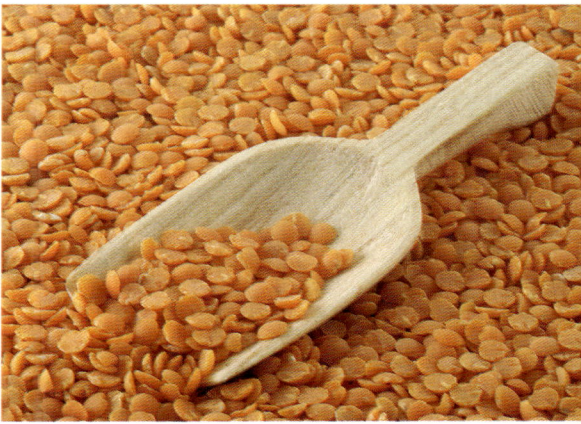

## 31 Macadamia – die Königin der Nüsse

Wer bei Nüssen nur an den Fettgehalt denkt, vernachlässigt, dass Nüsse wie die Macadamianuss nachweislich das Risiko senken, an Herz-Kreislauf-Erkrankungen zu sterben. Die Macadamianuss ist eine Steinfrucht wie die Mandel, in Form und Aussehen kann sie etwa mit einer großen Haselnuss verglichen werden.

Es gibt zwei Arten von Macadamianüssen: Macadamia tetraphylla mit rauer Schale und Macadamia integrifolia mit glatter Schale. Die mit glatter Schale werden bevorzugt. Sie lassen sich leichter schälen und eignen sich besser zum Rösten. Beide Arten stammen aus dem Süden von Queensland im Nordosten Australiens, wo sie im Tropenwald neben Flüssen wachsen. Macadamias reifen unterschiedlich und sind deshalb das ganze Jahr in bester Qualität verfügbar.

Die vom Handel zu den Trockenfrüchten gezählten Nüsse haben seit einigen Jahren den Weltmarkt erobert. Die Macadamia gilt als die feinste und wohlschmeckendste aller Nussarten einschließlich der Mandeln und wird häufig sogar als „Königin der Nüsse" bezeichnet. Wer das Extravagante liebt, sollte deshalb Macadamianüsse auf seinen Speiseplan setzen.

Mit 76 Prozent ist sie die fetthaltigste Nuss der Erde; ihr Fettgehalt teilt sich allerdings in etwa 82,5 Prozent einfach ungesättigte, knapp 2 Prozent mehrfach ungesättigte und nur etwa 16 Prozent gesättigte Fettsäuren auf – eine sehr günstige Fettzusammensetzung, die den Cholesterinspiegel senkt und Herzkrankheiten vorbeugt.

Neben den wertvollen ungesättigten Fettsäuren wirken sich aber auch die in Macadamianüssen reichlich enthaltenen Mineralstoffe Kalzium, Kalium, Magnesium, Eisen und Phosphor günstig auf Herz und Kreislauf aus. Abgerundet wird die ernährungsphysiologisch wertvolle Zusammensetzung durch die Vitamine $B_1$, $B_2$, $B_5$, $B_6$, die für die Energiebereitstellung und die Zellerneuerung im Körper wichtig sind, sowie durch Folsäure und Niacin. Von den enthaltenen antioxidativ wirkenden Inhaltsstoffen sind vor allem das Vitamin E, Beta-Carotin und Selen sowie die Polyphenole, die größte

Gruppe der sekundären Pflanzenstoffe, zu erwähnen. 100 Gramm frische Macadamianuss enthalten zudem mit 15,4 Gramm Ballaststoffen mehr als das Doppelte an Ballaststoffen der meisten anderen Nüsse – mit Ausnahme der Mandeln, die einen vergleichbaren Ballaststoffgehalt aufweisen.

Da die Nüsse wegen des hohen Fettgehalts leicht ranzig werden, werden sie in frischer Form nicht gehandelt. Die Macadamiakerne des Handels sind die geschälten, in Kokosnussöl gebratenen oder im Ofen gerösteten, meist noch gesalzenen Nüsse. Da sie fast soviel Fett wie Butter oder Margarine enthalten, sollten man beim Konsum vorsichtig sein und nicht zu viel essen: Übergewichtige sollten ihr Herz-Gefäßsystem besser durch eine Gewichtsreduktion schützen und sich nicht mit Nüssen mästen!

## 32 Mandeln senken das schädliche LDL-Cholesterin

Mandeln gehören zur Gruppe der Steinfrüchte und sind keine Nüsse, ihre Wirkung aber ist der der Nüsse sehr ähnlich: Sie senken das LDL-Cholesterin und schützen Herz und Gefäße.

Ursprünglich waren die Mandelbäume in Vorder- und Zentralasien beheimatet und wurden vermutlich von Händlern über die Seidenstraße nach Europa gebracht. Spanische Franziskanermönche brachten den Mandelbaum im 17. Jahrhundert nach Kalifornien, wo im 19. Jahrhundert der professionelle Mandelanbau begann.

Die Mandel ist der Kern der Hartschalenfrucht des Mandelbaums. In ihrer Schale enthält die Frucht längliche flache Nüsse mit dünner, dunkelbrauner Haut

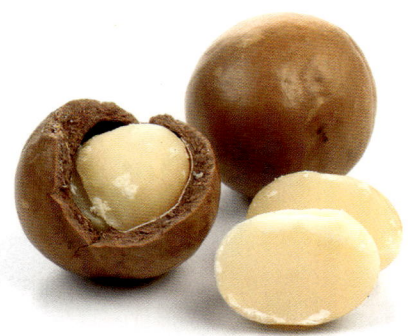

und hartem, gelblich-weißem Frucht-fleisch. Man unterscheidet beim Mandel-baum drei Sorten: süße Mandeln, Bitter-mandeln und Krachmandeln; weiß blühende Mandelbäume tragen süße Früchte und rosa blühende die bitteren Mandeln, aus denen das Bittermandel-aroma gewonnen wird. Bittermandeln sind für den menschlichen Genuss nicht geeignet, denn sie enthalten einen sehr hohen Anteil an Amygdalin, von dem während des Verdauungsprozesses die giftige Blausäure abgespalten wird. Kali-fornien und Spanien haben ihre Planta-gen heute so weit kultiviert, dass hier Partien von 100 Prozent süßen Mandeln garantiert werden können.

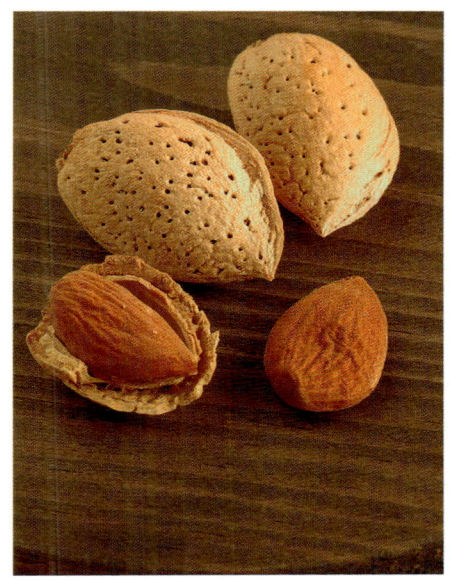

Mandeln weisen von allen Nüssen den höchsten Proteinanteil auf, der sich auch noch durch einen hohen Gehalt der Aminosäure Arginin auszeichnet. Gerade dieser macht Mandeln wie auch Walnüs-se zu einem wertvollen Nahrungsmittel für das Gehirn. Arginin ist die Ausgangs-substanz für Stickstoffmonoxid, das durch seine gefäßerweiternde Wirkung die Durchblutung verbessert, und wird auch als natürliches Viagra bezeichnet, da es die Gefäße – nicht nur die Herz-kranzgefäße – weitet.

Mandeln tragen ebenso wie andere Nussarten insbesondere durch ihren ho-hen Gehalt an mehrfach und einfach ge-sättigten Fettsäuren zu einer gesunden Ernährung bei. Ihr Gesamtfettgehalt ist mit 54 Prozent im Vergleich zu anderen Nüssen relativ niedrig. Dafür ist ihr Bal-laststoffgehalt mit 15 Gramm pro 100 Gramm doppelt so hoch wie der der meisten anderen Nussarten – nur die Macadamianüsse können hier mithalten. Auch was den Kalzium- und Kaliumge-halt angeht, ist die Mandel im Vergleich zu anderen Nussarten Spitzenreiter, aber auch ihr Gehalt an Kupfer, Zink und Mag-nesium ist erwähnenswert. Sie zeichnet sich zudem durch viel Vitamin E sowie Folsäure und Riboflavin aus.

Mandeln wirken sättigend und kön-nen eine wichtige Rolle im Gewichtsma-nagement spielen. So ergaben Studien, dass die Zugabe von Nüssen, insbeson-dere Mandeln, zur üblichen Kost nicht zu einer Gewichtszunahme führt und die Probanden sich satter fühlen. Darüber hinaus können Mandeln zur Reduzierung von Blutzuckerspitzen nach kohlen-hydratreichen Mahlzeiten beitragen, die häufig zu einem erneuten Hungergefühl führen. Die Untersuchungen zur Mandel zeigen einmal mehr: Wer optimal von den gesundheitlichen Vorteilen der Nüs-se profitieren möchte, sollte täglich eine Handvoll davon in seinen Speiseplan auf-nehmen.

## 33 Mangostane: das am stärksten antioxidativ wirksame Lebensmittel

Es gibt Obstsorten, die in Deutschland noch weitgehend unbekannt sind. Die Mangostane gehört dazu. Dabei ist diese Frucht durch und durch gesund und sollte häufiger gegessen werden.

Die Mangostane zählt zur Familie der Johanniskrautgewächse, zur Mangofrucht besteht trotz der Namensähnlichkeit keine Verbindung. Der immergrüne Mangostanbaum hat rundliche Früchte, die etwas größer als eine Clementine sind und eine 6 bis 10 Millimeter dicke, ledrige, rötlich-braune Schale haben. Bei reifen Früchten verfärbt sich die Schale dunkel violett. Das weiße bis elfenbeinfarbene Fruchtfleisch unterteilt sich in vier bis sieben Segmente und enthält essbare grüne Samen.

Ursprünglich stammt der Mangostanbaum vermutlich von den südostasiatischen Sundainseln oder den Molukken, in den letzten 150 Jahren wurde die Pflanze aber auch nach Afrika, in die Karibik, nach Australien und Südamerika verbreitet. Überraschenderweise wurde die Mangostanefrucht noch nie richtig über die Grenzen ihres natürlichen Lebensraums hinaus vorgestellt. Dabei wird Mangostane schon seit Jahrhunderten in Asien wegen ihrer hochwirksamen entzündungshemmenden und antibiotischen Eigenschaften bei infizierten Wunden, Tuberkulose, Malaria, Infektionen, Durchfall, Fieber, Hautausschlägen und anderen Hauterkrankungen eingesetzt.

Diese Wirkungen verwundern keineswegs, wenn man sich das Nährstoffprofil der exotischen Frucht genauer ansieht. Die Mangostanfrüchte sind nicht nur sehr reich an Vitamin $B_1$, $B_2$, $B_6$ und C sowie Kalium, Kalzium, Phosphor und Eisen, sondern vor allem auch an ernährungsphysiologisch wertvollen sekundären Pflanzenstoffen. Sie enthalten neben Flavonoiden 7 bis 13 Prozent antioxidativ wirksame Tannine (Gerbstoffe) und dabei insbesondere das besonders wirkungsvolle Catechin. Am bedeutendsten sind aber die biologisch besonders aktiven Xanthone, eine Art von Phenolen. Studien zeigen, dass die Xanthone für eine Vielzahl verschiedener medizinischer Wirkungen der Mangostane verantwortlich sind. So wirken sie antientzündlich, antioxidativ, bakterizid, fungizid, antiviral und antihepatotoxisch. Xanthone ergänzen und verstärken wechselwirkend die Funktion anderer sekundärer Pflanzenstoffe, was das antioxidative Potenzial von Mangostane insgesamt erheblich steigert. In der Schale der Mangostanfrucht wurden erstaunliche 43 von bisher insgesamt 210 bekannten Xanthonverbindungen gefunden. Damit bietet die Mangostanefrucht von allen bekannten Xanthonquellen die höchste Konzentration an Xanthonen in der Natur. Mit einem ORAC-Wert (Oxygen Radical Absorbance Capacity; Maßeinheit für den Gehalt an Radikalenfängern in Lebensmitteln) von 20000 ist Mangostane entsprechend eine der mit Abstand effektivsten Waffen gegen freie Radikale.

Dadurch besitzt Mangostane nicht nur die Fähigkeit, das Immunsystem zu stärken, die Oxidation des LDL-Cholesterins zu verhindern und somit Herz- und Gefäßerkrankungen vorzubeugen, sondern kann in Zukunft auch einen wertvollen Beitrag bei der Prävention und Behandlung von Krebserkrankungen leisten.

Reife Früchte lassen sich an der purpurnen Farbe und ihrer festen, ein wenig elastischen Schale gut erkennen. Hat die Frucht bereits einen sehr harten Zustand erreicht, so ist davon auszugehen, dass sie sich in einem überreifen Stadium befindet und ungenießbar ist, was sich auch anhand von grünem Schimmel im Fruchtfleisch zeigt. Gelbe Absonderungen am Fruchtfleisch sehr reifer Früchte weisen hingegen nicht auf ein Verderben hin.

Die Mangostane hat einen mild-säuerlichen, exotischen-süßen Geschmack mit einem erfrischenden Aroma. Mit ihrer fruchtig-süßen Note erinnert sie sehr an Zitronen oder Pfirsiche. Gegessen wird die Mangostane am besten roh, die weiche Schale lässt sich einfach mit den Händen aufbrechen, mit einer Gabel lassen sich die Fruchtsegmente leicht entnehmen. Die Fruchtstücke enthalten lange, flache Samen, die man aber auch verzehren kann.

## 34 Die Papaya hilft der Verdauung bei der Arbeit

Gereifte Papaya riechen und schmecken wunderbar. Außerdem sind sie eine Wohltat für unser Verdauungssystem. Schon die Spanier in Amerika schwärmten von ihr als „Baum der Gesundheit" und „Frucht der Engel", und dies entdeckt jetzt auch die moderne Medizin: Die Papaya scheint fast ein Allheilmittel zu sein, denn das Spektrum der Anwendungen reicht von Übergewicht, Bluthochdruck, Arterienverkalkung, Übersäuerung bis hin zu Verstopfung, Allergien, Infektionen jeder Art, Herpes, Herzproblemen und entgleister Darmflora. Die Gesamtliste der Inhaltsstoffe und die Vielfältigkeit ihrer Anwendungen würden

den Rahmen dieses Buches sprengen, obwohl noch längst nicht alle Inhaltsstoffe und Heilwirkungen dieser botanischen „Riesenbeere" erforscht sind.

Die Papaya bringt unseren Stoffwechsel auf Trab und wirkt antidepressiv. Sie enthält viel Vitamin C – mehr als Kiwis! –, Antioxidantien wie Carotine, Provitamin A – mehr als Karotten! – und Flavonoide, die insbesondere die Durchlässigkeit der Blutkapillaren erhöhen. Der Vitamin-A-Gehalt einer einzigen Papaya überschreitet den täglichen empfohlenen Wert um 30 Prozent. Der hohe Gehalt an Provitamin A macht die Papaya zudem für die Krebsprophylaxe interessant. Außerdem enthalten Papayas die fürs Nervensystem wichtigen B-Vitamine Thiamin, Riboflavin und Niacin, das Verjüngungs- und Zellvitamin E und wertvolle Mineralien wie Magnesium, Eisen, Phosphor, Kalium, Selen und Kalzium in organischer, vom Körper optimal verwertbarer Form. Mit ihrem Kalziumgehalt bietet sie sich Frauen auch als Osteoporose-Prophylaxe an, mit ihrem hohen Fruchtzuckeranteil als ideale Gehirnnahrung für Geistesarbeiter. Die Papaya ist die alka-

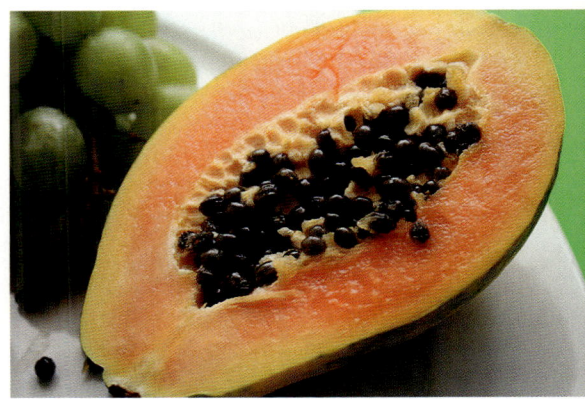

lischste Frucht und wirkt deshalb besonders ausgleichend auf den Säure-Basen-Haushalt.

Das Gute an Papayas ist: Auch magenempfindliche Menschen vertragen die Früchte gut, da sie kaum Fruchtsäuren enthalten und einen nervösen Magen beruhigen und Schleimhautreizungen heilen können. Papayas sind besonders für ältere Menschen, die nicht mehr so viel Magensäure und Verdauungsenzyme zur Verfügung haben, zur schnellen und gründlichen Eiweißverdauung wichtig. Denn die in der Papaya enthaltenen Enzyme Papain, Chymopapain, Lysozym und Lipase helfen, Proteine, Fette und Stärke zu verdauen. Aber auch die Papaya-Enzyme überleben die Magen-Passage nur, wenn sie als Arzneimittel eingenommen werden. Papainhaltige Enzympräparate werden heute auch erfolgreich in der begleitenden Krebstherapie eingesetzt, denn die Enzyme spalten krankmachende „Immunkomplexe", verhindern Metastasenbildung und aktivieren den Tumor-Nekrose-Faktor, ein krebszerstörendes Molekül des Abwehrsystems. Sie steigern die Aktivität von Fresszellen und natürlichen Killerzellen und sind dazu imstande, Krebszellen zu demaskieren, von ihrer Fibrinhülle zu befreien und für die körpereigene Abwehr wieder als Krebszelle erkennbar zu machen. Alles in allem hat die Papaya so viel zu bieten, dass diese Wunderfrucht nicht länger das Schattendasein eines seltenen Exoten führen sollte – und lecker ist sie noch dazu.

## 35 Die Paranuss – eine „Selenbombe", die vor Krebs schützen kann

Paranüsse sind Dickmacher, wenn sie im Übermaß gegessen werden. Sie sind aber reich am Spurenelement Selen, von dem viele Menschen zu wenig aufnehmen. Grundsätzlich ist es gesundheitsförderlich, jeden Tag eine Handvoll Nüsse und Samen aufzunehmen, und das schadet auch der Figur nicht.

Die Schalenfrucht, die nach dem brasilianischen Bundesstaat „Pará" benannt wurde, wird auch gern „Brasilnuss" und „Amazonasmandel" genannt. Sie ist der Samen des im Amazonasgebiet beheimateten, bis zu 70 Meter hohen Paranussbaums. Ein Paranussbaum trägt bis zu 300 kokosnussähnliche Kapseln, in denen jeweils 15 bis 30 hartschalige, aus drei ungleichmäßigen Seiten bestehende Paranüsse heranreifen. Die Kapseln fallen in der Regenzeit (November bis März) von den Bäumen ab und werden dann geerntet.

Paranüsse werden bis heute nicht kultiviert, sondern nur von den wild im Amazonasgebiet wachsenden Bäumen eingesammelt. Im Handel sind sie das ganze Jahr über erhältlich und eignen sich besonders für die Zube-

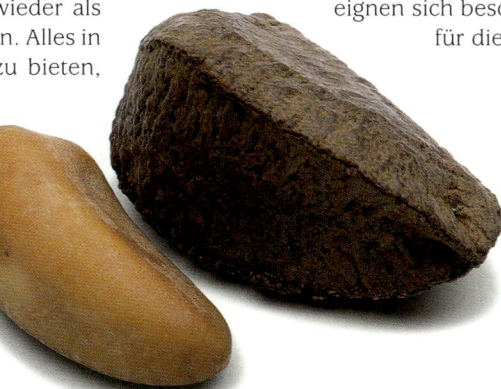

reitung von Nussbrot und Salaten. Darüber hinaus sind die Früchte eine beliebte Zutat für Snackartikel und Nussmischungen. Die äußere Schale ist graubraun und hart, während die innere Schale rotbraun und weich ist. Der Kern ist weiß bis hellgelb und von der Konsistenz halbweich. Die dreikantigen Nüsse schmecken leicht erdig und mandelartig.

Paranüsse bestehen hauptsächlich aus Fetten und Eiweißen und zählen mit einem Fettanteil von 67 bis 70 Prozent nach Pekannüssen und Macadamias zu den ölhaltigsten Samen und Nüssen, wobei das Fett zu 71 Prozent aus ungesättigten Fettsäuren besteht. 100 Gramm Paranüsse haben etwa 660 Kilokalorien, sodass man sagen kann, dass schon sechs Nüsse ein kleines Steak von etwa 200 Gramm ersetzen. Die Paranuss enthält außerdem nicht nur hochwertige Proteine, die unter anderem für den Zellaufbau unerlässlich sind, sie ist auch der größte natürliche Selen-Lieferant, den wir kennen. Sie enthält zudem einen hohen Anteil an den Mineralien Phosphor, Kalium, Magnesium, Kupfer, Zink, Kalzium und Eisen und weist darüber hinaus neben Walnüssen und Mandeln die höchsten Werte an B-Vitaminen auf.

Durch falsche Lagerung können Paranüsse schnell ranzig werden. Wie Pistazien, Erdnüsse und Mandeln sind sie besonders anfällig für Schimmel, sollten deshalb immer luftig, trocken und kühl gelagert werden. Aus der Gruppe der Schimmelpilzgifte sind in den vergangenen Jahren immer wieder die Aflatoxine in die Schlagzeilen geraten, die giftig sind und die Leber schädigen können. Achten Sie darauf, dass Sie nur schimmelfreie Paranüsse kaufen; der Samenkern der Paranüsse sollte weiß und von fester Be-

schaffenheit sein. Verfärbte Nüsse, die nicht süß-ölig, sondern muffig oder bitter schmecken, sollten nicht mehr gegessen werden. Einwandfreie Paranüsse aber sind wohlschmeckend und machen selenhaltige Nahrungsergänzungsmittel überflüssig.

## 36 Quinoa: ideal bei Getreideeiweißunverträglichkeit

Quinoa dient den Ureinwohnern der südamerikanischen Anden schon seit 6000 Jahren als wichtige Nahrungsgrundlage. Die Inka schrieben dem Korn magische Kräfte zu und nutzten es für kultische Handlungen. Sie bezeichneten Quinoa deshalb auch als „Wunderkorn".

Die Pflanze zählt nicht wie Getreide zur Familie der Gräser, sondern zu den Gänsefußgewächsen und ist damit botanisch gesehen mehr mit Spinat, Mangold und Roter Bete verwandt. Verwendet werden die kleinen, hirseähnlichen Samen, deren Farbe von schwarz über rot bis hin zu weiß reicht. Der Eiweißgehalt der Samen liegt bei etwa 15 Prozent und übertrifft somit den anderer Körnerprodukte erheblich. Das Eiweiß ist gleichzeitig so hochwertig, dass es tierisches Eiweiß praktisch vollständig ersetzt. Es vereinigt die wertvollen Eigenschaften von Getreide und Milchprodukten, indem es Aminosäuren liefert, die sonst nur in einer der beiden Quellen zu finden sind. Es ist besonders reich an den essenziellen Aminosäuren Lysin, Tryptophan und Cystin. Da es sehr wenig Gluten enthält, können auch Zöliakiekranke dieses Getreide verwenden. Quinoa hat zudem ein geringeres Allergiepotenzial als Weizen. Das Korn beinhaltet in seiner Samenschale jedoch auch einen weniger erfreulichen Bestandteil: die bitter schmeckenden Saponine, die der Pflanze als Schutz vor Schädlingen dienen. Durch Waschen in fließendem Wasser werden diese Saponine zwar vor dem Verkauf entfernt, die Deutsche Gesellschaft für Ernährung rät jedoch bei Kindern unter zwei Jahren von Quinoaprodukten ab, da es trotz der Reinigung nicht auszuschließen ist, dass noch Spuren von Saponinen vorhanden sind.

Der Fettgehalt von Quinoa entspricht mit 5 bis 6 Prozent etwa dem von Hafer, 99 Prozent der Fettsäuren sind jedoch ungesättigt, und rund die Hälfte davon entfällt auf die essenzielle Linolsäure. Quinoa ist außerdem reich an Kalzium, Magnesium, und Zink, enthält verschiedene Vitamine der B-Gruppe und besonders viel Vitamin E. Der Gehalt an Eisen ist so hoch, dass bereits 100 Gramm den Tagesbedarf eines erwachsenen Mannes decken. Die Besonderheit von Quinoa besteht darin, dass er sich aus vielen besonders wertvollen essenziellen Nährstoffen zusammensetzt, die sonst kaum in dieser idealen Kombination in der Natur vorkommen.

So vielseitig wie das Innenleben sind die Einsatzmöglichkeiten von Quinoa in der Küche. Am einfachsten ist die Verwendung als Beilage. Obwohl die Samenschale samt Saponinen bei der Ernte entfernt wird, empfiehlt es sich, die Körner vor dem Garen noch einmal zu waschen. Die Körner lassen sich wie Getreide zubereiten. Man gibt die dreifache Menge an Wasser hinzu, lässt alles aufkochen und eine Viertelstunde ausquellen. Ein feiner, nussiger Geschmack und die leicht knackige Konsistenz zeichnen die Körner aus. Auch für Aufläufe, Füllungen,

Bratlinge, Klöße, Fladen, Pfannkuchen und Süßspeisen ist das Andenkorn bestens geeignet. Wegen seiner geringen Anteile an Gluten muss Quinoamehl beim Backen oder zur Herstellung von Nudeln jedoch mit anderen Getreidemehlen gemischt werden. Quinoa kann man auch keimen lassen und zu Poporn verarbeiten. Die ohne Fett in der Pfanne gerösteten Samen verleihen süßen wie salzigen Gerichten das gewisse Extra.

## 37 Raps – der Olive überlegen

Rapsöl gehört mit den Nussölen und dem Leinöl zu den gesündesten Nahrungsfetten überhaupt und ist dem Olivenöl weit überlegen. Raps ist eine relativ junge Kulturpflanze, mit Sicherheit belegt ist die Rapskultur erst im 16. und 17. Jahrhundert. Neben Winter- und Sommerraps werden Sorten für die Ölgewinnung von blattreichen Futterrapssorten unterschieden. Noch vor wenigen Jahrzehnten war Rapsöl für die menschliche Ernährung jedoch nicht geeignet, da es bis zur Hälfte aus der giftigen Erucasäure bestand, die zudem für einen Bittergeschmack sorgt; erst 1974 gelang es, den ersten großen erucasäurefreien Raps zu entwickeln.

Rapsöl ist heute eines der weltweit am meisten produzierten Pflanzenöle. Es kommt meist als raffiniertes Speiseöl in den Handel und ist Bestandteil vieler Margarinesorten. Dabei ist es nicht speziell als Rapsöl ausgewiesen, sondern verbirgt sich hinter der Bezeichnung Pflanzenöl oder Pflanzenmargarine.

Das kaltgepresste, native Rapsöl zeichnet sich durch eine „mustergültige" Fettsäurenzusammensetzung aus und lässt sich in der ernährungsphysiologischen Wertigkeit am ehesten mit dem Olivenöl vergleichen. Beide gelten als die gesündesten Öle überhaupt. Rapsöl unterscheidet sich aber durch einen höheren Gehalt an wertvoller Linolensäure (eine Omega-3-Fettsäure) und durch eine bessere Erhitzbarkeit. Aufgrund seines geringen Wasseranteils und seiner Zusammensetzung eignet es sich auch für Zubereitungsarten mit sehr hohen Temperaturen, zum Backen, Braten und Frittieren.

Mit nur 6 Prozent besitzt Rapsöl den niedrigsten Gehalt an gesättigten Fettsäuren und dementsprechend mit 94 Prozent den höchsten Anteil an ungesättigten Fettsäuren. Besonders der hohe Gehalt an Ölsäure (60 Prozent), einer einfach ungesättigten Fettsäure, macht Rapsöl so wertvoll. Denn diese kann vor allem den LDL-Cholesterinspiegel senken, ohne das gesunde HDL-Cholesterin zu verringern. Neben der Ölsäure ist die Linolsäure (eine Omega-6-Fettsäure) mit etwa 20 Prozent in Rapsöl reichlich vertreten, zudem die Alpha-Linolensäure mit 5 bis 9 Prozent. Diese ist die einzige pflanzliche Fettsäure, die im Körper zu den wertvollen Omega-3-Fettsäuren umgebaut werden kann, welche nicht nur das LDL-Cholesterin senken, sondern auch noch die Triglyzeride reduzieren und gleichzeitig das HDL-Cholesterin erhöhen. Darüber hinaus haben sie gerinnungshemmende und gefäßerweiternde Eigenschaften, wodurch sie vor Angina Pectoris, Schlaganfall und Herzinfarkt schützen. Neben dem wertvollen Fettsäurenmuster enthält Rapsöl aber nicht nur bedeutsame Mengen an fettlöslichem Vitamin A, sondern vor allem auch an Vitamin E, wodurch ein guter Schutz

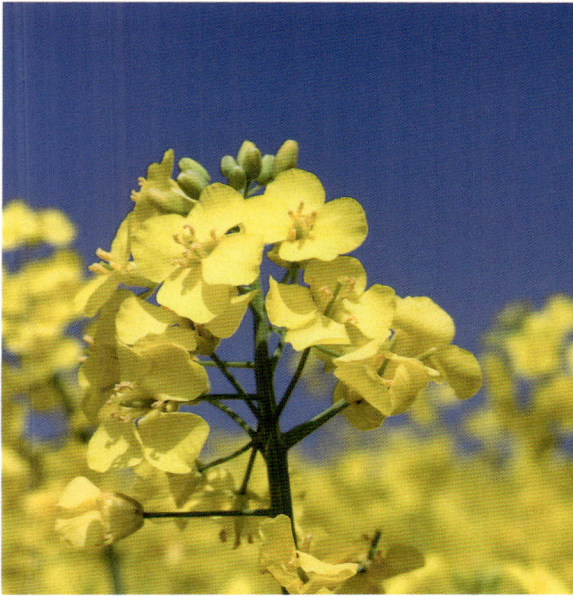

der mehrfach ungesättigten Fettsäuren vor Oxidation gewährleistet ist.

Ein Esslöffel Rapsöl (15 Gramm) deckt den Tagesbedarf an den einzelnen Fettsäuren folgendermaßen ab: 24 Prozent an Ölsäure, 38 Prozent an Linolsäure und sogar 87 Prozent an Alpha-Linolensäure. Trotz der günstigen Fettsäurezusammensetzung und des hohen Vitamin-E-Gehalts sollte insbesondere kaltgepresstes, unraffiniertes Rapsöl wegen des hohen Gehalts an mehrfach ungesättigten Fettsäuren weder sehr hoch erhitzt noch lange gelagert werden. Am besten wird es in kleinen Mengen eingekauft und kühl und dunkel aufbewahrt. Verwenden Sie kaltgepresstes Rapsöl für die kalte Küche und raffiniertes für die heiße Küche und lassen Sie sich nicht einreden, dass Olivenöl das gesündeste Öl ist – denn das stimmt einfach nicht.

## 38 Ungeschälter Reis macht nervenstark

Reis ist für mehr als die Hälfte der Menschheit tägliches Grundnahrungsmittel, in Asien wird diese uralte Kulturpflanze als Geschenk der Götter verehrt. Archäologische Funde im Südosten Chinas lassen vermuten, dass der Mensch bereits vor 11000 bis 15000 Jahren Reis angebaut und kultiviert hat. Europa kam mit dem asiatischen Korn erstmals durch die Feldzüge Alexanders des Großen im 4. Jahrhundert v. Chr. in Berührung. Heute wird Reis in fast jedem Erdteil angebaut, die wichtigsten Anbaugebiete liegen aber immer noch in Asien. Hier wird die Reispflanze von den Kleinbauern mühsam mit der Hand gesät und geerntet und hauptsächlich als Nassreis kultiviert. Um die Reisfelder zu überschwem-

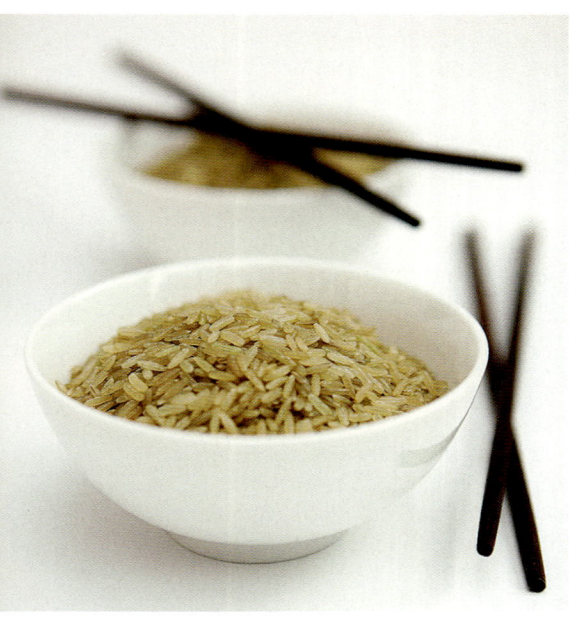

men, werden Flüsse und Bäche umgeleitet sowie Lehmdämme errichtet. Da im Laufe der Jahrhunderte ganze Gebirgszüge umgegraben wurden, um die erforderlichen Wasserterrassen anzulegen, veränderte der Reisanbau ganze Landstriche.

Sobald der Reis voll ausgereift ist, wird er in der Sonne zum Trocknen ausgebreitet und anschließend gedroschen. Danach werden die Spelzen abgeschliffen, bis nur noch die gelbrötlichen oder gelbgrünlichen Reiskörner vom Silberhäutchen umschlossen sind. Dies ist der Naturreis oder Braunreis. Durch die industrielle Verarbeitung wurde leider auch Reis zu einem Symbol für moderne Mangelernährung. In Asien führte die Umstellung vom vollwertigen Naturreis auf den polierten weißen Reis zu der bekannten Vitaminmangelkrankheit Beri-Beri, bis man herausfand, dass die wertvollsten Inhaltsstoffe des Reiskorns bei der industriellen Verarbeitung verloren gingen. Um den Reis weiß und trotzdem nährstoffreich zu erhalten, hat man in Asien das Parboiling-Verfahren entwickelt, die Ballaststoffe gehen allerdings auch bei dieser Bearbeitung verloren.

Die Kraft steckt auch beim Reis nur im vollen Korn. Naturreis liefert überwiegend leicht verdauliche Stärke, rund 1 Prozent Fett und zwischen 6 und 8 Prozent Eiweiß, das alle acht essenziellen Aminosäuren aufweist. Sein Ballaststoffgehalt ist durch das Silberhäutchen fast dreimal so hoch wie bei poliertem Reis. Außerdem finden sich in der Reiskleie ganz beachtliche Mengen an B-Vitaminen. Im braunen Reis finden sich ferner die fettlöslichen Vitamine A, E und K. Naturreis liefert außerdem größere Mengen Magnesium, Eisen und Mangan; er enthält kein Gluten und ist damit für Zöliakiekranke eine Getreidealternative und eignet sich auch besonders für jene, die gegen andere Getreidesorten allergisch sind.

Dagegen sind die langen dünnen schwarzen Körner des Wildreises nicht glutenfrei. Denn der Wildreis ist die Frucht eines kanadischen Wassergrases und zählt nicht zur eigentlichen Reisgattung. Er kann nur in absolut klaren, chemiefreien Gewässern gedeihen, wodurch er ein idealer Biotopanzeiger ist.

Der Eiweißgehalt von Wildreis liegt mit 12,4 bis 15 Prozent deutlich über dem von Naturreis und den Werten anderer Getreide. Besonders die essenziellen Aminosäuren Arginin, Isoleucin, Lysin, Methionin, Phenylalanin und Valin kommen in Wildreis vermehrt vor. In besonders hohem Maße enthält Wildreis die Aminosäuren Methionin und Lysin, die für einen reibungslosen Fettstoffwechsel sorgen. Auch der Anteil an Eisen, Magnesium, Phosphor und Zink ist wesentlich höher als bei Naturreis. Wildreis gilt als Delikatesse und ist der teuerste Reis weltweit. Er benötigt beim Kochen die vierfache Menge an Flüssigkeit und quillt am besten in ungesalzenem Wasser. Wenn die Hälfte der Körner aufgeplatzt ist, ist Wildreis gar und servierfähig.

Sein kräftiger, aromatischer Geschmack macht den Wildreis zu einer begehrten Beilage für Feinschmeckergerichte. Er lässt sich auch gut mit anderen Reissorten mischen. Ob als dekorative Beilage oder würzige Zutat in Salaten, Suppen, Aufläufen und Gemüsefüllungen – Wildreis ist immer ein Genuss. Verzichten Sie aber zugunsten Ihrer Gesundheit auf geschälten Reis!

## 39 Roggen stärkt das Immunsystem

Roggen ist die wahrscheinlich jüngste Getreideart, denn er wird erst seit der Jungsteinzeit genutzt. Er stammt vom Wildroggen aus Anatolien ab und wird seit etwa 700 v. Chr. auch in Mitteleuropa angebaut. Roggen zählt zu den Gräsern und gilt als Getreide der kälteren Regionen, er ist winterfest und stellt wenig Ansprüche an den Boden. Auch in großen Höhenlagen, wo kein Weizen mehr wächst, bringt Roggen noch gute Erträge. Deshalb ist er heute noch in vielen Gebieten, insbesondere in Nordeuropa und Zentralasien, ein unverzichtbares Brotgetreide.

Das Roggenkorn ist mit einem Anteil von 60 Prozent Kohlenhydraten nicht nur ein Hauptlieferant für Kohlenhydrate, sondern liefert auch ordentliche Mengen wertvolles Eiweiß (9,5 Gramm pro 100 Gramm). Die Eiweiße des Roggens sind aufgrund ihres vergleichsweise hoher Gehalts an den essenziellen Aminosäuren Lysin, Threonin und Methionin qualitativ hochwertiger als die des Weizens. Aber auch wegen seiner bedeutenden Mengen an B-Vitaminen, Vitamin E, Eisen, Kalzium, Kalium und Magnesium nimmt der Roggen eine wichtige Stellung im Rahmen einer vollwertigen Ernährung ein.

Die Phytinsäure, die wie auch die meisten anderen wertvollen Korninhaltsstoffe in den Randschichten zu finden ist, wurde lange Zeit als unerwünschter Inhaltsstoff von Vollkornprodukten angesehen, da sie Mineralstoffe in der Pflanze bindet, die damit nicht vom Körper aufgenommen werden können. Man weiß aber heute, dass beim Backprozess zum einen ein Großteil der Phytinsäure abgebaut wird, zum anderen der Phytingehalt zusätzlich durch spezielle Teigführung reduziert werden kann. Zudem sind die gesundheitsfördernden Eigenschaften der Phytinsäure von Interesse. Sie verzögert z. B. den Abbau von Stärke im Körper, indem sie Enzyme bindet, die Kohlenhydrate abbauen. Dies hat zur Folge, dass die Blutzuckerkonzentration gut reguliert werden kann. Darüber hinaus sind inzwischen die krebsvorbeugenden Eigenschaften von Phytinsäure bekannt: Sie entzieht den Krebszellen die Wachstumsenzyme und bindet ein Zuviel an Metallionen, vor allem Eisen, in der Nahrung.

Durch das dunkle Roggenkorn und die Vielzahl von Röststoffen und Abbauprodukten der Stärke ist Roggenbrot dunkler als Weizenbrot. Es ist zudem fester, dichter und aromatischer, da die Glutenmoleküle (Klebereiweiß) im Roggenteig durch die Anwesenheit von Pentosanen (Schleimstoffe) kein Klebergerüst aufbauen können. Diese Schleimstoffe sind beim Roggen wie der Kleber beim Weizen wichtig für das Wasserbindungs- und Wasserhaltungsvermögen während der Teigführung und beim Backvorgang. Ein Roggenbrot besteht somit hauptsächlich aus verkleisterter Stärke. Es trocknet dafür im Vergleich auch nur langsam aus und schmeckt länger frisch.

Roggen enthält mit 13,2 Gramm pro 100 Gramm die meisten Ballaststoffe von allen Getreidearten. Die Ballaststoffe des Roggens sind primär die Pentosane, die nicht nur backtechnisch sondern auch ernährungsphysiologisch interessant sind. Neben den Pentosanen enthält die Kleie des Roggens aber auch relativ hohe Anteile an weiteren quellfähigen „Nicht-Stärke-Polysacchariden" wie Zellulose, Beta-Glucane, Pektine, insbeson-

dere auch zur Gruppe der Phytoöstrogene gehörige Lignane. Diese mindern den wachstumsstimulierenden Effekt der Östrogene auf Brustkrebszellen, indem sie aufgrund ihrer Strukturverwandtschaft an Östrogenrezeptoren binden können und sie so für die körpereigenen wirksameren Östrogene blockieren. Sie regen gleichzeitig auch die Synthese des Bindungsproteins des Östrogens an, wodurch weniger freies, aktives Östrogen zur Verfügung steht.

Reines Roggenbrot ist Pumpernickel, das aus in heißem Wasser gequollenem Roggenschrot hergestellt und nur kurz bei 200 °C angebacken und dann bei etwa 100 °C über 16 bis 24 Stunden mehr gedämpft als gebacken wird. Dadurch wird es auch pasteurisiert. In Folie eingeschweißt oder in Dosen verpackt, hält sich Pumpernickel bis zu einem Jahr. Seine dunkle, fast schwarze Farbe und leichte Süße erhält Pumpernickel durch die Zugabe von Rübenkraut.

## 40 Rosenkohl – reich an sättigenden Fasern und Vitamin C

Wer bei Rosenkohl nur an den bitteren Geschmack denkt, übersieht, dass Rosenkohl außerordentlich gesund ist. Er ist reich an Vitamin C und kann so Erkältungskrankheiten vorbeugen: Mit Rosenkohl übersteht man gesund die kalte und nasse Jahreszeit.

Das beliebte herzhaft-würzige Wintergemüse stammt ursprünglich aus dem Mittelmeergebiet, wurde aber erst im 19. Jahrhundert richtig bekannt und zuerst in Belgien angebaut. Rosenkohl ist damit unter den Kohlsorten der jüngste Spross. Man kannte zuvor die großen Kopfkohlarten, wie Weißkohl oder Grünkohl, intensive Züchtungsarbeit machte jedoch aus dem ursprünglich wilden Kohl eine schmackhafte Gemüseart.

Beim Einkauf sollte nur Rosenkohl im Einkaufskorb landen, der frisch, schön grün und knackig aussieht und fest geschlossene Köpfchen aufweist. Je nach Sorte sehen die Rosenkohlröschen aus wie kleine Ballons, Kugeln oder Miniatur-Hühnereier und machen sich mit ihrer schönen Form auch optisch einfach gut. Früher galt grundsätzlich, dass Rosenkohl besser schmeckt, wenn er einige Tage Nachtfrost hinter sich hat. Beim noch nicht geernteten Rosenkohl auf dem Feld verfeinert Frost tatsächlich noch den Geschmack, da er den Zuckergehalt in die Höhe klettern lässt. Da er zudem zarter, aromatischer und leichter verdaulich wird, schmeckt Rosenkohl im Winter besonders mild und fein.

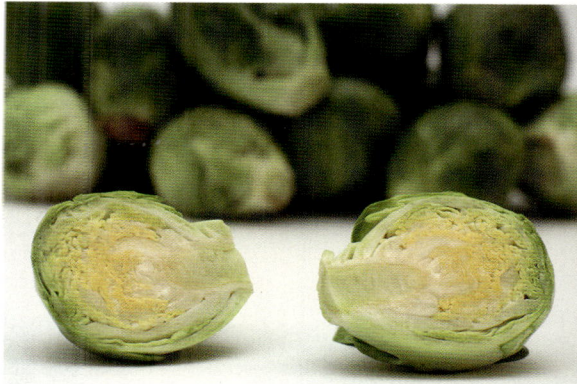

Die kleinen runden Röschen stecken voller wichtiger Nährstoffe und sind damit ein optimales „Powergemüse" für den Winter. Sie sind besonders reich an Vitamin A, $B_1$, $B_2$, $B_6$, C und Folsäure: Rosenkohl enthält doppelt so viel Vitamin C wie die gleiche Menge Orangen – durchschnittlich 115 Milligramm Vitamin C pro 100 Gramm – und übertrifft damit den Tagesbedarf eines Erwachsenen. Gleichzeitig liefert er mit einer 200-Gramm-Portion den Tagesbedarf an Folsäure. Die Kombination aus Thiamin (Vitamin $B_1$) und Folsäure macht den Rosenkohl zur „Nervennahrung", der hohe Kaliumgehalt wirkt sich zudem positiv auf den Blutdruck aus. Sein hoher Eisengehalt macht ihn zur wertvollen Eisenquelle für Vegetarier: Rosenkohl enthält doppelt so viel Kalium und Eisen wie z. B. der Weißkohl. Aber auch als Kalziumlieferanten

steht er unter den Gemüsen ganz vorn, und schließlich ist sein Gehalt an Vitamin K – wichtig für die Blutgerinnung – extrem hoch.

Zusätzlich enthält Rosenkohl viele Ballaststoffe, was ihn sowohl bei Verstopfung als auch bei einem erhöhten Cholesterinspiegel zu einem wertvollen Helfer macht. Ähnlich wie Grünkohl enthält er zwei- bis dreimal soviel Eiweiß wie andere Gemüsesorten. Von den enthaltenen sekundären Pflanzenstoffen sind wie auch bei den anderen Kohlsorten insbesondere die krebshemmenden Glucosinolate hervorzuheben.

Kocht man Rosenkohl im Ganzen, so sollte man den Stielansatz der Röschen unten kreuzweise einschneiden; dadurch werden sie gleichmäßig und schneller gar. Um insbesondere die Verluste an Vitamin C und Folsäure gering zu halten, sollte man sie wie auch anderes Gemüse in nur wenig Wasser kochen. Den typischen intensiven Rosenkohlgeruch beim Kochen kann man vermeiden, indem man den Kohl nur kurz mit etwas Milch, einem Stück Zwiebel oder Brotrinde kocht. Der leicht bittere Geschmack lässt sich dem Rosenkohl auch leicht entziehen, wenn er einige Stunden in entrahmter Milch einlegt wird. Dafür gehen zwar auch gewisse Mengen der wasserlöslichen Vitamine und natürlich Mineralstoffe verloren, doch das ist immer noch besser, als keinen Rosenkohl zu essen.

## 41 Rote Bete ist gut fürs Blut

Aufgrund der roten Farbe galt Rote Bete oder Rote Rübe schon in der Antike als blutbildende Heilpflanze. Auch Paracelsus pries 1540 die Rote Bete bei Blutkrankheiten und zur Steigerung der Abwehrkräfte, und noch Anfang des 20. Jahrhunderts wurde sie von Ärzten bei Schwächezuständen verordnet.

Die zur Familie der Gänsefußgewächse gehörende Rote Bete stammt wahrscheinlich aus Nordafrika und wurde von den Römern über ganz Europa verbreitet. Ihre heute typische kugelige bis plattrunde Form und ihr durchgehend tiefrotes Fruchtfleisch erhielt sie erst durch Züchtungen im 19. Jahrhundert.

Rote Bete gibt es jedoch auch birnenförmig, länglich, mit gelblichem Fruchtfleisch

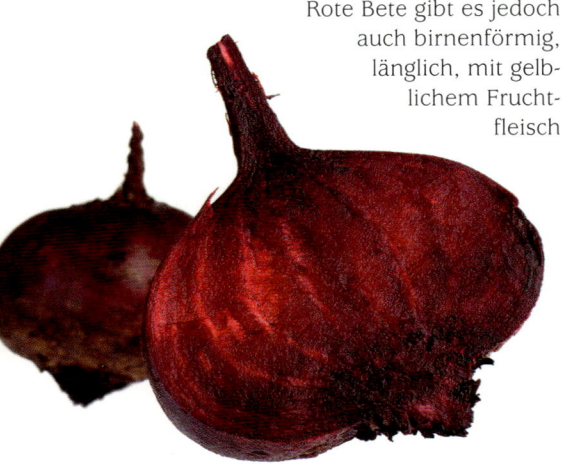

oder auch weitgehend farblos. Sie ist ein klassisches Wintergemüse und mit Zuckerrübe, Spinat und Mangold verwandt.

Herauszuheben ist neben dem hohen Eisengehalt von Rote Bete ebenso ihr Gehalt an Folsäure. Eisen und Folsäure spielen eine zentrale Rolle für den Sauerstofftransport im Blut, denn sie sind für die Bildung der roten Blutzellen verantwortlich. 200 Gramm Rote Bete decken bereits 50 Prozent des täglichen Folsäurebedarfs eines Erwachsenen. Aber auch die Vitamine $B_1$, $B_2$, und $B_6$ stecken in der Wurzelknolle. Außerdem liefert sie einen Beitrag zur Versorgung mit Kalium, Magnesium, Kalzium, Phosphor, Jod, Mangan und Kupfer.

Die rote Farbe der Roten Bete ist durch ihren hohen Gehalt an Betazyanen bedingt; der Hauptfarbstoff Betanin gehört zu den Flavonoiden und stärkt durch seine Radikalfängereigenschaften zusammen mit dem enthaltenen Vitamin C und Beta-Carotin das Immunsystem. Flavonoide wirken nicht nur antibakteriell, sondern verringern auch wesentlich die Giftwirkung (Oxidation und Komplexbildung) von Arsen, Bakteriengiften und Blei. Flavonoide fördern aber auch die Resynthese von Milchsäure zu Glykogen und verbessern dadurch die Zellfunktion und die Regeneration nach dem Sport; nicht zuletzt beeinflussen sie auch Blutgerinnung und Blutdruck positiv. Die Rote Bete enthält allerdings viel Oxalsäure, weshalb Menschen, die zur Bildung von Nierensteinen neigen, Rote Bete nur selten verzehren sollten. Obwohl die Rote Bete sehr nitratreich ist, wirkt sich die krebsfördernde Wirkung des Nitrats erst in so großen Mengen aus, dass sie weniger zum Tragen kommt als die positiven Wirkungen, die sich schon bei geringem Verzehr einstellen.

Der Geschmack von Roter Bete ist nicht jedermanns Sache, obwohl sie eines der Gemüse mit dem höchsten Zuckergehalt ist. Sie schmeckt aromatisch erdig, leicht säuerlich und sehr saftig. Sie kann als Rohkost, in Saftform oder gekocht als Gemüsebeilage zu Fleisch und Fisch, in Suppen und Eintöpfen verzehrt werden.

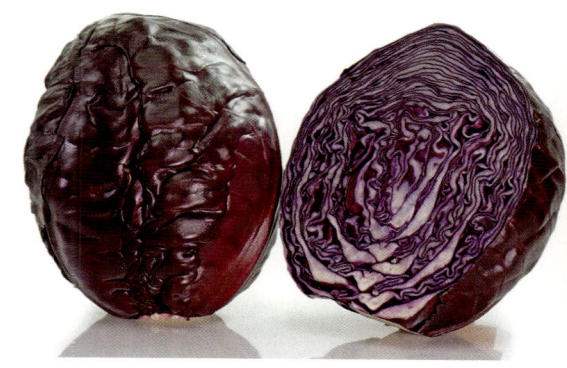

Wird Rote Bete zusammen mit Vitamin C verzehrt, so wird die Bildung von Nitrit aus Nitrat gehemmt. Zu langes Warmhalten und erneutes Aufwärmen schon gekochter Roter Bete dagegen fördert die Nitritbildung und sollte genau wie bei Spinat oder Mangold vermieden werden. Um die Heilwirkung jedoch voll auszunutzen sollte man Rote Bete roh – am besten als Saft – genießen. Für den Rohverzehr muss sie nach dem Bürsten geschält werden. Dabei empfiehlt es sich, Gummihandschuhe zu tragen, denn der rote Saft färbt die Hände stark – rote Flecken auf den Händen lassen sich aber gut mit Zitronensaft entfernen.

## 42 Rotkohl ist eine Ballaststoffbombe

Rotkohl schmeckt roh und gekocht wunderbar und hat einen besonders hohen Sättigungseffekt. Er gehört zur Familie der Kreuzblütengewächse und ist im Wesentlichen mit dem Weißkohl identisch. Rotkohl ist etwas kleiner und fester und im Geschmack etwas feiner als sein weißer Bruder, besitzt aber auch den typischen Krautgeschmack. Die Unterschiede zum Weißkohl sind ein schwächerer Wuchs, die etwas kleineren, sehr festen Köpfe und vor allem die violette Farbe

der Blätter. Wie dieser hat auch der Rotkohl seine Heimat im Mittelmeerraum und in Kleinasien, obwohl heutzutage der Hauptanbau in Deutschland erfolgt. Dank verschiedener Sorten ist Rotkohl das ganze Jahr frisch erhältlich. Der erste Rotkohl der Saison kann im Juli geerntet werden.

Der Rotkohl beinhaltet etwa dieselben Mengen an Mineralstoffen wie der Weißkohl, jedoch gibt es bei den Vitaminen Unterschiede. Während die Vitamine $B_1$, $B_2$, $B_6$ sowie das Pro-Vitamin A, das Beta-Carotin, sich mengenmäßig gleichen, tritt beim Vitamin C eine Steigerung auf: Schon 150 Gramm Kohl enthalten 80 bis 90 Prozent des Tagesbedarfs an Vitamin C. In der gleichen Menge Kohl sind je nach Anbaugebiet 75 bis über 400 Prozent der empfohlenen Tagesdosis an Vitamin K sowie reichlich Selen, Magnesium, Kalzium, Eisen und Kalium enthalten. Besonders beachtlich ist zudem wie auch bei anderen Kohlarten der hohe Gehalt an Ballaststoffen, den natürlichen Darmputzern.

Außerdem ist der für Kreuzblütengewächse typische sekundäre Pflanzenstoff Glucosinolat enthalten, der den typischen Kohlgeschmack ausmacht und mit seinen Spaltprodukten krebshemmende Wirkung entfaltet. Auch Chlorophyll, Indole und Phenole sind reichhaltig im Rotkohl vorhanden und ergänzen sich gegenseitig und zusammen mit den Glucosinolaten im Kampf gegen den Krebs. Die violetten Anthocyane sind eine Untergruppe der Flavonoide und geben Blüten und Früchten grundsätzlich ihre rote, violette, blaue oder blauschwarze Färbung. Sie haben eine hohe antientzündliche und antioxidative Wirkung und sind in dieser Hinsicht sogar dem Vitamin C und dem Vitamin E überlegen.

Beim Rotkohlkauf sollte man auf folgende Dinge achten: Der Kohlkopf sollte ein Gewicht von 500 Gramm bis 2 Kilogramm haben, einen gut geschlossenen Kopf, keine Risse und keine braunen Flecke aufweisen; die äußeren Blätter sollten bewachst sein. Bei der Lagerung muss man beachten, dass frühe Sorten nicht lange lagerfähig sind und deshalb bald nach dem Einkauf verbraucht werden sollten. Späte Sorten kann man einige Monate lagern; die Lagertemperatur sollte knapp über dem Gefrierpunkt liegen. Bei der Zubereitung sollten auf keinen Fall Töpfe und Pfannen aus Aluminium verwendet werden: Der Rotkohl verfärbt das Aluminium nicht nur dauerhaft – beim Kochen geht auch ein unerwünschter metallener Geschmack auf das Gemüse über.

Zum Garen braucht Rotkohl etwa anderthalb Stunden und durchlebt dabei seine berühmte Metamorphose: Das Blau des rohen Gemüses verwandelt sich langsam in ein kräftiges, edles Dunkelrot. Auch Rotkohl wird leichter verdaulich, wenn man ihn mit verdauungsfördernden Gewürzen wie Kümmel versetzt. Essen Sie mehr Rotkohl, und geben Sie auch den anderen Kohlsorten mehr Platz in Ihrem Speiseplan!

## 43 Sesam – ein natürlicher Blutdrucksenker

Sesam wird seit Jahrtausenden in Indien, Afrika und im Zweistromland zwischen Euphrat und Tigris angebaut. Von dort verbreitete sich die Pflanze schon sehr früh bis nach China, Japan und in die Mittelmeerländer. Sie braucht Wärme und ist äußerst widerstandsfähig gegen Trockenheit, verträgt dagegen aber keine Feuchte und Kälte und wächst daher bevorzugt in den Tropen und Subtropen.

Die einjährige, über 1 Meter hohe Pflanze gehört zur Familie der Sesamgewächse und entwickelt sechs Wochen nach der Saat weiße oder rosa-lila Blüten und einige Zeit später Samenkapseln. Diese platzen bei Reife schon bei der kleinsten Erschütterung auf – daher kommt vermutlich die Redensart „Sesam, öffne dich!" – und verstreuen so die kleinen, cremeweißen, rötlichbraunen oder schwarzen Samen in alle Richtungen. Daher erfolgt die Ernte üblicherweise vor der Reife, wenn die Samen noch miteinander verklebt, viele Körner aber noch nicht reif sind. Bei neueren Züchtungen öffnen sich die Kapseln nicht mehr von selbst, man kann also warten, bis alle Körner reif sind, und die Pflanzen dann im September von Hand oder auch maschinell ernten.

Zur Hälfte besteht das Sesamkorn aus hochwertigem Fett, das etwa zu 40 Prozent aus mehrfach ungesättigten und 40 Prozent einfach ungesättigten Fettsäuren besteht. Es enthält 20 bis 40 Prozent Eiweiß, wobei alle acht essenziellen Aminosäuren vertreten sind, und 10 Prozent Ballaststoffe, die zu den besonders quellfähigen Ballaststoffen zählen und über eine hohe Bindungsfähigkeit für schädliche und schleimhautreizende Stoffe im Darm verfügen. Hervorzuheben sind die große Menge an Lecithin und Vitamin $B_1$, $B_6$, E und Niacin: 100 Gramm Sesam decken jeweils etwa drei Viertel des Tagesbedarfs an diesen Vitaminen. Die gleiche Menge Sesam deckt zudem den gesamten Tagesbedarf an Eisen und Phosphor, mehr als den Tagesbedarf an Magnesium sowie beachtliche Mengen an Kalium, Zink und Kalzium.

Zwei phenolische Verbindungen, die zu den Phytoöstrogenen zählenden Lignane Sesamin und Sesamolin, bewirken eine ausgesprochen gute oxidative Stabilität des Sesamfettes trotz des hohen Gehalts an ungesättigten Fettsäuren. Der hohe Anteil an bindungsfähigen Ballaststoffen erklärt zusammen mit den antioxidativ wirksamen Lignanen und dem Vitamin E auch die krebshemmende und cholesterinsenkende Wirkung des Sesams. Das Sesamin wirkt in Kombination mit dem hohen Gehalt an mehrfach ungesättigten Fettsäuren sowie an Vitamin E zudem blutdrucksenkend.

Weiter verbreitet als die ganzen Sesamkörner ist das Sesamöl. Es wird auch „König der Öle" genannt, ist hoch erhitzbar und eignet sich deshalb gut zum Kochen und Braten. Interessanterweise scheint das Erhitzen des Öls den Gehalt an antioxidativem Sesamol zu erhöhen, das aus dem thermischen Abbau des Sesamolin gebildet wird. Sehr hohe Temperaturen zerstören jedoch die Phytosterole und andere wertvolle Bestandteile des Öls.

Neben all den guten Eigenschaften sollte das allergene Potenzial von Sesam allerdings nicht unterschätzt werden. So enthält Sesam das oft allergene Spurenelement Nickel. Und vor allem Haselpol-

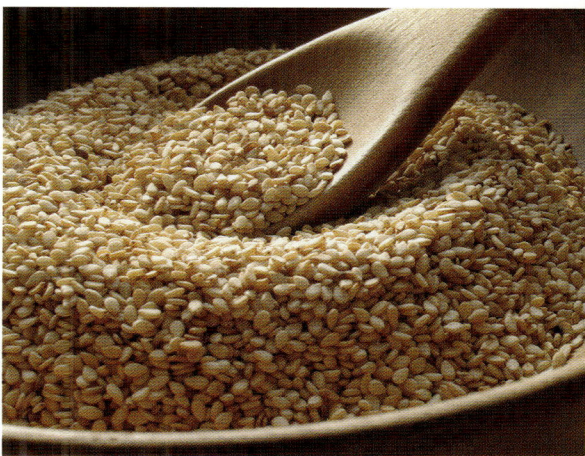

lenallergiker sollten aufpassen, da bei ihnen oft eine zusätzliche Sesamallergie auftritt. Für alle anderen aber gilt: Streuen Sie regelmäßig Sesam über die Gemüsegerichte, das Kompott oder Ihr Müsli!

## 44 Sojabohnen gegen Wechseljahrbeschwerden

Die Sojabohne hat ihren Ursprung in China, von wo sie Ende des 18. Jahrhunderts nach Europa und Amerika gelangte. Heute ist sie über die ganze Welt verbreitet und hat sich mittlerweile durch ihre vielfältigen Verarbeitungs- und Einsatzmöglichkeiten sogar zum wirtschaftlich bedeutendsten Gemüse der Welt entwickelt.

Der besondere Wert der Sojabohne liegt zum einen in ihrem hohen Gehalt an biologisch wertvollem Eiweiß (etwa 40 Prozent). Sie enthält nicht nur alle 20 Aminosäuren, sondern vor allem auch die acht essenziellen Aminosäuren, die der menschliche Körper selbst nicht aufbauen kann. Die biologische Wertigkeit von Sojaeiweiß ist ähnlich hoch wie die von Fleischeiweiß, zudem liefert die Sojabohne auch etwa 20 Prozent hochwertiges Fett, was für Bohnen ungewöhnlich ist.

Die Zusammensetzung der Fettsäuren entspricht mit dem hohen Anteil von 85 Prozent ungesättigten – darunter 64 Prozent mehrfach ungesättigte Fettsäuren – den Empfehlungen von Ernährungsfachleuten. Soja eignet sich aus diesem Grund wie auch wegen des hohen Ballaststoffanteils von 20 Prozent besonders für eine cholesterinsenkende Ernährung. Sojabohnen enthalten neben Kalzium ganz besonders viel Kalium und Eisen, aber wenig Natrium und wirken dadurch blutdrucksenkend.

Die Sojabohne ist darüber hinaus auch reich an einer besonderen Klasse sekundärer Pflanzenstoffe – den Phytoöstrogenen. Deren Hauptvertreter, die Isoflavone Genistein und Daidzein, werden mit dem geringeren Auftreten hormonabhängiger Erkrankungen wie Brust- und Darmkrebs in ostasiatischen Ländern in Verbindung gebracht, da Soja dort besonders viel verzehrt wird.

Auch auf die chronisch-entzündlichen Darmerkrankungen wie Morbus Crohn und Colitis ulcerosa sollen sich die Phytoöstrogene positiv auswirken, so dass sich Soja-Isoflavonprodukte immer größerer Beliebtheit erfreuen. Es mehren sich aber bereits Studien, die nachweisen, dass Sojaextrakte nicht nur wirkungslos sind, sondern sogar gefährlich werden können. So kann z. B. hochdosiertes Genistein die Zellteilung stören und damit Krebs verursachen. Soja als Lebensmittel ist aber nicht nur unbedenklich, sondern gesund. In der Sojabohne als Ganzer stecken weitaus mehr wirksame Inhaltsstoffe, die im Verbund

gegen Beschwerden der Wechseljahre wirken, als in einem chemisch isolierten Extrakt.

Die enthaltenen Proteaseinhibitoren – Substanzen, die die Aktivität der eiweißspaltenden Verdauungsenzyme herabsetzen – hemmen die Pankreasenzyme des Menschen im Vergleich zu denen des Tieres nur wenig und können meist durch geeignetes Erhitzen unwirksam gemacht oder zumindest in ihrer Aktivität stark gehemmt werden. Doch auch für die Proteaseinhibitoren wurden vermehrt Hinweise auf positive Effekte gefunden, so sollen sie antikanzerogen, antioxidativ, blutglukoseregulierend sowie entzündungshemmend wirken.

Zusammenfassend gesagt, stellt Soja aus ernährungswissenschaftlicher Sicht ein äußerst hochwertiges Nahrungsmittel dar. Über seinen bekannten Nährwert hinaus mehren sich die Hinweise auf zusätzliche gesundheitliche Wirkungen, die zur Prävention verschiedener Erkrankungen beitragen können.

## 45 Sonnenblumenkerne stärken Herz und Kreislauf

Ein saftiger Rohkostsalat mit geraspelten Möhren und einem Schuss Sahne – und obenauf der Clou: einige geröstete Sonnenblumenkerne, die mit ihrem nussigen Aroma ausgezeichnet jeden Salat ergänzen.

Schon vor 5000 Jahren verrieben die Indianer Nordamerikas die kleinen Kraftpakete zu Mehl, um daraus Brot und Fladen zu backen. Um 1530 wurden die Samen von spanischen Seefahrern aus Amerika in die alte Welt gebracht, wo die Sonnenblume zunächst als Zierpflanze gezogen wurde. Auffallend in der Bezeichnung dieser Pflanze ist, dass ihr Name sich in vielen Sprachen auf die Sonne bezieht. Tatsächlich folgt die Knospe der Sonnenblume an sonnigen Tagen dem Verlauf der Sonne von Ost nach West, während sie sich nachts wieder in Richtung Osten wendet.

Sonnenblumen reagieren sensibel auf Düngemittel und Unkrautvernichter. Aus diesem Grunde gelten Sonnenblumenkerne auch überwiegend als Bio-Ware. Während ihrer rasanten Wachstumsphase binden Sonnenblumen allerdings auch besonders gerne Schwermetalle aus dem Boden. Naturkostfirmen untersuchen jedoch jede Charge vorsorglich nach Blei, Kadmium und Quecksilber und nehmen ausschließlich unbelastete Ware an.

In der harten Schale der Sonnenblumenkerne steckt ein ganz besonders gesunder Kern: Sie bestehen zu etwa 50 Prozent aus Fett, wobei sie über 90 Prozent ungesättigte Fettsäuren enthalten, wovon wiederum 60 Prozent mehrfach ungesättigte Fettsäuren sind. Das Öl der Kerne stärkt deshalb Herz und Kreislauf, sorgt für starke Knochen und dient der Vorbeugung gegen Zahnfleischbluten und Parodontose.

Neben fettlöslichem Vitamin A wird vor allem auch viel Vitamin E (Tocopherol) mitgeliefert, ohne das die empfindlichen Fettsäuren nicht gegen oxidativen Angriff gewappnet wären. Vitamin E ist sozusagen ein „Schutzschild" für die Fettsäuren, die somit nicht oxidieren und dadurch ihre positiven Funktionen im Körper wahrnehmen können. Zusätzlich unterstützt Vitamin E das Immunsystem und verbessert die Reparaturmechanismen der Zellen, die Sauerstoffversorgung des Gewebes und die Fließeigenschaft des Blutes.

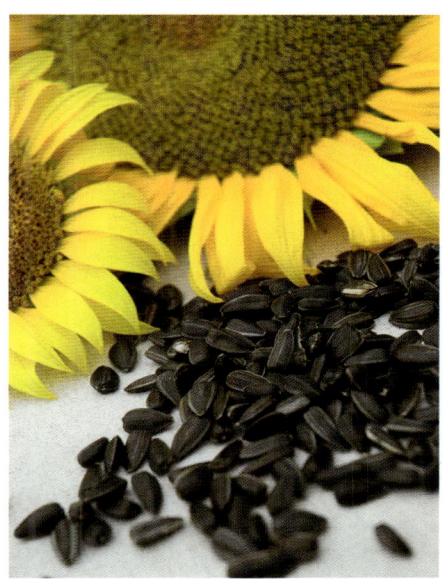

Die kernigen Nährstoffpakete sind außerdem reich an weiteren fettlöslichen Vitaminen wie Vitamin K und D. Sie spenden sogar mehr Vitamin D als Lebertran. Auch die für Ölsaaten typischen, dem Cholesterin strukturell ähnelnden Phytosterole – sekundäre Pflanzenstoffe aus fettreichen Pflanzenteilen – steigern durch ihre cholesterinsenkenden Effekte den Nährwert der Sonnenblumenkerne. Diese sind aber nur in den ganzen Kernen oder in kaltgepressten, nichtraffinierten Ölen in vollem Umfang vorhanden.

Auch von den B-Vitaminen haben Sonnenblumenkerne mehr zu bieten als die als B-Vitamin-Quelle hoch gepriesenen und geschätzten Weizenkeime. So decken 50 Gramm Sonnenblumenkerne bereits den Tagesbedarf an Vitamin $B_1$ sowie ein Viertel des Tagesbedarfs an Vitamin $B_6$.

Sie zeichnen sich darüber hinaus auch durch erstaunliche hohe Gehalte an den Mineralien Kalzium, Kalium, Phosphor, Magnesium, aber auch an Jod, Fluor, Kieselsäure und Lecithin aus. Nicht zuletzt sind sie mit einem Anteil von 25 Prozent reich an biologisch hochwertigem Eiweiß und damit sogar reichhaltiger als die meisten Fleischsorten, Eier und Käse.

Wenn man Sonnenblumenkerne über Salate oder Müsli streuen möchte, kann man ihr Aroma verstärken, indem man sie ohne weitere Zugabe von Fett trocken in einer Pfanne auf niedriger Temperatur anröstet, bis sie anfangen zu duften. Sonnenblumenkerne kann man auch im Brotteig mitbacken oder das Brot auf der Oberfläche mit Sonnenblumenkernen bestreuen – sie sind immer ein Genuss.

## 46 Stevia – Süße ohne Gefahr

Stevia war ursprünglich in den sandigen Hochebenen Paraguays und Brasiliens beheimatet und zählt zu der Familie der Korbblütengewächse – sie ist somit unter anderem mit den Sonnenblumen sowie dem Chicorée verwandt.

Erst 1887 entdeckte ein südamerikanischer Naturwissenschaftler die Steviapflanze, die mit ihren sattgrünen, lanzettförmigen, bis zu 8 Zentimeter langen Blättern eine Höhe von 1 Meter erreichen kann. Schätzungen gehen davon aus, dass es wahrscheinlich mehr als 200 Stevia-Arten in Nord- und Südamerika gibt. Von all diesen Sorten besitzt aber nur Stevia rebaudiana die charakteristische Süße, die sie so beliebt und begehrt macht. Eine andere Wildart, die eine

ähnliche Süßkraft hatte, soll schon ausgestorben sein.

Das Stevia-Blatt ist je nach Gegend und Klima 10- bis 30-mal so süß wie Zucker, dabei aber kalorienfrei. Getrocknete Extrakte der süßen Bestandteile können sogar die bis zu 400fache Süßkraft des raffinierten Zuckers erreichen. Stevia besitzt die Fähigkeit, in ihren Blättern Süßstoffe, die Stevioside, zu speichern, die nicht nur natürlich, sondern auch bis 200 °C hitzebeständig sind.

Die Stevioside haben mit Zucker allerdings nur die Süße gemeinsam. Denn im Gegenteil zu den zahlreichen negativen Folgen des Zuckers besitzt Steviosid außerordentlich positive Eigenschaften: Es reguliert den Blutzuckerspiegel, verbessert die Glukosetoleranz, senkt bei regelmäßiger Einnahme den Blutdruck, unterbindet die Plaquebildung und damit die Entstehung von Karies, wirkt freien Radikalen entgegen und ist verdauungsfördernd.

Zurückzuführen sind diese erfreulichen Wirkungen auf eine Menge in den Stevia-Blättern enthaltener natürlicher Mineralstoffe, Spurenelemente und Vitamine wie Kalzium, Magnesium, Eisen, Silicium, Selen, Zink sowie Beta-Carotin und Vitamin C. Auch die wertvollen Flavonoide der Stevia-Pflanze tragen zu ihrem hohen antioxidativen Potenzial bei.

Für Diabetiker, Kinder und alle, die sich bewusst ernähren möchten, bietet Stevia deshalb eine natürliche und gesunde Alternative zu Zucker. Der süße Zuckerersatz ist insbesondere ideal für alle, die auf ihre Linie achten möchten oder aber an einer Allergie gegen einen der künstlichen Süßstoffe leiden. Durch die enorme Intensität des Süßstoffs ist auch ein niedriger Verbrauch der Stevia-Pflanze gewährleistet. Vor allem lässt sich Stevia, hauptsächlich in getrockneter Form, sehr lange im Haushalt lagern, da sie nicht schimmeln oder gären kann.

Verwundern dürfte nun, dass Stevia nicht schon die Verbreitung gefunden hat, die ihr als gesundem, natürlichem und nebenwirkungsfreiem Süßmittel gebührt. Seit mittlerweile fast 40 Jahren wird Stevia in Japan als Süßmittel in Kuchen, Keksen, Diät-Cola, Milchprodukten, Limonaden, Zahnpasta und Eiskrem verwendet und hat bereits einen Anteil von mehr als 50 Prozent am Süßmittelmarkt erobert. Umfangreiche Studien haben dort die gesundheitliche Unbedenklichkeit von Stevia belegt. Doch die 1997 zum Schutz der Verbraucher in der EU eingeführte Novel-Food-Verordnung besagt, dass Stevia in der EU zwar nicht generell verboten ist, aber als neues Lebensmittel bzw. Nahrungsergänzungsmittel erst eine Zulassung benötigt. Vorher darf Stevia nicht als Süßstoff, Lebensmittel oder Lebensmittelzutat angeboten werden. Das heißt, Stevia-Produkte müssen deutlich gekennzeichnet sein, um sich von Lebensmitteln zu unterscheiden.

Obwohl selbst die Weltgesundheitsorganisation 2004 einen ADI-Wert und somit eine Unbedenklichkeit von Stevia weltweit festgelegt hat, ist Stevia bisher ein Insider-Tipp unter Gesundheitsbewussten geblieben, während der gesundheitlich bedenkliche Zucker überall problemlos erhältlich ist. Eine Reihe von Universitäten und Wissenschaftlern setzt sich jedoch mittlerweile für ihre Freigabe ein, damit Stevia in Deutschland künftig ganz offiziell zum Süßen verwendet werden darf und auch bei der Behandlung von Diabetes und Bluthochdruck eingesetzt werden kann.

## 47 Tomaten schützen vor Krebs und machen die Spermien aktiv

Tomaten werden in Österreich auch Paradeiser genannt, und für die Gesundheit stellt die rote Frucht tatsächlich eine Frucht aus dem Paradies dar. Die Tomate stammt aus Mexiko und Peru und wurde von den Azteken „tomatl" genannt, 1498 wurde sie durch Kolumbus nach Europa importiert und war zunächst nur Zierpflanze, denn erst seit Ende des 19. Jahrhunderts werden die Früchte auch bei uns gegessen.

Im Handel finden sich heute hauptsächlich runde Tomaten, Baum- oder Strauchtomaten, Fleischtomaten, die länglichen Eiertomaten und die kleinen Kirsch-, Party- oder Cocktailtomaten. Sie zeichnen sich durch ein konzentriertes Aroma aus, auch weil sie weniger Wasser enthalten als große. Die kräftigen Baum- oder Strauchtomaten verdrängen inzwischen immer mehr die althergebrachte runde Tomate.

Die Tomate enthält von Natur aus relativ große Mengen freier Glutaminsäure, die als Geschmacksverstärker wirkt. An „inneren Werten" hat die Tomate außer der Glutaminsäure Folgendes zu bieten: In 100 Gramm Tomaten steckt gut ein halbes Gramm Mineralstoffe, vor allem Kalium – das hilft zu entwässern und den Blutdruck zu senken. Die Früchte bestehen zu etwa 95 Prozent aus Wasser. Sie sind reich an Vitamin A, $B_1$, $B_2$, C und E, an Biotin und Folsäure sowie an Ballaststoffen. In wissenschaftlichen Studien konnte eine Umkehrbeziehung zwischen Tomatenverzehr und Krebsentwicklung gefunden werden: Diejenigen, die selten Tomaten aßen, erkrankten zu

40 Prozent häufiger an Krebs, als diejenigen, die viel Tomaten- bzw. Tomatenprodukte aßen.

Als Hauptverantwortlicher wurde der sekundäre Pflanzenstoff Lykopin identifiziert, ein Carotinoid, das der Tomate ihre rote Farbe verleiht. Den stärksten Hinweis auf eine schützende Wirkung fanden die Wissenschaftler bei Prostata-, Lungen- und Magenkrebs. Durch seine hohe antioxidative Potenz verringert Lykopin auch die LDL-Cholesterin-Werte und somit das Risiko für Herz-Kreislauf-Erkrankungen.

Es gibt auch Hinweise, dass Lykopin sogar die männliche Fruchtbarkeit beeinflussen kann. Nach Lykopin-Gaben steigerten sich die Anzahl der Spermien und deren Aktivität. Der Lykopin-Gehalt von Tomaten hängt allerdings nicht nur von der Tomatensorte und der Herkunft, sondern vor allem auch vom Reifegrad und der Zubereitung ab.

Gehalt und Verfügbarkeit von Lykopin in Tomatenpasten, -saucen und im Ketchup ist nicht nur durch die Zerstörung der Zellwände und

der Konzentration höher als bei frischen Tomaten, sondern auch weil die frischen Früchte meistens unreif geerntet werden. Sie reifen zwar nach, aber das Aroma steigert sich nach der Ernte nicht mehr.

Reife Früchte lassen sich am ehesten daran erkennen, dass sie auf Druck leicht nachgeben. Es empfiehlt sich, Tomaten möglichst mit Stiel zu kaufen, denn so ist das Risiko des Fäulnisbefalls geringer. Tomaten sollten nicht in den Kühlschrank gelegt werden, sie verlieren sonst an Aroma und werden hart. Idealerweise werden sie bei 8 bis 10 °C gelagert.

Bei der Zubereitung sollte man darauf achten, grüne Stellen und auch den grünen Stielansatz zu entfernen. In diesen Bereichen befindet sich das giftige Alkaloid Solanin, das auch in unreifen oder belichteten Kartoffeln vorkommt und Gesundheitsschäden in Form von Kopfschmerzen, Übelkeit, Durchfall, Magen-Darm-Beschwerden bis hin zu Krämpfen und Lähmungen hervorrufen kann.

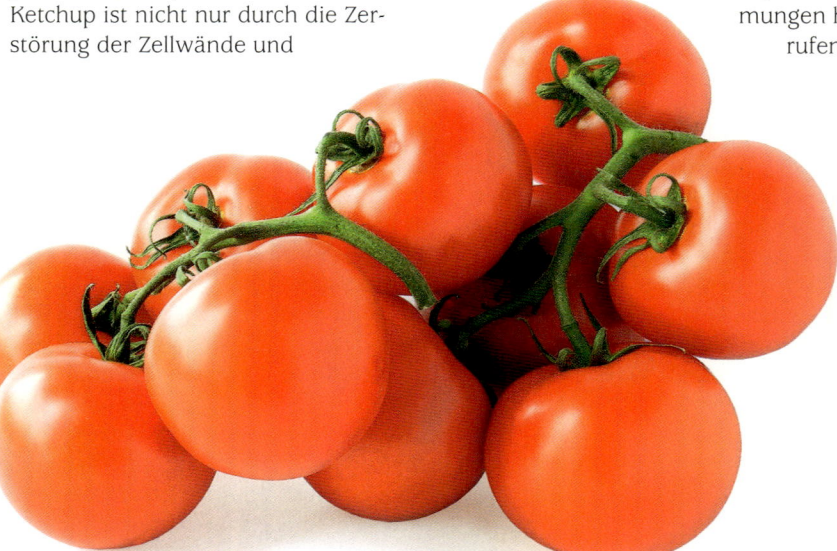

Gleiches kann passieren, wenn grüne Tomaten frisch gegessen werden. Sie müssen vorher gegart werden, damit die giftigen Alkaloide zerstört werden. Tomaten sollten mindestens jeden zweiten Tag in Salate oder Gerichte „eingebaut" werden. Versuchen Sie auch einmal Tomatenmark anstatt Butter oder Margarine unter Wurst oder Käse. Das schmeckt gut und ist gesundheitsförderlich.

## 48 Mit Trockenpflaumen sagen Sie der Verstopfung Ade

Die meisten Menschen denken bei der Trockenpflaume gleich an Verstopfung. Dabei steckt in der aromatischen Frucht noch viel mehr. In jedem Falle ist sie ein ideales Abführmittel und liefert Menschen, die an Gewicht zulegen möchten oder einen hohen Kalorienbedarf haben, reichlich Energie – Übergewichtige sollten damit sehr vorsichtig sein.

Die Bedeutung der Trockenpflaumen lag lange Zeit hauptsächlich in ihrer Verwendung als Backzutat oder als Abführmittel. Dieses reduzierte Bild hat sich jedoch gewandelt, seit Ernährungswissenschaftler und Mediziner das getrocknete Obst als leichtverdaulichen Energie- und Nährstoffnachschub beim Sport, beim Autofahren und am Arbeitsplatz empfehlen.

Während die frische Pflaume einen Wasseranteil von etwa 80 bis 90 Prozent aufweist, liegt er in getrockneten Früchten noch bei 20 bis 25 Prozent. Dadurch konzentrieren sich auch die Inhaltsstoffe, so erhöht sich z. B. der Zuckeranteil auf etwa 50 Prozent. Da auch die aromagebenden Inhaltsstoffe, z. B. die Fruchtsäuren, konzentriert werden, haben Trockenpflaumen viel natürliches Aroma und schmecken intensiv nach Frucht. Trockenpflaumen liefern aber auch Vitamin A, Vitamin E, Beta-Carotin, Magnesium, Zink, Kupfer, besonders viel Kalium und Ballaststoffe in konzentrierter Form. Beim Trocknungsvorgang wird zwar das empfindliche Vitamin C zum größten Teil zerstört, die anderen Vitamine und vor allem die Mineralstoffe bleiben aber erhalten. Trockenpflaumen enthalten alle B-Vitamine, die wichtig für einen gesunden Energiestoffwechsel und ein intaktes Nervensystem sind. Getrocknete Pflaumen enthalten zudem ein günstiges Kalzium-Phosphor-Verhältnis, Vitamin K und Bor – wichtig für einen gesunden Knochenstoffwechsel. Im Gegensatz z. B. zur Kleie sind in Trockenpflaumen sowohl lösliche als auch unlösliche Ballaststoffe enthalten, wovon nicht nur die Verdauung, sondern auch der Cholesterinspiegel profitieren: Zwölf Trockenpflaumen pro Tag können den Cholesterinspiegel senken. Für die Wirkung als natürliches Abführmittel ist besonders wichtig dass man reichlich Flüssigkeit dazu trinkt.

Die tiefblaue Färbung ist auf die sekundären Pflanzenstoffe Anthocyane und Polyphenole in der Fruchtschale der Pflaumen zurückzuführen. Sie wirken blutgerinnungshemmend, unterstützen die Aktivität von Vitamin C und wirken als Antioxidantien, die den Alterungsprozess verlangsamen und uns durch die Abwehr von schädlichen freien Radikalen vor Herz-Kreislauf-Erkrankungen, Krebs und vielen weiteren Krankheiten schützen können. Als Beleg für die schützende Wirkung von Trockenpflaumen gilt ihr ORAC-Wert (Oxygen Radical Absorbance Capacity), der die Fähigkeit eines

Lebensmittels bezeichnet, freie Sauerstoffradikale unschädlich zu machen. Äpfel zum Beispiel haben einen ORAC-Wert von 218. Mit Werten von 2830 und 2400 gehören auch Rosinen und Heidelbeeren zu den Wunderwaffen gegen die Zellfeinde. Trockenpflaumen stehen aber mit Abstand an erster Stelle, weil sie mit einem ORAC-Wert von 5770 mehr als doppelt so viele Antioxidantien enthalten. Wer sich vor den negativen Folgen von UV-Strahlen, Stress und anderen Umwelteinflüssen schützen will, sollte also reichlich Trockenpflaumen naschen, möglichst aber ungeschwefelte.

## 49 Walnüsse – eine herzgesunde Gehirnnahrung

Der Walnussbaum trägt die Weisheit der Götter, und seine Nüsse geben diese an die Menschen weiter – das zumindest glaubten die alten Griechen. Der Ursprung der Walnussbäume liegt in Asien; etwa 800 n. Chr. gelangten sie in das Ge-

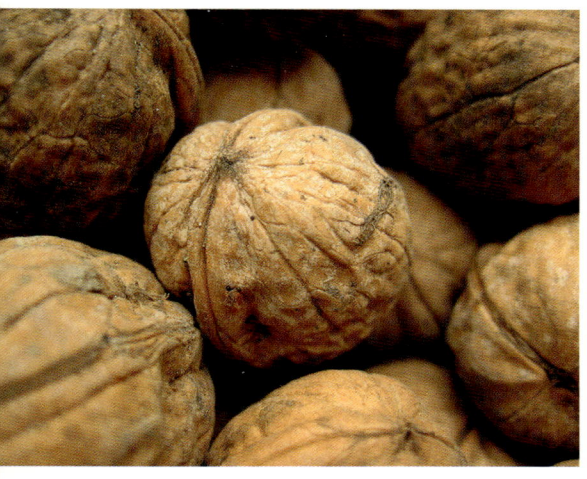

biet nördlich der Alpen und verdrängten langsam die Haselnussbäume. Mittlerweile steht die Walnuss auch an Waldrändern oder Streuobstanlagen in allen gemäßigten Regionen – dort, wo auch Wein gut wächst.

Lange galt die Walnuss unter Botanikern als Steinfrucht, da sich über der harten Schale noch die faserige grüne Hülle befindet. Doch diese Hülle besteht nicht, wie bei Steinfrüchten, aus Blütenorganen, sondern entwickelt sich aus Blattorganen: Damit ist die Walnuss tatsächlich eine Nuss.

Walnüsse gelten auf Grund ihres hohen Nährwertes als „vegetarisches Fleisch". 100 Gramm Walnusskerne enthalten 670 Kilokalorien. Das liegt mit an ihrem Fettgehalt von 63 bis 64 Prozent, wobei das Fett zu 86 Prozent aus ungesättigten Fettsäuren besteht. Besonders eindrucksvoll ist der Mineralstoffgehalt von Walnüssen: 100 Gramm decken bereits ein Viertel des täglichen Eisen- und Kaliumbedarfs, über die Hälfte des Phosphor- und Kupferbedarfs, 37 Prozent des Magnesiumbedarfs und 74 Prozent des Manganbedarfs. Aber auch Kalzium, Fluor und Zink werden in geringeren Anteilen geliefert. Unter anderem wegen der enthaltenen Vitamine $B_1$, $B_2$ und ihrem beachtlichen Vitamin-$B_6$-Gehalt sind Walnüsse sowohl Gehirn- als auch Nervennahrung, fördern die Konzentrationsfähigkeit und eine ausgeglichene Stimmung. Außerdem sind in geringer Konzentration Vitamin A, C, E und Folsäure enthalten. Von den sekundären Pflanzenstoffen sind wie auch bei anderen Nusssorten vor allem die Polyphenole und andere Gerbstoffe hervorzuheben.

Die Walnuss ist aber nicht nur durch ihre B-Vitamine Gehirnnahrung der Extraklasse. Sie unterscheidet sich von anderen Nussarten besonders dadurch, dass sie mit 72 Prozent die meisten mehrfach ungesättigter Fettsäuren enthält, unter anderem auch die Alpha-Linolensäure, die zu den besonders wertvollen essenziellen Omega-3-Fettsäuren gehört. Diese sind der wichtigste Schutz und Schrittmacher fürs Gehirn, denn sie halten die Gehirnzellen gesund und funktionsfähig. Eine ausreichende Versorgung schon während der Schwangerschaft und Stillperiode kann neben dem Sehvermögen und den Abwehrkräften auch die Gehirnentwicklung des Kindes fördern.

Der hohe Gehalt an Omega-3-Fettsäuren hat die Walnüsse aber insbesondere zur Schutznahrung vor Herz-Kreislauferkrankungen werden lassen. Ihr Verzehr bewirkt eine Senkung des Cholesterinspiegels und verbessert die Elastizität der Arterien.

Durch ihren hohen Gehalt an Omega-3-Fettsäuren verschaffen Walnüsse zudem Linderung bei Arthritis sowie vielen anderen Formen von chronischen Entzündungen und wirken einer Insulinresistenz entgegen.

Im Gegensatz zu anderen Nusssorten, die bis zu einem Jahr gelagert werden können, sind Walnüsse auch nach der Trocknung trotz kühler und trockener Lagerung nur einige Wochen haltbar. Lose Walnusskerne werden sogar schon nach kurzer Zeit ranzig. Walnüsse werden entsprechend am besten mit Schale eingekauft, denn so halten sie sich am längsten. Der Schütteltest zeigt, ob die Ware frisch ist: Klappert die Nuss in der Schale, ist sie eingetrocknet und damit alt. Nüsse schmecken am besten, wenn sie erst unmittelbar vor dem Verzehr geknackt werden. Dunkel verfärbte Nüsse sind ungenießbar, und auch bitter oder seifig schmeckende Nüsse sollten ausgespuckt werden. Essen aber Sie jeden Tag eine Handvoll Nüsse – und bevorzugen Sie Walnüsse, wenn Sie Ihre Hirnfunktion stärken wollen!

## 50 Wirsing macht satt und schlank

Der Kohl ist die wichtigste Kulturpflanze der Kreuzblütengewächse. In den über 3000 Jahren, in denen er angebaut wird, haben sich aus dem Wildkohl durch Zucht und Kreuzung zahlreiche eigenständige Gemüsearten entwickelt, unter anderem auch der Wirsing. Auch er stammt ursprünglich aus dem Mittelmeerraum. Die gesundheitliche Wirkung des Kohlgemüses wurde schon in der Antike geschätzt, Griechen und Römer verwendeten ihn als Lebens- und Heilmittel. In Deutschland kommt er seit dem 17. Jahrhundert in der Küche vor und ist heute auf allen Erdteilen verbreitet.

Wirsing zählt zu den zartesten Sorten der Kohlfamilie. Er zeichnet sich durch seine kraus gewellten, locker gefügten, gelb- bis dunkelgrünen Blätter aus. Er ist eng mit dem Weiß- und Rotkohl verwandt, hat nur nicht deren festen geschlossenen Kopf. Da sich zwischen den krausen Blättern nicht nur Sand befinden kann, sondern sich auch unliebsame Gäste aufhalten können, sollte Wirsing gründlich gewaschen werden. Der zarte Früh- oder Sommerwirsing, der hellgrün und im Kopf noch nicht fest geschlossen ist, gart schnell und ist deswegen für feinere Gerichte und Krautsalate geeignet. Der Winterwirsing ist herber, würziger und kohltypischer im Geschmack, seine Blätter sind dunkelgrün und wesentlich fester geschlossen als der Sommerwirsing. Wie bei anderen Kohlkopfsorten enthalten die äußeren Blätter mehr Nährstoffe als das Herz der Köpfe.

Wie auch andere Kohlsorten ist Wirsing besonders im Winter ein beliebter und wertvoller Vitamin- und Mineralstoffspender. 100 Gramm Wirsing decken 45 Prozent des täglichen Bedarfs an Vitamin C, fast ein Viertel des Folsäurebedarfs, 13 Prozent des Bedarfs an Vitamin $B_6$ und 14 Prozent des Bedarfs an Kalium. Vitamin $B_2$, Eisen, Jod, Kalzium und Magnesium runden die Palette der gesunden Inhaltstoffe ab. Wirsing enthält besonders viel Chlorophyll, viel Ballaststoffe, doppelt so viel Eiweiß, Fette, Eisen und Phosphor wie Weiß- und Rotkohl, aber auch reichlich sekundäre Pflanzenstoffe – vor allem die für Kohl spezifischen Senfölglykoside (schwefelhaltige Glucosinolate). Werden die Pflanzenzellen bei der Zubereitung zerschnitten, so werden die Glucosinolate mit Hilfe des Enzyms Myrosinase in verschiedene Abbauprodukte wie die Isothiocyanate zerlegt, die der Körper weiter verwertet. Diese tragen mit ihren antioxidativen Fähigkeiten zur Krebsvorbeugung bei. Eine spezielle Art der Isothiocyanate, das Sulforaphan, erhöht außerdem die Aktivität der Chinonreduktase, einem wichtigen Enzym bei Entgiftungsprozessen im Körper.

Nach dem Grünkohl ist Wirsing absoluter Spitzenreiter als Lieferant von Beta-Carotin, dessen krebshemmende Effekte schon länger bekannt sind. Es wird im Körper nach Bedarf in Vitamin A umgewandelt. Aber auch viele andere enthaltene Carotinoide wie Lykopin, Lutein und Zeaxanthin senken nachweislich das Risiko einer Krebserkrankung. Viele der sekundären Pflanzenstoffe des Wirsings wirken außerdem antibiotisch.

Wirsing stammt größten Teils aus heimischem Anbau, hat also nur kurze Transportwege hinter sich. Die Blätter sollten nach einer alten Bauernregel so knackig sein, dass sie beim Schütteln rasseln, und der Strunk muss eine saftige Schnittstelle haben. Außerdem sollte darauf geachtet werden, dass der Kohl keine Frostschäden aufweist. Herbstsorten halten sich bei kühleren Temperaturen bis zu zwei Wochen, Frühsorten nur zwei bis drei Tage. Wirsing sollte nur äußerst schonend und höchstens 5 bis 8 Minuten gegart werden, da seine Blätter sehr hitzeempfindlich sind. Wird er blanchiert, kann er tiefgekühlt bis zu einem Jahr gelagert werden. Sehr gesund ist es, ihn auch roh, und zwar geraspelt oder geschnitten zu verzehren.

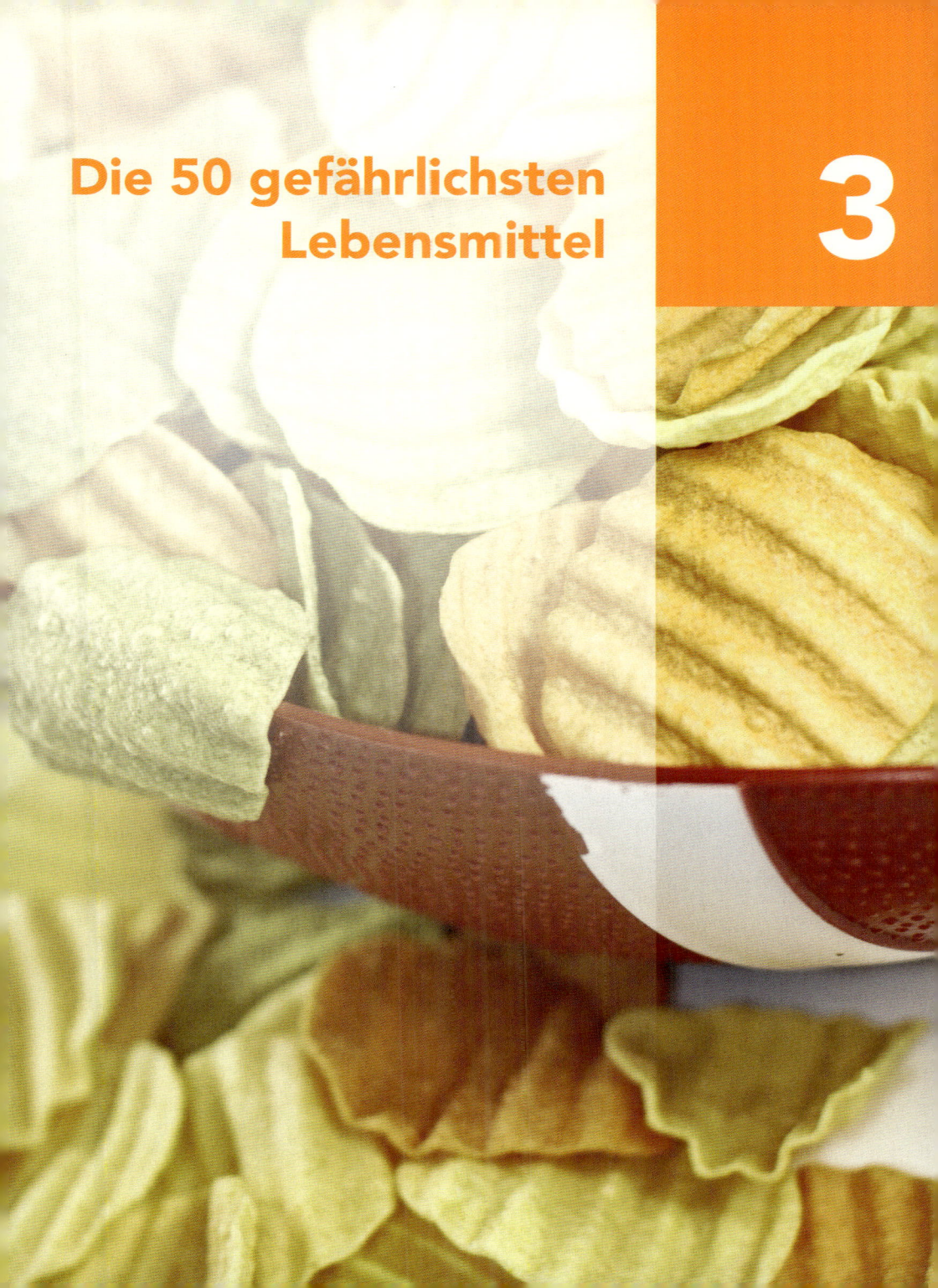

# Die 50 gefährlichsten Lebensmittel

**3**

Nicht alle Lebensmittel, die wir essen, sind uneingeschränkt genießbar oder gesund, denn viele enthalten auch gefährliche oder bedenkliche Inhaltsstoffe. Einige Produkte sind für Menschen, die eine Allergie oder Unverträglichkeit haben, ungesund, manchmal sogar lebensgefährlich. Andere wiederum belasten unseren Körper, da ihre Inhaltsstoffe im Rohzustand oder in höheren Dosierungen giftig sind oder bei bestimmten Zubereitungsarten gefährliche Substanzen entwickeln. Und nicht zu vergessen ist natürlich die Gefahr, die von bakterieller Kontamination der Lebensmittel ausgeht.

## 1 Alkohol macht süchtig und schädigt die Organe

Alkohol ist der umgangssprachliche Ausdruck für Ethanol. Als Energielieferant unterscheidet sich Alkohol von Fett und Kohlenhydraten darin, dass er vom Muskel nicht verwertet werden kann. Sein Abbau erfolgt fast vollständig in der Leber und er wird nur zu einem bestimmten Anteil verstoffwechselt – unabhängig von seiner Konzentration im Blut.

Alkohol ist sowohl in Wasser als auch in Fetten löslich und kann daher Zellmembrane ungehindert passieren. Er wird zu einem geringen Anteil bereits über die Mundschleimhaut und im Magen aufgenommen, im Darm vorwiegend im oberen Dünndarmabschnitt resorbiert. Die maximale Blutalkoholkonzentration ist bereits ein bis zwei Stunden nach dem Konsum erreicht. Die Geschwindigkeit der Resorption ist von der Trinkgeschwindigkeit sowie von der Art, Menge und Konzentration des alkoholischen Getränks abhängig. Die Resorptionsrate wird vom Füllungszustand des Magens, von der Verfügbarkeit von Kalzium und Magnesium und von Quantität und Qualität bereits zugeführter Nahrungsmittel beeinflusst. Die Ausscheidung von Alkohol erfolgt über Niere, Lunge, Haut, Schweiß, Speichel, Magen- und Gallensaft und über die Muttermilch.

Alkohol ist mit einem Brennwert von etwa 7,1 Kilokalorien pro Gramm ein energiereiches Nahrungsmittel, kann aber als solches nicht im Körper gespeichert werden. Hinzu kommt noch die Energiemenge des unterschiedlichen Kohlenhydratgehalts von z. B. Likören oder Wein. Alkoholische Getränke enthalten neben Alkohol und Zucker kaum nennenswerte Mengen an Nährstoffen – mit Ausnahme von Bier, in dem auch geringe Mengen Eiweiß, Niacin und Riboflavin vorkommen. Einige Weine enthalten beachtliche Anteile an Eisen. In alkoholischen Getränken sind neben Ethanol auch Begleitstoffe wie Fuselöle enthalten.

Sehr geringe Mengen an Alkohol haben keine schwerwiegenden gesundheitlichen Folgen, große Mengen, vor allem über längere Zeit konsumiert, haben allerdings gravierende. Die Organe, die dabei hauptsächlich in Mitleidenschaft gezogen werden, sind Magen-Darm-Trakt, Mundschleimhaut, Bauchspeicheldrüse und vor allem Leber. Des Weiteren ist bei chronischem Alkoholkonsum mit Schädigung des Herz-Kreislaufsystems, Mangelernährung (da die Resorption der Vitamine Thiamin und Cobalamin beeinträchtigt wird), Störungen des Kurzzeitgedächtnisses, vermehrter Aufnahme von Eisen und dessen Ablagerung in verschiedenen Organen (Hämosiderose), Schädigung des Skelettmuskels (Muskelschwäche, Muskelschmerzen), Degenerierung der peripheren Nerven (Polyneuropathie) und Leberzirrhose zu rechnen.

Zudem besteht eine erhöhte Gefahr von Karzinomen vor allem in Mundhöhle, Speiseröhre, Magen, Leber, Rectum, Darm und Buchspeicheldrüse.

In Spirituosen wie Wein sind aber weitere Substanzen enthalten, die schädlich sind. Dazu gehören die höheren Alkohole wie Butanol, Pentanol oder Propanol, die mit zunehmender Anzahl an Kohlenstoffatomen immer lipophiler werden und die Zellwände daher leichter durchdringen können. Sie werden daher sehr langsam abgebaut, und es kann bis zu 30 Stunden dauern, bis sie aus dem Blut verschwunden sind. Bei chronischer Aufnahme führen sie zur Schädigung des Nervensystems und sind für physische Erregung, Schlaflosigkeit und Kopfschmerzen verantwortlich.

Doch auch ungeborene Kinder sind gefährdet, da Alkohol teratogen wirkt; so kann es beim Fötus zu Missbildungen von Herz, Ohren und Gelenken kommen, dies vor allem während der 12. Schwangerschaftswoche, in der die Organe gerade angelegt werden.

## 2 Die Avocado ist nichts für Diabetiker

Noch vor 30 Jahren war die Avocado, die in Mittelamerika schon vor 10 000 Jahren gezüchtet wurde, ein Luxusartikel. Inzwischen aber wird sie auch in Europa zu erschwinglichen Preisen angeboten.

Die Avocado gehört zu den Lorbeergewächsen; die immergrünen Bäume werden 10 bis 15 Meter hoch. Die Blätter sind nicht geteilt und bei einem jungen Baum hellgrün, bei einem älteren dunkler. Die einzelnen Blüten sind klein und gelb bis grün; ein Baum kann bis zu einer Million Blüten tragen, von denen aber nicht jede eine Frucht bildet.

Die Frucht des Avocadobaums ist eine Schließfrucht, deren Fruchtwand ganz oder teilweise aus Fruchtfleisch besteht und den Samen umgibt, der erst durch Abfaulen oder Fraß freigegeben wird.

Die Avocado wird vor allem als Nahrungsmittel und als Öllieferant verwendet. Sie hat einen hohen Nährstoffgehalt, enthält kaum Zucker und Fruchtsäure und hat einen angenehmen nussigen Geschmack. Sie enthält reichlich Kohlenhydrate, Rohfett und Rohfasern, außerdem Vitamin C, Phosphor, Kalzium, Eisen und Niacin.

In einer Studie an Ratten wurde inzwischen nachgewiesen, dass die Avocado wundheilende Eigenschaften besitzt. Damit kann man die Möglichkeit in Betracht ziehen, die Avocado für schlecht heilende Wunden einzusetzen.

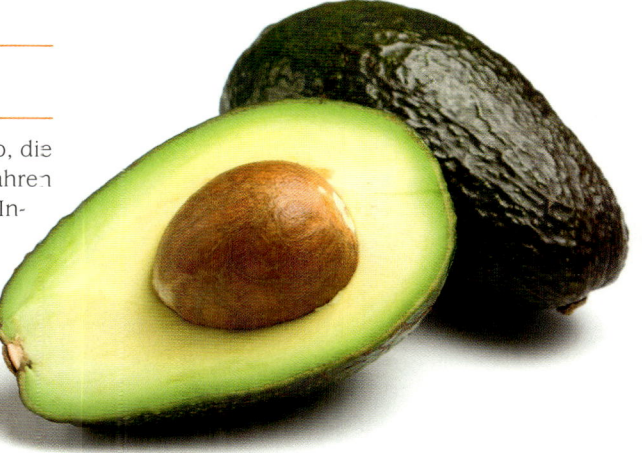

Die Avocado wird in verschiedensten Formen als Lebensmittel verwendet. Man kann aus ihr Eis machen und sie mit Milch, Kaffee oder Rum sogar zu Getränken verarbeiten, oder man kann sie mit Milch und Zucker pürieren und als Dessert genießen. Durch ihren hohen Fettgehalt gibt sie Suppen eine gewisse Sämigkeit. Die Avocado eignet sich durch ihren nussartigen neutralen Geschmack sowohl für pikante als auch für süße Gerichte.

Diabetiker aber müssen vorsichtig sein: Ein Inhaltsstoff der Avocado, die Mannoheptulose, hemmt die Insulinsekretion. Bei gesunden Menschen besteht keine Gefahr, aber bei Diabetikern besteht das Risiko einer Hyperglykämie.

## 3 Bambussprossen sind in rohem Zustand gefährlich

Bambus gehört zur Familie der Gräser und bildet hohle, knotige und schlanke, mit Wachstumsgeschwindigkeiten von bis zu einem Meter pro Tag äußerst schnell wachsende Halme. Sie erreichen eine Höhe von bis zu 30 Meter, haben einen Durchmesser von bis zu 30 Zentimeter und können regelrechte Bambuswälder oder -haine bilden. Die Halme sind dickwandig, anfangs bläulich und samtig, später olivgrün und glatt, die Blätter sind dunkelgrün, matt und lanzettförmig. Man findet die Bambusgräser vorwiegend in tropischen Gebieten, doch manche Arten gedeihen auch in kälteren Regionen gut.

Bambus dient als Baustoff oder als Rohstoff zur Herstellung von Möbeln, Haushalts- und Küchengeräten, Musikinstrumenten und Papier. Bambussprossen werden aber auch als Gemüse verwendet. Sie sind unterirdisch wachsende Sprossachsen (Rhizome), die – wie Spargel vor dem Heraustreten an die Oberfläche – aus der Erde gestochen werden. Sie haben eine Durchmesser von etwa 6 bis 8 Zentimeter und ein Gewicht von 150 bis 200 Gramm.

Bambussprossen enthalten vor allem Wasser, daneben Eiweiß und Kohlenhydrate sowie Ballaststoffe, Kalzium, Eisen und Natrium. Junge, frische Bambussprossen enthalten viel pflanzlich gebundenes Silicium (Kieselerde), einen wichtigen Baustoff für Haut, Haare, Nägel und Knochen; Bambus wird wegen des Kieselsäuregehalts seit altersher als Heilpflanze geschätzt, die bei Nervosität, Depressionen und Epilepsie eingesetzt wird.

Um die Sprossen genießbar zu machen, muss man die Niederblätter entfernen. Dazu schneidet man die Sprossenspitze ab und ritzt die Blätter längs der Sprossachse auf, so lassen sich die Blätter leicht abschälen. Bambussprossen müssen aber gekocht werden und eignen sich nicht für Rohkostsalate. Sie enthalten nämlich im rohen Zustand ein Blausäureglykosid. Glykoside werden durch die Abspaltung der Blausäure vom Zuckerrest giftig, was entweder durch Bakterien im Darm geschieht oder durch die Verletzung der Pflanze, wodurch das Glykosid mit einem Enzym in Kontakt kommt und gespalten wird. Durch Kochen wird das Glykosid allerdings zerstört und der Bambusspross damit genießbar.

Bambussprossen gibt es in gegartem Zustand nicht nur in asiatischen Restaurants, sondern auch im gut sortierten Lebensmittelhandel und Asialaden.

## 4 Wenn Beerenobst und Steinobst zur Gefahr wird

Einige Beerenobstsorten wie Johannisbeeren (die Roten Johannisbeeren mehr als die Schwarzen Johannisbeeren), Himbeeren, Heidelbeeren, Erdbeeren und Brombeeren sowie einige Obstsorten wie Apfelsinnen, Ananas, Datteln und Weintrauben haben einen hohen Gehalt an Salicylsäure, dem Ausgangsstoff der Acetylsalicylsäure (ASS, besser als Aspirin® bekannt). Problematisch ist die Salicylsäure für Allergiker, die zum Teil mit lokalen Symptomen wie Juckreiz, Magenbeschwerden oder im schlimmsten Fall mit Asthma bronchiale reagieren. Eine Reaktion auf die Salicylsäure ist allerdings abhängig von der Dosis: Nicht alle Personen mit Salicylsäureallergie müssen auf Obst

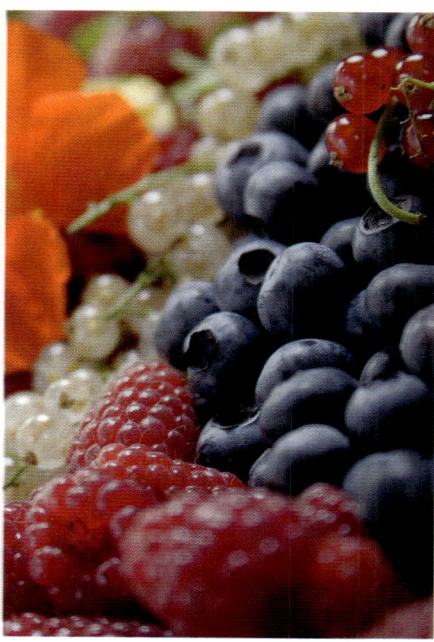

verzichten, auch wenn sie Acetylsalicylsäure nicht vertragen.

Benzoesäure, die allergische Reaktionen hervorrufen kann, wird als Konservierungsmittel bei Brot, Backwaren und Konfitüren eingesetzt, kommt von Natur aus aber auch in Preiselbeeren und Heidelbeeren, in geringen Mengen auch in Erdbeeren, Trauben, Tomaten, Tee und Kakao vor. Die Konzentration der Benzoesäure ist in allen Fällen zwar sehr gering, problematisch aber ist eine mögliche Kreuzallergie mit Salicylsäure: Personen, die auf die Benzoesäure allergisch reagieren, reagieren auch auf die Salicylsäure, vor allem mit Nesselsucht und Asthma.

## 5 Gefährliche Bittermandeln

Im Gegensatz zur Süßmandel schmecken Bittermandeln sehr bitter und entwickeln bei längerem Kauen einen intensiven, typischen Geschmack und den Geruch nach Benzaldehyd. Man bezeichnet mit Bittermandel vor allem die Samen einer Unterart des Mandelbaums, die zur Gewinnung von Bittermandelöl dienen; dieses wird als Geschmacksstoff Likören und dem beliebten Marzipan zugesetzt.

Die Bittermandel enthält etwa 50 Prozent Öl, das aus Ölsäure, Linolsäure und Palmitinsäure besteht. Des Weiteren enthält sie 3 bis 5 Prozent Amygdalin, ein cyanogenes Glycosid aus Mandelsäurenitril und Gentobiose. In den vegetativen Pflanzenteilen des Mandelbaums wurde auch das analoge Prunasin (mit Glukose als Zuckerkomponente) nachgewiesen. Bei der enzymatischen Hydrolyse dieser Glycoside durch Beta-Glucosidasen wird Mandelsäurenitril freigesetzt. Ein weiteres Enzym (Mandelsäurenitril-Lyase) setzt dieses weiter zu Benzaldehyd und Blausäure um. Die Blausäure ist zwar äußerst giftig, aber auch sehr hitzeempfindlich, gefährlich kann daher nur der Genuss von ungekochten Bittermandeln werden. Die Blausäure wird dabei erst im Magen gebildet. Ähnlich gefährlich sind auch die Kerne der anderen Früchte aus der Gattung Prunus, dazu gehören Pfirsich, Marille, Nektarine, Kirsche und Zwetschge.

Durch die Blausäure kommt es zu unterschiedlichen neurologischen Störungen und motorischen Koordinationsstörungen (Ataxie), aber auch sensible Störungen wie Ameisenlaufen oder Gefühllosigkeit können auftreten. Kleinere Mengen an Blausäure sind jedoch unbedenklich, da sie in der Leber entgiftet werden kann, auch Vitamin $B_{12}$ trägt zur Entgiftung bei.

In Form von Bittermandelöl ist die Bittermandel besonders gefährlich, da die Cyanogene hier in konzentrierter Form vorliegen: Zehn Tropfen sind für Kinder tödlich! Daher sollte man Bittermandelöl nicht selbst herstellen. Bei der industriellen Herstellung des Bittermandelöls für den Einsatz in Nahrungsmitteln und Parfümen wird die Blausäure dagegen entfernt, das Öl wird entbittert und damit entgiftet.

# 6 Rohe Bucheckern sind giftig

Bucheckern sind die Früchte der Rotbuche, dem wichtigsten Laubbaum in Deutschland. Diese wächst sowohl in Wäldern als auch in Alleen als Straßenbaum; in den Alpen kann man die Rotbuche bis in Höhen von 1500 Metern antreffen.

Die Stämme und Zweige der Rotbuche unterzog man früher der Trockendestillation, einer Erhitzung unter Luftabschluss. Dadurch gewann man den Buchenteer, der bei verschiedenen Hautkrankheiten sowie bei Gicht und Rheuma Anwendung fand. Auch in Salben oder Präparaten wurde der Teer verarbeitet. Die Hauptwirkstoffe, Guajacol und Cresole, haben stark desinfizierende Eigenschaften.

Aus den Blüten reifen im Spätsommer die Bucheckern heran, dreikantige, braungefärbte Nüsse, die meist zu zweit in einem weichen, stacheligen und verholzten Fruchtbecher stecken.

In Notzeiten wurden die Bucheckern auch als Nahrungsmittel verwendet. Ihr Geschmack erinnert an Mandeln, und sie lassen sich auch so verwenden. Sie passen gut zu gedämpftem Gemüse oder gehackt zu Salaten. Früher stellte man aus gerösteten Bucheckern einen Kaffee-Ersatz her. Das Öl ist mehrere Jahre haltbar und wird nicht so leicht ranzig. Es ist sehr nährstoffreich.

Bucheckern enthalten den Wirkstoff Fagin. Beim Verzehr der rohen Nüsse kommt es deshalb zu Vergiftungserscheinungen wie Gastroenteritis; schon zehn Bucheckern können toxisch wirken. Beim Rösten wird das Fagin allerdings zerstört, und die Bucheckern können bedenkenlos gegessen werden. Die Nüsse enthalten auch viel Oxalsäure, das bei Personen mit Nierenerkrankungen, Gicht und Arthritis nicht günstig ist.

Anfällig auf die Gifte der rohen Bucheckern sind aber auch Pferde, Meerschweinchen und Kälber, wenn sie mit Bucheckern oder dem Ölkuchen, der beim Pressen von Bucheckern zurückbleibt, gefüttert werden. Bucheckern können Sie im Reformhaus oder Bioladen kaufen.

# 7 Diabetikerprodukte sind meist überflüssig

Noch immer kaufen viele Diabetiker im Reformhaus Diabetikerprodukte wie Diätmarmeladen, Diabetikerbonbons, Kaugummi ohne Zucker oder Kuchen, Schokolade und Kekse für Diabetiker. Dabei ist inzwischen wissenschaftlich erwiesen, dass solche Produkte mit Ausnahme von Süßstoff weitgehend überflüssig sind. Sie enthalten nur minimal weniger Kalorien als herkömmliche Produkte, sind teuer und schmecken meist nicht. Es bedeutet für Diabetiker überhaupt keine Gefahr, in normalen Mengen mit Zucker gesüßte Produkte zu verzehren.

Diabetiker brauchen nach neuesten Erkenntnissen keine eigenen Diabetikerprodukte, wenn sie den Kohlenhydratgehalt in ihren Diätplan mit einberechnen. Außerdem ist meist nicht nur der Kohlenhydratgehalt, sondern auch der Fettgehalt der Produkte ein Problem. Die meisten Diabetiker vom Typ 2 müssen abnehmen, um ihren Blutzuckerspiegel in den Griff zu bekommen, und bei vielen ist es erst durch ihr Übergewicht zum Diabetes gekommen. Wenn man aber manche Diabetikerprodukte näher betrachtet, haben diese sogar einen genauso hohen Fettgehalt wie die gezuckerten Produkte.

Zahlreiche Studien beschäftigen sich mit dem Diabetes und seinen Folgen. Untersucht wurde z. B., welche Lebensmittel zu einer Insulinresistenz bzw. zu Diabetes Typ 2 führen können oder seine Entstehung fördern. Dabei ist der überwiegende Verzehr von Kartoffelchips, weißem Brot, Zucker, Softgetränken oder Hamburgern schlecht für unseren Organismus, denn gleichzeitig ist typischerweise die Aufnahme von Ballaststoffen, etwa durch Vollkornbrot, eingeschränkt.

Als Zuckerersatz kommen die Zuckeraustauschstoffe Fruktose und Zuckeralkohole wie Sorbit, Mannit, Isomalt, Maltit, Maltitol-Sirup, Lactit oder Xylit infrage, verwendet werden aber auch künstliche Süßstoffe wie Aspartam, Cyclamat, Saccharin oder Acesulfam-K. Für Kekse, Schokolade, Kuchen und Torten wird meistens Fruktose verwendet, für Bonbons und Kaugummi Zuckeralkohole und für Getränke die künstlichen Süßstoffe – doch Vorsicht: Oft wird für Getränke auch Fruktose verwendet oder der normale Zuckeranteil ist nur reduziert!

Fruktose wird zwar insulinunabhängig verstoffwechselt, ist aber wie die Glukose, Saccharose (Rohr- oder Rübenzucker) und ähnliches ein Kohlenhydrat und hat somit denselben Kaloriengehalt. Darüberhinaus steht Fruktose in Verdacht, durch Beeinflussung des Fett- und Kohlenhydratstoffwechsels Übergewicht zu fördern. Des Weiteren verträgt rund ein Drittel der Bevölkerung Fruktose nur schlecht, wodurch es zu chronischen

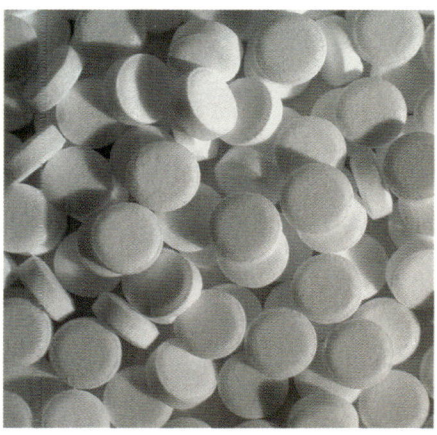

Darmentzündungen, Durchfällen und weiteren Symptomen kommt, die oft nicht mit der Fruktose-Intoleranz in Zusammenhang gebracht werden. Daneben führt der hohe Fruktosekonsum oft zum Anstieg der Blutfette (Triglyzeride) und erhöht die Gefahr, eine Fettleber zu entwickeln.

Die Zuckeralkohole sind zwar kalorienärmer als Zucker, aber enthalten natürlich auch Kalorien. Sie können außerdem nur in geringen Mengen aufgenommen werden, da sie ab einer gewissen Menge abführend wirken. Viele Diabetiker und übergewichtige Personen, die abnehmen möchten, kaufen sich diese Produkte, um Kalorien zu sparen oder um essen zu können, ohne auf eine Diät achten zu müssen. Doch auch diese Produkte müssen wie die „normalen" Produkte sparsam verwendet werden.

Künstliche Süßstoffe haben immerhin den Vorteil, dass sie keine oder fast keine Kalorien haben. Der Verdacht, dass Süßstoffe Krebs auslösen oder fördern, konnte durch viele Studien entkräftet werden. Aspartam, das aus den beiden Aminosäuren Asparaginsäure und Phenylalanin besteht, kann jedoch für Kleinkinder gefährlich werden, die an der Stoffwechselstörung Phenylketonurie leiden. Bei diesen kann die Aminosäure Phenylalanin aufgrund eines fehlenden Enzyms nicht abgebaut werden. Phenylalanin ist zwar eine essenzielle Aminosäure, die der Körper benötigt, in erhöhter Konzentration führt sie aber bei Phenylketonurie zu Schädigungen vor allem des heranwachsenden Organismus. Aus diesem Grund muss bei Getränken, die Aspartam als Süßstoff enthalten, dies mit „Enthält eine Phenylalaninquelle" deklariert werden.

Eier enthalten sehr hochwertiges Eiweiß; wichtig sind aber auch die Anteile an leicht verdaulichen Fetten, den Mineralstoffen Kalzium, Eisen und Phosphor sowie den Vitaminen A, $B_1$, $B_{12}$ und D. Eier enthalten aber praktisch keine Kohlenhydrate.

Man kann die Eier in drei Hauptbestandteile teilen: Dotter, Eiklar und Schale. Die ungefähren Mengenanteile sind 10 Prozent für die Schale, 33 Prozent für den Dotter und 57 Prozent für das Eiklar.

Die Schale ist etwa 0,2 bis 0,4 Millimeter dick und je nach Hühnerrasse weiß oder braun gefärbt. Sie besteht aus über 95 Prozent Mineralstoffen (Kalzium und Magnesium), die in ein Netz aus Proteinen eingelagert sind.

Der Dotter liegt im Zentrum des Eies und weist den höchsten Protein- und Fettanteil auf. Zudem befinden sich im Dotter die Hauptanteile an Phosphor, Eisen und den Vitaminen A und $B_1$. Der Vitamin-A-Gehalt ist höher als in den meisten anderen Lebensmitteln, im Fettanteil befindet sich allerdings auch eine hohe Konzentration an Cholesterin, das immer wieder ein Thema bei Diskussionen über die Gesundheit des Eies ist. Der hohe Fettanteil ist auch für den hohen Energiegehalt des Eies verantwortlich.

Der Dotter ist ein sehr guter Emulgator, der in der Lebensmittelindustrie ausgenützt wird. Bei einer Temperatur von 65 °C wird der Dotter fest, ab 70 °C ist die Koagulation vollständig.

Das Eiklar ist ein wässrige, viskose Flüssigkeit, die hauptsächlich aus Albumin besteht. Es ist ebenfalls reich an Protein, weist aber nur etwa zwei Drittel des Proteingehalts des Dotters auf; auch der Energiegehalt ist deutlich geringer.

Das Eiklar von Hühnereiern hat die Eigenschaft, stabile Schäume zu bilden, was man sich beim Eischneeschlagen zunutze macht. Durch eine irreversible Denaturierung der Proteine an der Grenzfläche zwischen Gas und Flüssigkeit bekommt der Schaum seine besondere Stabilität. Wird das Eiklar nicht sauber vom Dotter getrennt, ergeben sich Probleme mit der Schaumhaltbarkeit, möglicherweise kommt gar keine Schaumbildung zustande. Beim Erhitzen wird das Eiklar bereits bei 60 °C fest, ab 65 °C ist es vollständig koaguliert.

Nahrungsmittelallergien gegen das Hühnereiprotein sind die zweithäufigsten Allergien. Die gefährlichsten Allergene des Eies sind hitzestabil, sie sind also auch im gekochten Ei noch vorhanden und können Allergien auslösen.

Die Allergene kommen außer in Hühnereiern auch in anderen Vogeleiern wie Enten-, Gänse- oder Wachteleiern vor. Daneben kann es noch zu Kreuzallergien auf Hühnerfleisch und Putenfleisch kommen. Bereits geringe Mengen können bei allergischen Personen einen anaphylaktischen Schock auslösen, deshalb ist für sie ein totaler Verzicht auf Ei und Eiprodukten notwendig.

Dies ist nicht immer einfach, da bei der Herstellung von Lebensmitteln Eier in vielfacher Weise eingesetzt werden. Das Eiprotein selbst kann ebenfalls in vielen Lebensmitteln vorhanden sein. Ei, Eiklar oder Inhaltsstoffe des Hühnereis dienen oft als Emulgatoren, Bindemittel, Schaumbildner, Geschmacksgeber, Farbgeber und werden auch zum Klären von

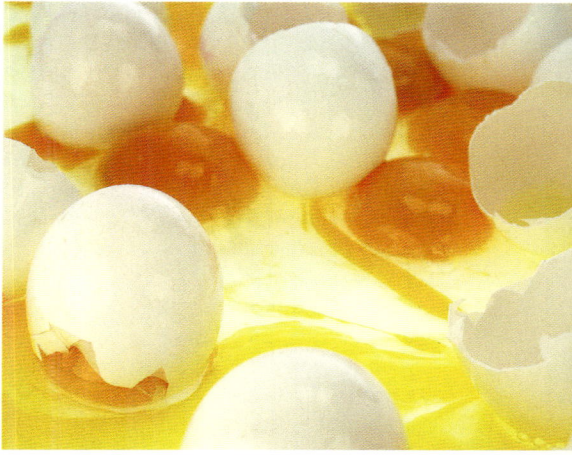

Flüssigkeiten verwendet. Dies bedeutet, dass Allergiker immer gut die Zutatenlisten von Lebensmittel durchlesen müssen und notfalls die Finger von diesen lassen sollten.

Eine weitere Gefahr durch rohe Eier besteht in einer Infektion mit Salmonellen, die zu schweren Erkrankungen bis hin zum Tod führen kann; gefährliche Lebensmittel sind neben den Eiern auch Geflügel, Milch und Milchprodukte. Salmonellen kommen natürlicherweise im Darm von Menschen und Tieren vor. Die Ansteckung erfolgt somit durch direkten oder indirekten Kontakt mit Fäkalien. Anstecken kann man sich entweder bei anderen Personen, die das Händewaschen nach dem WC-Besuch unterlassen haben, oder durch kontaminierte und schlecht gelagerte Lebensmittel. Vermeiden lässt sich eine Infektion hauptsächlich durch die hygienische Verarbeitung von Lebensmittel. Dazu gehört die richtige Lagerung der Lebensmittel, das Trennen von Risikolebensmitteln wie Eiern, Fleisch und von Lebensmitteln die nicht gekocht werden (z. B. Salaten) sowie das Händewaschen nach jeden WC-Besuch.

Salmonellen gedeihen am besten bei einer Temperatur von 8 bis 37 °C. Im Kühlschrank oder in der Tiefkühltruhe werden sie nicht abgetötet, lediglich ihr Wachstum wird gehemmt: Stellt man diese Lebensmittel dann ins Warme, beginnen sich die Keime sofort zu vermehren.

Da das saure Milieu des Magens für die Bakterien nicht optimal ist, ist für eine Infektion eine hohe Keimzahl nötig. Wenn die Salmonellen den Magen aber erfolgreich passiert haben, können sie sich im basischen Darm ungehindert vermehren und verursachen durch die Bildung verschiedenartiger Toxine die Erkrankung. Symptome einer Infektion durch Salmonellen sind nach etwa 12 bis 36 Stunden Erbrechen, Bauchkrämpfe, Durchfall und Fieber, gefährdet sind vor allem Kinder, ältere und immungeschwächte Personen.

Risikolebensmittel wie Eier und Geflügel sollte man unbedingt über 75 °C erwärmen, denn dann sterben die Salmonellen ab. Die Erreger bilden die Toxine aber auch im Lebensmittel; wird also z. B. das kontaminierte aufgeschlagene Ei eine Zeit lang im Warmen belassen, beginnen sich die Salmonellen zu vermehren und bilden dabei Toxine, die aber im Gegensatz zu den Bakterien hitzebeständig sind. Hier hilft auch kein Kochen mehr, die Toxine werden aufgenommen, und es kommt sogar schneller zu den Symptomen als bei einer direkten Infektion mit den Keimen.

Essen Sie grundsätzlich keine Speisen, die rohes Ei enthalten!

# 9 Zu heiße Fette sind nicht gesund

Fette werden auch als Lipide bezeichnet und umfassen eine sehr inhomogene Gruppe von Substanzen, die aber Gemeinsamkeiten hinsichtlich ihrer physikalisch-chemischen Eigenschaften aufweisen. Lipide – vor allem eine Gruppe der Lipide, die Fettsäuren – sind essenzielle Bestandteile der Nahrung. Die Fettsäuren sollten dabei in einem ausgewogenen Verhältnis von ungesättigten und gesättigten Fettsäuren mit der Nahrung aufgenommen werden.

Nach der chemischen Zusammensetzung wird unterschieden zwischen Lipiden, die in ihren Molekülen Fettsäuren und den Alkohol Glycerin als Strukturbestandteile enthalten, und lipidartigen Stoffen, die keine Fettsäureabkömmlinge, sondern Isoprenderivate sind. Die meisten natürlichen Fette enthalten 98 bis 99 Prozent Triglyceride, deren Fettsäurekomponenten hauptsächlich langkettige Fettsäuren sind. Die restlichen 1 bis 2 Prozent sind Spuren von Mono- und Diglyceriden, freie Fettsäuren, Phospholipiden und Sterine.

Hauptcharakteristika der Fettsäuren sind die Kettenlänge (also die Anzahl der Kohlenstoffatome) und der Sättigungsgrad des Moleküls mit Wasserstoffatomen. Beide Merkmale sind maßgebend für die physikalischen Eigenschaften und die biochemischen Funktionen der Fettsäuren und damit auch für die Fette. Fettsäuren mit bis zu vier Kohlenstoffatomen nennt man kurzkettige Fettsäuren, solche mit sechs bis zwölf Kohlenstoffatomen mittelkettige Fettsäuren und solche mit mehr als zwölf Kohlenstoffatomen langkettige Fettsäuren. Sind alle Kohlenstoffatome mit Wasserstoffatomen besetzt, so befinden sich keine Doppelbindungen im Molekül und die Fettsäure ist „gesättigt". Hat die Fettsäure eine Doppelbindung im Molekül, so ist sie eine sogenannte einfach ungesättigte Fettsäure; Fettsäuren mit zwei oder mehr Doppelbindungen werden als mehrfach ungesättigte Fettsäuren bezeichnet. Das Mengenverhältnis von gesättigter Fettsäure zu (einfach- und mehrfach) ungesättigten Fettsäuren sollte ungefähr 30 zu 70 sein, ähnlich dem Verhältnis im Körperfett. Je länger die Kohlenstoffkette einer gesättigten Fettsäure ist, desto schlechter wird sie im Darm absorbiert, und umso langsamer verlaufen viele Stoffwechselreaktionen. Bei den ungesättigte Fettsäuren unterscheidet man noch die sogenannten Omega-6-Fettsäuren (Linolsäure, Arachidonsäure) und die Omega-3-Fettsäuren wie die Alpha-Linolensäure, Eicosapentaensäure und Doxosahexaensäure. Die im Körper vorhandenen ungesättigten Fettsäuren leiten sich hauptsächlich von drei im Körper vorkommenden Fettsäuren, der Ölsäure, Linolsäure und der Alpha-Linolensäure ab.

Fette sollten nicht über 80 °C erhitzt werden. Dadurch können Peroxide gebildet werden, die Enzyme hemmen können. Sie stehen auch im Verdacht Missbildungen hervorzurufen und kanzerogen zu sein.

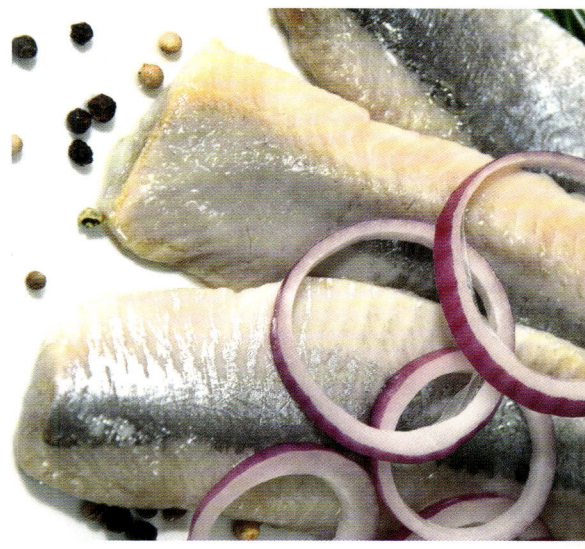

## 10 Achtung Fischvergiftung!

Fische und Meerestiere führen bei vielen Menschen zu Allergien. Außerdem sie sind auch leicht verderblich und können zu massiven Vergiftungen führen.

Zuallererst ist hier die Gefahr durch hohe Quecksilberbelastung zu nennen.

Da die Meere als große Müllkippe benutzt werden, gelangen zahlreiche Giftstoffe, darunter auch Quecksilber, ins Meer. Das Metall wird durch Bakterien zu organischen Quecksilberverbindungen (Methylquecksilber) umgewandelt und kann schwerste Nervenschädigungen hervorrufen. Aber auch andere Schwermetalle und Schwermetallverbindungen sowie verschiedenste Gifte (wie DDT, PCB, Dieldrin, Dioxin) sind zunehmend ein großes Problem in Meeren und Flüssen. Sie reichern sich in den Wasserbewohnern an, da diese das Wasser „atmen", manche Arten auch das Wasser filtern, um Nahrung aufzunehmen. Je höher das Lebewesen in der Nahrungskette steht, desto höher ist auch die Konzentration der Gifte in ihrem Körper. Das bedeutet, dass fischfressende Räuber durch ihre höhere Position in der Nahrungspyramide auch eine besonders hohe Konzentration an Umweltgiften aufweisen.

In Muscheln und Austern finden sich zudem auch hohe Konzentrationen an Kadmium, das vor allem durch die Verwendung in Batterien und Legierungen und als Verunreinigung von Phosphatdünger oder Klärschlamm in die Nahrungskette gelangt.

Weitere Gefahren bergen Toxine, die vor allem von Algen wie den einzelligen Dinoflagellaten gebildet werden, die im Meeresplankton enthalten sind. Meerestiere, die sich von Plankton ernähren, nehmen so die Toxine mit auf.

Es gibt zahlreiche Arten von Vergiftungen durch Meerestiere, die man in verschiedene Typen unterscheidet.

- DSP (Diarrhetic shellfish poisoning oder gastrointestinale Muschelvergiftung)
- PSP (Paralytic shellfish poisoning oder paralytische Fischvergiftung)
- NSP (Neurotoxic shellfish poisoning oder neurotoxische Muschelvergiftung)
- ASP (Amnesic shellfish poisoning oder amnestische Muschelvergiftung)
- Ciguatera
- Scombrotoxinvergiftung
- halluzinatorische Fischvergiftung

## DSP (Diarrhetic shellfish poisoning oder gastrointestinale Muschelvergiftung)

Im Vordergrund stehen vor allem gastrointestinale Beschwerden wie Übelkeit, Erbrechen, Bauchschmerzen. Innerhalb von ein paar Tagen tritt eine Besserung ein. Für die Beschwerden sind vier Toxine verantwortlich: Okaidinsäure, 3 Dinophysistoxin, Yessotoxin, 6 Pectenotoxine. Diese Toxine werden von den Dinoflagellaten Dinophysis und Prorocentrum gebildet. Besonders gefährlich sind deshalb die Miesmuscheln.

## PSP (Paralytic shellfish poisoning oder paralytische Fischvergiftung)

Viele PSP-verursachenden Toxine werden ebenfalls durch Dinoflagellaten gebildet (Alexandrium, Pyrodium, Gonyaulax, Gymnodium), wobei es sich bei diesen Toxinen hauptsächlich um Aminopurine mit starker neurotoxischer Wirkung handelt; unter anderem werden folgende Toxine ausgebildet: Saxitoxin, Neosaxitoxin, Palytoxin, Gonyautoxin, Anatoxin A.

Die toxische Wirkung beruht auf einer Inaktivierung der Natriumpumpe, wodurch der Natriumeinstrom in motorischen und sensiblen Nerven blockiert wird. Symptome sind ein Prickeln in den Lippen, gestörter Gleichgewichtssinn und Lähmung der Muskulatur (vom Mund über die Extremitäten zum Rumpf). Der Tod kann durch Atemlähmung und Herzstillstand (Herzkammerflimmern) erfolgen.

Daneben ist hier noch das Tetrodotoxin zu nennen, das im Kugelfisch vorkommt. Die giftigen Teile sind Ovarien, Hoden und Leber, die beim Entfernen nicht beschädigt werden dürfen. Tetrodotoxin wird durch Kochen nicht vollständig zerstört und über die Mundschleimhaut resorbiert. Es führt in schweren Fällen in 15 Minuten zum Tod. Der Wirkungsmechanismus ist ebenfalls das Blockieren des Natriumeinstroms.

## NSP (Neurotoxic shellfish poisoning oder neurotoxische Muschelvergiftung)

Die Toxine werden durch den Dinoflagellaten Gymnodinium gebildet. Man bezeichnet die Toxine als Anatoxine und Brevetoxine, wobei acht Unterarten unterschieden werden, die unterschiedlich starke Symptome hervorrufen können. Durch Freisetzung von Acetylcholin an den Muskelendplatten und Blockierung des Natriumeinstroms kommt es zu Krämpfen und Muskelzuckungen, gefolgt von Ermattung und Lähmungen. Dies kann innerhalb von Minuten zum Tod führen.

Die Toxine finden sich vor allem in Schalentieren. Bei besonders hoher Konzentration des Giftes durch massenhaftes Auftreten der Dinoflagellaten im Meer während der „Rote Flut" genannten Algenblüte, kann man diese Vergiftung auch im Wasser und durch Einatmen der Meeresluft bekommen.

## ASP (Amnesic shellfish poisoning oder amnestische Muschelvergiftung)

Diese Vergiftung wird von Rotalgen und Kieselalgen der Gattung Nitzschia und Pseudo-nitzschia durch Bildung des Toxins Domoinsäure verursacht. Dieses Toxin ist ein Glutaminsäure-Antagonist, es bindet an den Glutaminsäurerezeptoren im Gehirn und verdrängt damit die Glutaminsäure. Dadurch kommt es zu schweren Magen-Darm-Erkrankungen, zu Halluzinationen, Verwirrung, Schwindel, Schmerzunempfindlichkeit, epileptischen Anfällen und Verlust des Kurzzeitgedächtnisses.

## Ciguatera

Das spanische Wort „ciguatera" bezeichnete ursprünglich eine Vergiftung, die auf den Verzehr der Muschel Turbo pica (spanisch „cigua") zurückzuführen war. Heutzutage versteht man unter Ciguatera eine der weltweit häufigsten Fischvergiftungen, die immer wieder in tropischen Gebieten rund um den Indischen und Pazifischen Ozean sowie in der Karibik epidemieartig auftritt.

Vor allem durch den Genuss von Riff- und Lagunenfischen (unter anderem Papageienfische, Seebarsche wie Barrakudas und Schnapper) kann es zu dieser Fischvergiftung kommen. Diese Meerestiere sind Raubfische, die sich von Fischen ernähren, welche von Algen und Plankton des Meeres leben, in denen die Toxine von Dinoflagellaten gebildet werden. Da die Raubfische an der obersten Stufe der Nahrungspyramide stehen, akkumulieren sie die Toxine sehr stark.

Die Dinoflagellaten bilden drei wichtige Toxine, die zu verändertem Temperaturempfinden, Parästhesien (Prickeln, Brennen auf der Haut, Ameisenlaufen), gesteigerter parasympatischer Aktivität (erhöhter Speichel- und Tränenfluss, verstärkte Sekretion der Magen-Darm-Säfte), Durchfall, Muskelschwäche, Lähmungen und zusätzliche Herzschläge führen. Letztendlich kommt es zum Tod durch Atemlähmung.

## Scombrotoxinvergiftung

Scombrotoxine werden in verdorbenen Fischen vor allem der Scomberesocidae (Makrelenhechte) und Scombridae (Makrelen und Thunfische) durch Bakterien (Hafnia, Klebsiella, Proteus, Morganella) gebildet. Die genaue Zusammensetzung des Toxins ist unbekannt, man vermutet eine Mischung aus vielen unterschiedlichen Substanzen. Eine Substanz, die zu einem der typischen Symptome dieser Vergiftung führt, ist Histamin. Es wird durch Umwandlung von Histidin durch Bakterien vor allem im dunklen Fischfleisch gebildet. Typische Symptome sind Gesichtsröte, Kopfschmerzen, Juckreiz und Bronchospasmus.

Bei dieser Fischvergiftung werden auch gastrointestinale Beschwerden wie

Übelkeit und Erbrechen ausgelöst, wobei aber nicht bekannt ist, welche Substanzen diese Symptome verursachen. Die Scombrotoxinvergiftung ist kaum lebensbedrohend und klingt nach 16 Stunden wieder ab.

### Halluzinatorische Fischvergiftung

Das Toxin dieser Vergiftung ist unbekannt; sie wird durch den Verzehr von Meeresäschen und Ziegenfischen ausgelöst und kommt vor allem im Pazifik auf Hawaii vor. Die Symptome sind zentrale Störungen wie Schwindel, Halluzinationen, Depressionen, Alpträume und Muskelschwäche, gastrointestinale Störungen kommen dagegen nie vor. Die halluzinatorische Fischvergiftung ist kaum lebensbedrohend.

Neben dem höheren Schadstoffgehalt und den Vergiftungen, die man erleiden kann, ist der Cholesteringehalt von Meerestieren zu beachten. Zwar haben nicht alle Meeresfrüchte einen hohen Cholesteringehalt, einige sogar einen geringeren als bestimmte Teile roten Fleisches, aber Garnelen, Hummern, Langusten und Scampi sowie Tintenfische und Strandschnecken haben mit bis zu 240 Milligramm pro 100 Gramm einen hohen Cholesteringehalt. Man sollte sie nur in Maßen genießen, um ein übermäßiges Ansteigen des Cholesterinspiegels zu vermeiden.

## 11 Vorsicht vor Wurmbefall bei rohem Fleisch!

Mit dem Produktnamen Fleisch bezeichnet man im Allgemeinen das Skelettmuskelgewebe mit eingebettetem Fett- und Bindegewebe von warmblütigen Tieren,

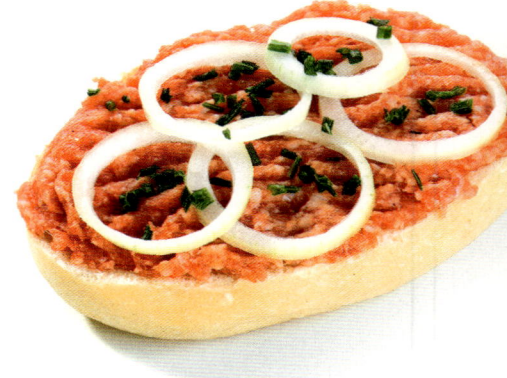

vor allem von Geflügel, Rind, Kalb, Schwein, Hammel und Lamm oder von Wild. Unterschieden wird zwischen Fleischerzeugnissen und Wurstwaren: Fleischerzeugnisse bestehen überwiegend oder ausschließlich aus Fleisch, Wurstwaren sind schnittfeste und streichfähige Gemenge aus zerkleinertem Fleisch, Innereien und Fettgewebe, die unter Verwendung von geschmacksgebenden und technisch notwendigen Zutaten hergestellt werden.

Fleisch und Fleischerzeugnisse sind eine wichtige Quelle für die Eiweißversorgung des Menschen. Neben der hohen biologischen Wertigkeit der Eiweißstoffe spielt auch die Versorgung mit Vitaminen der B-Gruppe eine Rolle. Schweinefleisch enthält zwischen 21 und 41 Prozent Fett sowie 16 Prozent Eiweiß. Rindfleisch ist deutlicher fettärmer und eiweißreicher – hier liegen die Werte zwischen 6 bis 31 Prozent Fett und 15 bis 24 Prozent Eiweiß.

Nach dem Schlachten ist die sogenannte Fleischreifung notwendig. Durch das Abhängen des Fleisches greifen die während der Totenstarre aktivierten Kathepsine – das sind körpereigene Enzymsysteme – das Bindegewebe an und führen so zu morphologischen Veränderungen. Das Aroma sowie die Zartheit und Saftigkeit des Fleischs werden dabei ausgebildet. Die Kühlkette darf allerdings nie unterbrochen werden, da sich sonst Keime vermehren können. Die Temperatur des Fleisches wird dabei vom Fleischermeister immer kontrolliert.

Für Schwangere ist rohes Fleisch wegen der Möglichkeit einer Infektion mit Listerien tabu. Listerien lösen normalerweise nur harmlose Infektionen aus, können aber beim Embryo zum Tod führen und sind auch für Neugeborene nicht ungefährlich.

Aber auch mit dem Bandwurm kann man sich durch rohes Fleisch infizieren. Es gibt verschiedene Arten von Bandwürmern, von denen eine Art durch den Genuss von rohem oder halbgegartem Fleisch übertragen wird. Die Bandwürmer haben sich im rohen Fleisch bereits von Eiern zu Finnen entwickelt und werden im menschlichen Darm zum fertigen Wurm. Symptome eines Wurmbefalls sind verstärktes Jucken, Entzündung des Darms und bei starkem Befall Abmagerung: Hier hilft nur noch der Arzt mit einem Wurmmittel.

Bei Geflügel ist schließlich der Salmonellenbefall problematisch.

## 12 Salmonellengefahr durch Geflügel

Geflügel gehören zu den ältesten Nutztieren der Menschen; schon 4000 bis 5000 v. Chr. wurde in Asien Hausgeflügel gehalten. Das Huhn war früher Inbegriff von Luxus und gutem Leben, ein Sprichwort drückt es so aus: „Schlachtet der Bauer eine Henne, so ist entweder die Henne krank oder der Bauer." Doch die Zeiten haben sich geändert: Heute stellen die Hühnervögel als Nutztiere weltweit die für den Menschen wirtschaftlich bedeutenste Ordnung des Tierreichs dar.

Geflügelfleisch ist gesund, fett- und kalorienarm sowie leicht verdaulich. So enthält eine schonend gegarte Hühnerbrust (aber ohne Haut!) nur 165 Kilokalorien. Gegenüber anderen fettarmen Fleischarten hat Hühner- oder Putenfleisch weitere Vorteile, nämlich die Art und Verteilung des Fettes. Geflügelfleisch kann daher einen sehr wichtigen Beitrag in der fettreduzierten Ernährung leisten. Bei vielen Teilstücken zeichnet sich Geflügelfleisch durch ein ernährungsphysiologisch günstiges Verhältnis von Eiweiß zu Fett aus (hoher Eiweißanteil bei geringem Fettanteil), insbesondere bei der Putenbrust ist das der Fall. Die biologische Wertigkeit von tierischem Eiweiß ist bei Geflügel besonders hoch. Aus 100 Gramm Geflügeleiweiß kann der Körper etwa 80 Gramm körpereigenes Eiweiß aufbauen – zum Vergleich dazu kann aus 100 Gramm Weizeneiweiß der Körper nur 47 Gramm körpereigenes Eiweiß bilden.

Bei Geflügelfleisch befindet sich das Fett meist direkt unter der Haut und kann leicht entfernt werden. Ein großer Teil des Unterhautfettes tritt beim Braten oder Grillen aus, deshalb liegt der tatsächliche Fettgehalt in verzehrfertigem Geflügel immer unter demjenigen von rohem Geflügel. Die Zusammensetzung des Fettes im Geflügelfleisch ist zudem gesundheitlich viel günstiger als im Fleisch anderer Tierarten, da ein größerer Anteil an mehrfach ungesättigten Fettsäuren wie Linol- und Linolensäure vorhanden ist. Geflügelfleisch ist auch ein wichtiger Lieferant von Vitaminen, Mineralstoffen und Spurenelementen.

Wie bei den Eiern muss man bei der Verarbeitung von Geflügel besonders auf die Hygiene achten, denn auch hier besteht die Gefahr der Kontamination mit Salmonellen. Bei der Lagerung darf auf keinen Fall die Kühlkette unterbrochen werden, da sich die Keime sofort vermehren. Im Kühlschrank selbst werden die Salmonellen nicht abgetötet, nur ihr Wachstum wird gestoppt bzw. verlangsamt. Bei der Zubereitung muss darauf geachtet werden, dass Lebensmittel, die nicht mehr gekocht werden, nicht mit dem Geflügel oder mit Gegenständen, die mit dem Geflügel in Berührung gekommen sind (Schneidbrett oder Messer), in Kontakt kommen.

## 13 Achtung krebserregend: gegrillte und geräucherte Lebensmittel

Grillen ist das Garen von Fleisch- oder Wurstwaren über Feuer oder glühenden Materialien. Das Räuchern dagegen dient nicht nur der Verbesserung oder Veränderung des Geschmacks, sondern auch dem Haltbarmachen von Fleisch- und Wurstwaren.

Unter dem Räuchern versteht man eine kurze oder längerfristige Einwirkung von Rauch auf bestimmte Lebensmittel. Der dazu benötigte Rauch entsteht in speziellen Öfen durch unvollständige Verbrennung von Sägemehl, Sägespänen oder Holzscheiten. Während des Räucherprozesses wird dem Räuchergut gleichmäßig und allmählich Feuchtigkeit entzogen. Gleichzeitig wird es durch den Einfluss der Temperatur und durch denn Reifeprozess gegart. Fisch wird z. B. sozusagen mit einem Ruß-Harz-Gemisch oberflächenversiegelt, gleichzeitig wirkt

dieser „Siegellack" antibakteriell. Besonders das Buchenholz enthält sehr viele antibakteriell wirkende Verbindungen.

Je nach Temperatur unterscheidet man das Kalträuchern und das Heißräuchern.

Kalträuchern geschieht mit kaltem Rauch und gleichmäßiger Temperatur von nicht mehr als 30 °C. Das Fleisch bleibt dabei roh, wie z. B. Rohschinken und Speck. Diese Art zu Räuchern benötigt eine längere Zeit, mindestens 20 Tage.

Heißräuchern ist das Garen von Fisch oder Fleisch in heißer Luft unter gleichzeitiger oder nachträglicher Zufuhr von Rauch. Die Temperaturen liegen hier bei 80 bis 90 °C. Das Räuchern dauert zwar nur ein bis zwei Stunden, die Haltbarkeit des Räucherguts ist aber wesentlich geringer als beim Kalträuchern. Dieses Räucherverfahren wird vorwiegend bei Fischen, Halbdauerwürsten vor dem Brühvorgang und Schwarzgeräuchertem angewendet. Beim Schwarzräuchern werden die Würste in etwa 80 °C heißen Rauch gehängt und sollten dort rund sechs bis acht Stunden lang verbleiben. So erzielt man neben der längeren Haltbarkeit auch eine Geschmacksintensivierung. Sehr große Fische eignen sich nicht zum Heißräuchern, da der ganze Saft ausläuft und der Fisch dadurch sehr trocken wird.

Früher wurde vor allem in schwarzgeräucherten Lebensmitteln, die also mit rußbelastetem Heißrauch hergestellt werden, eine hohe Konzentration von Polyzyklischen aromatischen Kohlenwasserstoffen (Polyzyklischen Aromaten) gefunden. Diese Substanzen sind gefährliche Schadstoffe; sie entstehen durch die unvollständige Verbrennung von organischem Material und kommen in unterschiedlichen Verbindungen vor, haben aber immer ein bestimmtes Grundgerüst, von dem sich die Verbindungen ableiten lassen. Als Leitsubstanz sieht man Benzopyren an. Bei Räucherwaren, die heute in den Lebensmittelläden gekauft werden können, muss der Gehalt an den Polyzyklischen Aromaten unter 1 Mikrogramm gehalten werden.

Grillen ist vor allem dann ein Problem, wenn es mit ungeeigneten Mitteln geschieht. Der Gehalt von Benzopyrenen hängt vom Fettgehalt des Fleisches, von der Grilltechnik und den verwendeten Brennmaterialien ab; er kann sehr hoch sein, am höchsten in einer etwa 1 Zentimeter dicken äußeren Schicht des Grillguts. Mageres Fleisch, über glühender Holzkohle oder einer Gasflamme gegrillt,

enthält nur eine geringe Menge an Benzopyrenen. Bei Fleisch oder Fleischerzeugnissen mit hohem Fettgehalt kann durch Pyrolyse von Fett, das auf die Heizquelle herabtropft, eine starke Kontamination des Grillguts mit den Polyzyklischen Aromaten erfolgen. Beim Grillen vor einer senkrecht stehenden Heizquelle oder bei Verwendung von Alufolie oder Alugrillschalen kann dies vermieden werden. Ungeeignete Brennmaterialien sind stark rußende Stoffe wie Papier, Holz, Pappe und Kiefern- oder Fichtenzapfen.

Über den Magen-Darm-Trakt werden die Polyzyklischen Aromaten in Leber, Nieren und Fettgewebe angereichert. Drei bis vier Tage später kommt es zu einer Umverteilung; sie können noch Monate nach dem Verzehr festgestellt wer-

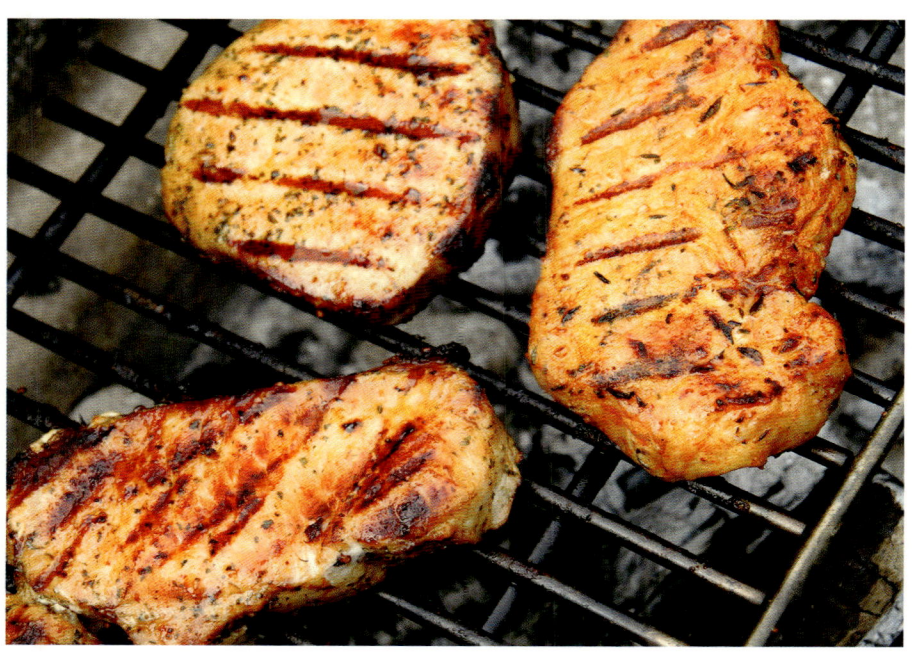

den und können auch in die Muttermilch übergehen. Die Polyzyklischen Aromaten können praktisch in allen Geweben des Menschen metabolisiert werden und dabei gentoxische Verbindungen bilden, die Tumore hervorrufen können.

Neben dem Grillgut sind Gemüse oder Obst ein Problem, da sie über die Luft von z. B. Autoabgasen mit den Polyzyklischen Aromaten kontaminiert werden. Nicht zu vergessen ist, dass auch bei der Verbrennung von Zigaretten diese giftigen Substanzen entstehen.

## 14 Gehärtete Fette: Gefahr für den Stoffwechsel und die Figur

Fette und Öle sind die wichtigsten Energielieferanten. Sie bestehen überwiegend aus Triacylglyceriden. Unter ernährungsphysiologischen Gesichtspunkten ist eine Unterteilung hinsichtlich der charakteristischen Fettsäureverteilung sinnvoll. So unterscheidet man zunächst zwischen Tier- und Pflanzenfetten und -ölen. Im Unterschied zu den Fetten und Ölen tierischer Herkunft enthalten Pflanzenfette (z. B. Sonnenblumen- und Olivenöl) vor allem Linol- und Linolensäure. Tierische Fette, darunter besonders die Depotfette (Reserve- und Speicherfette) der Landtiere, enthalten die essenzielle Arachidonsäure. Wegen seiner hohen Gehalte an gesättigten Fettsäuren (50 Prozent) und der geringen Gehalte an Linolsäure und Tocopherolen ist Schweineschmalz z. B. nicht sehr hochwertig. Fischöle weisen hohe Gehalte an ungesättigte Fettsäuren, vor allem auch an langkettigen Fettsäuren mit mehr als 20 Kohlenstoffatomen auf.

### Transfettsäuren

Flüssige pflanzliche Fette werden durch spezielle Verfahren, die man als Fetthärtung (auch Hydrierung) bezeichnet, gehärtet. Durch Katalysatoren, hohen Druck und hohe Temperaturen werden Wasserstoffmoleküle an der Stelle der Doppelbindungen gebunden; damit wird eine Einfachbindung gebildet. Dabei werden aber nicht alle Doppelbindungen hydriert, und durch die Reaktionsbedingungen (hoher Druck, hohe Temperatur) können Transfettsäuren entstehen.

Transfettsäuren können auch bei starker Erhitzung der Fette über den sogenannten Rauchpunkt entstehen (z. B. bei der Pommes-frites-Herstellung in der Fritteuse) oder durch Bakterien im Pansen der Kuh. Besonders viel gehärtete Fette finden sich in Backwaren (Kekse,

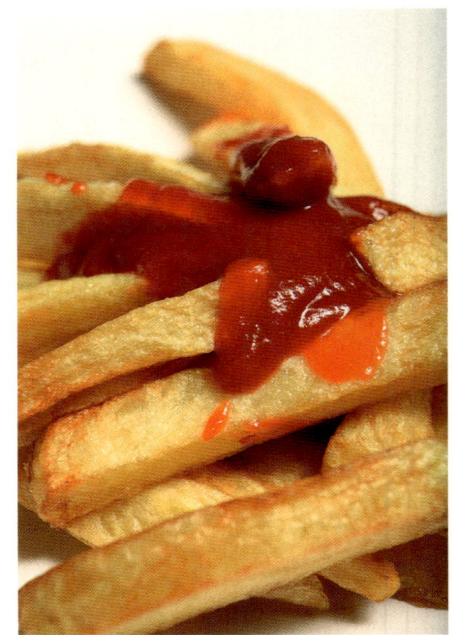

Kuchen) und in frittierten Produkten, bei denen das Fett zu hoch erhitzt wurde.

Die Problematik der Transfettsäuren liegt in einer Erhöhung des „schädlichen" LDL-Cholesterins im Blut und einer Absenkung des „guten" HDL-Cholesterins. Außerdem können sich die Moleküle der Transfettsäuren leichter an die Gefäßwände anlagern, was zur schnelleren Verstopfung der Gefäße führt. Man sollte generell nicht zu viel Transfettsäuren zu sich nehmen, um das Herz-Kreislaufrisiko nicht zu erhöhen, das bedeutet, Fertigprodukte wie Kekse und Kuchen, Frittiertes wie Pommes frites und Fast-Food-Gerichte wie Hamburger nicht zu oft zu verzehren und mehr Selbstgekochtes mit flüssigen Ölen und viel Obst und Gemüse zu essen. Butter enthält zwar ebenfalls Transfettsäuren, aber es wurde noch keine gesundheitliche Beeinträchtigung durch Butter nachgewiesen. Also dürften die auf natürliche Weise gebildeten Transfettsäuren für den menschlichen Organismus nicht gesundheitsschädlich sein.

## 15 Genussmittel mit Vorsicht genießen: Kaffee, Tee und Kakao

Kaffee, Tee und Kakao enthalten unter anderem Koffein und Theobromin bzw. Theophyllin – Substanzen, die als Methylxanthine bezeichnet werden.

Koffein kommt an Chlorogensäure gebunden in der Kaffeebohne vor. In Teeblättern ist es sogar in höherer Konzentration als im Kaffee vorhanden, allerdings an Gerbsäuren gebunden. Außerdem in Mate, in der Lianenart Guaraná und ihren Produkten, in der Kolanuss und in geringen Mengen auch in der Kakaobohne. Das Koffein im Tee wurde früher als Thein bezeichnet, es ist aber chemisch gesehen die gleiche Substanz. Im Tee kommt noch Theophyllin und im Kakao das Theobromin vor, die beide eine ähnliche, allerdings geringere Wirkung wie Koffein besitzen. Koffein wird einigen Lebensmittel wie Cola und Energydrinks künstlich zugesetzt.

In geringer, „normaler" Dosierung steht die stimulierende Wirkung der Methylxanthine im Vordergrund, die darauf beruht, dass die Adenosinrezeptoren blockiert werden, indem die Xanthine „andocken" und das Adenosin damit verdrängen. Die Konzentration an Katecholaminen steigt an, wodurch der Herzschlag beschleunigt wird, sich der Blutdruck erhöht und die Blutgefäße im Gehirn sich verengen. Bei höherer Koffeinzufuhr werden dann auch die Phosphodiesterasen gehemmt, die Adenosinmonophosphat normalerweise abbauen. Bei extrem hoher Aufnahme von Koffein kommt es dann noch zur Freisetzung von Kalzium aus intrazellulären Speichern in das Zytoplasma. Dies bewirkt eine Kontraktion der glatten Muskulatur und Skelettmuskulatur und kann zu Zittern, Unruhe und Erbrechen führen.

Bei empfindlichen Menschen und bei sehr hohem Konsum von Kaffee kann es unter Umständen zu Herzrhythmusstörungen kommen. Außerdem kann es zu gastrointestinalen Unverträglichkeiten wie Reflux kommen (Magensäure gelangt in die Speiseröhre). Extreme Dosierungen mit Mengen, die über die normale Getränkeaufnahme hinausgehen, können zu schweren zentralen und kardiovaskulären Störungen führen. Weitere Symptome einer akuten Intoxikation sind Unruhe, verminderte Konzentrationsfähigkeit, Nervosität, Ängstlichkeit, Schlafstörungen, Zittern und Erbrechen.

Koffein hat auch suchterzeugende Wirkung, da es bei regelmäßiger Aufnahme zur Toleranzentwicklung kommt und Koffein zudem psychoaktiv wirkt. Wenn koffeingewöhnte Personen die Zufuhr einstellen, können Entzugssymptome auftreten wie Müdigkeit und Kopfschmerzen, verringerte Leistungsfähigkeit, Angst, Erbrechen und Schlaflosigkeit. Die Symptome sind nach einer Woche aber überwunden.

Koffein kann in der Schwangerschaft schädigend auf den Fötus wirken. Dies wurde bisher zwar nur im Tierversuch nachgewiesen und konnte beim Menschen nicht bestätigt werden. Schwangere sollten allerdings vor allem im ersten Drittel der Schwangerschaft den Kaffeekonsum einschränken, um die Gefahr einer Frühgeburt zu verringern.

Die im Kaffee enthaltenen sogenannten Diterpene, vor allem Kahweol und Cafestol, erhöhen die Blutlipide im Plasma. Der Blutcholesterinspiegel kann sich dadurch um etwa 400 Milligramm pro Liter erhöhen. Dieser Effekt kann jedoch verhindert werden, wenn ein Kaffeefilter verwendet wird, denn die Diterpene bleiben im Filter zurück.

## 16 Getreide kann Durchfall und mehr auslösen

Die Zahl der Menschen, die die klassischen Brotgetreide Roggen, Hafer, Gerste und Weizen nicht vertragen, nimmt ständig zu.

Einige Menschen vertragen bestimmte Getreidesorten nicht, da sie auf ein bestimmtes Eiweiß allergisch reagieren; die Allergie wird als Zöliakie, einheimische Sprue oder Glutenunverträglichkeit bezeichnet.

Das Immunsystem dieser Personen reagiert auf die Getreide-Eiweiße aus Weizen, Roggen, Gerste und Hafer, wodurch eine mit Zottenatrophie – die Darmzotten bilden sich zurück – einhergehende Schädigung der Dünndarmschleimhaut ausgelöst wird. Je nach Schwere der Zottenatrophie ist die Resorption im Dünndarm entsprechend reduziert. Die Zöliakie kommt regional unterschiedlich oft vor, bei Afrikanern, Japanern und Chinesen ist sie extrem selten. Sie hat ihre Ursache in einem Gendefekt. Die Symptome sind aber nicht nur die Schädigung des Darms und Durchfälle, sondern auch Osteoporose, Eisenmangelanämie, T-Zell-Lymphom, Schilddrüsenentzündung und Diabetes Typ 1. Sogar Depressionen können ihre Ursache in einer lange unbehandelten Zöliakie haben.

Die Behandlung besteht aus einer konsequenten Eliminierung glutenhaltiger Lebensmittel; stattdessen können glutenfreie Lebensmittel konsumiert werden. Es gibt schon eigens für Zöliakiekranke hergestellte Produkte wie Brot aus Mais, Reis oder aus Esskastanien, die aber meist entsprechend teuer sind.

Getreide enthalten Kohlenhydrate und Ballaststoffe, die in der Ernährung des Menschen schon immer die wichtigste Rolle spielten. Sie sind leicht verfügbar, haben niedrige Produktionskosten und lassen sich verhältnismäßig leicht lagern.

Hier kann der Schimmelpilz eine Gefahr darstellen, der entweder bei ungünstiger, vor allem feuchter Witterung bereits auf dem Feld oder erst bei der Lagerung gebildet wird. Besonders gefährlich ist das sogenannte Mutterkorn, das

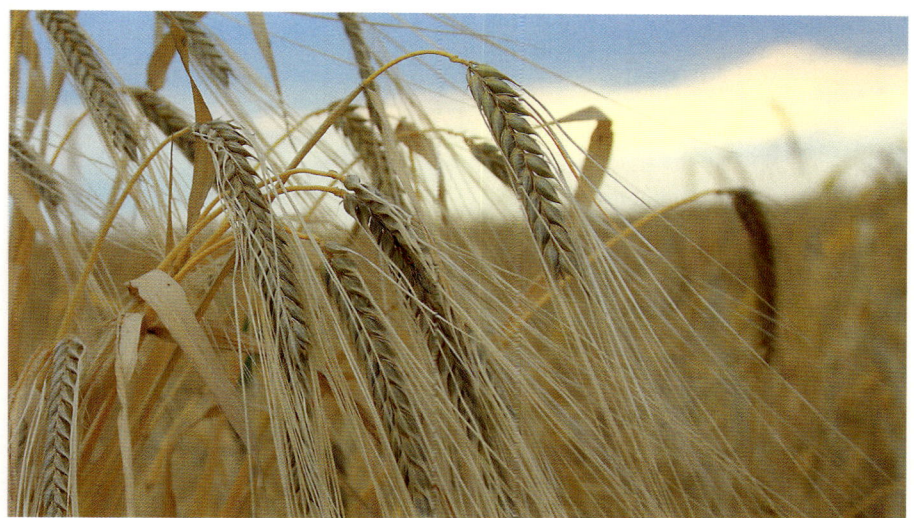

vom Mutterkornpilz vor allem auf Weizen und Roggen, seltener auf Hafer, Gerste und anderen Gräsern gebildet wird. Der Mutterkornpilz bildet zahlreiche Toxine wie Ergometrin oder Ergocrystin. Die Erkrankung, die diese Toxine verursachen, nennt man Ergotismus, wobei es zur Störung der peripheren Durchblutung vor allem der Finger und Zehen kommt. Die Folgen sind histologische Veränderungen: Es können sich Tromben bilden, das Gewebe stirbt ab. Auch das Zentralnervensystem ist betroffen, und es kommt zu Psychosen und Krämpfen.

Erst 2007 wurde in einem Bioprodukt wieder Mutterkorn gefunden. Das Problem war, dass bei der biologischen Verarbeitung keinerlei Gift eingesetzt werden darf, welches das Wachstum des Pilzes verhindert. Biologische Verarbeitung ist sicher eine gute Alternative zur konventionellen Landwirtschaft, allerdings müssen die Getreidekörner gründlich gereinigt werden. Das Mutterkorn lässt sich nach Größe und Gewicht normalerweise gut abtrennen; es kann allerdings vorkommen, dass es gleich groß wie die Getreidekörner ist, doch dafür gibt es sogenannte Farbausleser, die die Körner nach der Färbung aussieben; das schwarze Mutterkorn lässt sich so gut herausfiltern.

Eine weitere Pflanze, die gern als Unkraut auf Getreidefelder wächst, ist die Kornrade. Deren Samen sind giftig und können zum Tod durch Atemlähmung führen. Durch Aussieben lässt sich aber auch dieser Samen gut entfernen.

## 17 Gewürze schmecken gut, aber …

Menschen haben schon immer mit ihrer Nahrung auch Pflanzen oder Teile von Pflanzen mitgegessen, die der Nahrung einen spezifischen, veränderten Geschmack gaben und die dann als Gewürze bezeichnet wurden.

Auch Küchenkräuter werden zu den Gewürzen gezählt, da sie ebenfalls Aromen und Wirkstoffe enthalten, die den Geschmack von Speisen beeinflussen können. Dabei wird nicht berücksichtigt, um welche Pflanzen oder Pflanzenteile es sich handelt (Wurzel, Stiel, Blatt, Blüte, Frucht, Samen, Rinde). Gewürze werden sowohl wegen positiver gesundheitlicher Wirkungen als auch wegen ihrer geschmacklichen Eigenschaften verwendet.

Vorsicht ist aber für Allergiker geboten, denn Gewürze weisen teilweise einen sehr hohen Salicylsäuregehalt auf!

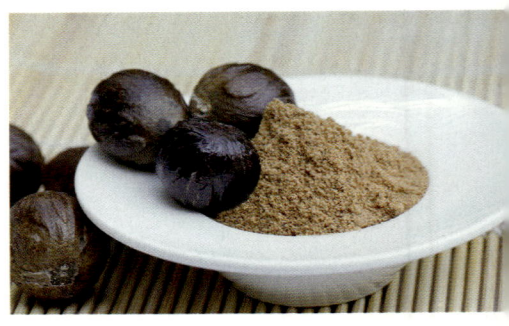

## Senf

Senf enthält Senföle, die ihrerseits Allylisothiocyanat enthalten. In großen Mengen kann dieses lokal im Magen-Darm-Trakt stark reizend wirken und zu Übelkeit, Erbrechen und bei sehr hohen Mengen zu Nierenschäden führen. Aber schon allein wegen des extrem starken Brennens im Mund würde niemand entsprechend große Mengen aufnehmen.

## Wermut und Salbei

Wermut und Salbei enthalten in ihrem ätherischen Öl Thujon, das toxisch wirkt und zu Erscheinungen wie Verwirrtheit, epileptischen Anfällen, Schwindel und Halluzinationen führen kann. Wermut wird dem Trinkbranntwein zugesetzt. Die Vergiftungserscheinungen treten allerdings nur bei übermäßigem Branntweingenuss auf. Da der Alkohol selbst ähnliche Symptome auslöst, rühren etwaige Symptome meist eher von zu viel Alkohol als von Thujon her.

Auch Thymian, Rosmarin und Beifuß enthalten das Toxin, doch wird niemand die kritischen Mengen dieser Gewürze zu sich nehmen.

## Muskatnuss

Die Muskatnuss enthält die ätherischen Öle Myristicin und Elemicin. Diese führen zu Trockenheit im Mund, einer Verengung der Pupillen, beschleunigtem Herzschlag und starken Blutdruckschwankungen; außerdem kann es zu euphorischen Zuständen, Halluzinationen, Rauschwirkung und anschließend starkem Schlafbedürfnis kommen. Die Symptome können zehn Tage lang anhalten. Neben diesen akuten toxischen Erscheinungen kann es auch zu chronischen Organschäden vor allem von Leber und Niere kommen. Die Menge von zwei Muskatnüssen ist für Kinder tödlich, 15 Gramm führen bei Erwachsenen zu schweren Vergiftungen.

## Dill und Petersilie

Myristicin kommt in geringen Mengen auch im Dill und Petersilie vor. Bei maßvollem Verzehr ist dies aber unbedenklich.

Im ätherischen Öl der Petersilie ist außerdem Apiol enthalten, das früher Frauen als Abtreibungsmittel gegeben wurde. Große Mengen von extrahiertem Apiol können zu Schleimhautreizungen, Leberverfettung, Lähmungen und Zersetzung der roten Blutzellen führen.

## 18 Auch Grundnahrungsmittel bergen Gefahren: Kartoffeln und Tomaten

Kartoffeln und Tomaten gehören wie auch Paprika und Auberginen zu den Nachtschattengewächsen. Diese Pflanzen bilden als Schutz vor Schädlingen und Krankheitserregern Alkaloide, zu denen auch die Glykolalkaloide gehören. Diese haben einen bitteren Geschmack, der ab etwa 11 Milligramm pro 100 Gramm Lebensmittel wahrnehmbar ist. Normalerweise werden in Lebensmitteln keine schädlichen Mengen nachgewiesen, aber bei schlecht gelagerten Kartoffeln kann die Konzentration bedenklich ansteigen.

Der Begriff Solanin wird oft als Sammelbegriff für die Nachtschatten-Alkaloide oder als Synonym für einzelne Substanzen wie Tomatin in Tomaten verwendet. Es ist aber nur eines von vielen Glykoalkaloiden in Lebensmitteln, Kartoffeln enthalten z. B. über 20 verschiedene Substanzen. Eine Differenzierung dieser Alkaloide ist wichtig, da sie unterschiedliche toxische Wirkungen besitzen. Die größte Bedeutung haben Solanin und Chaconin in Kartoffeln beziehungsweise Tomatin und Dehydrotomatin in Tomaten. Diese Alkaloide haben eine gemeinsame Struktur, besitzen eine saponinähnliche, hämolytisch wirkende Eigenschaft und wirken damit membranschädigend.

Die heutigen Kartoffelsorten haben einen deutlich geringeren Gehalt an Glykoalkaloiden als die Wildformen, zahlreiche Faktoren wie der Anbau und die Bedingungen der Lagerung sowie der Verarbeitung können die Konzentration aber erhöhen: Feuchtes und kühles Wetter während des Wachstums führt ebenso wie physiologischer Stress (Fraß, Schneiden, Schälen, Bürsten), mikrobielles Wachstum (Schimmelbefall) und Lichteinfluss zu erhöhten Konzentrationen.

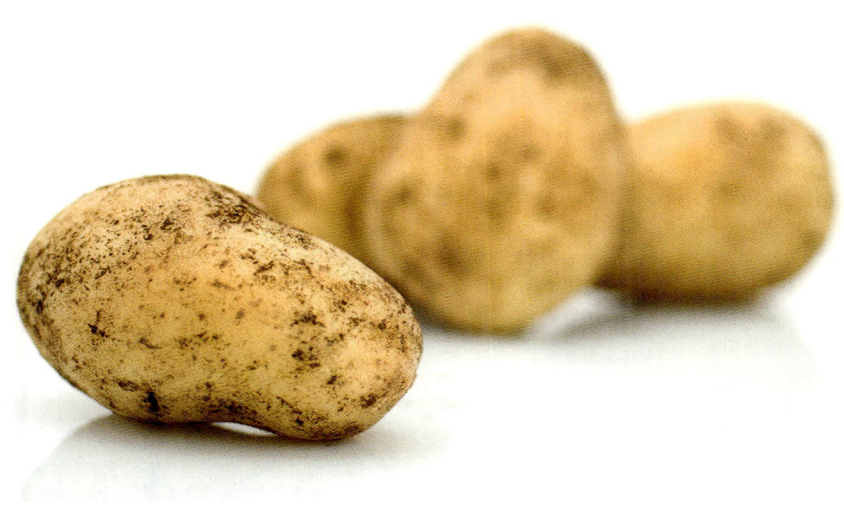

Grün verfärbte Kartoffeln – dies ist ein Zeichen für Lichteinfluss – weisen deutlich erhöhte Alkaloidgehalte auf. Die Synthese läuft aber nicht immer parallel zu der des grünen Farbstoffs Chlorophyll, warm und hell gelagerte Kartoffeln können daher schon deutlich erhöhte Alkaloidkonzentrationen enthalten, auch wenn sie keine grünen Stellen aufweisen.

Die in der Tomate enthaltenen Alkaloide wurden lange Zeit als Tomatin bezeichnet. Inzwischen konnte man aber feststellen, dass es sich dabei um eine Mischung der beiden Substanzen Alpha-Tomatin und Dehydrotomatin handelt. Für die Alkaloidkonzentration in Tomaten ist der Reifegrad entscheidend. Relevante Mengen sind nur in unreifen, grünen Tomaten enthalten, bei der Reifung werden nämlich die Alkaloide abgebaut und sind in ausgereiften, roten Früchten nur noch in minimalen Mengen enthalten. Nachgereifte Tomaten weisen jedoch eine höhere Konzentration an Alkaloiden auf als reif geerntete Tomaten.

Da Lagerung und Verarbeitung starke Einflussfaktoren für die Anhäufung von Alkaloiden in Kartoffeln und Tomaten sind, ist ein sorgfältiger Umgang mit diesen Lebensmitteln von großer Bedeutung. Bei Kartoffeln ist eine sachgerechte Lagerung am wichtigsten. Sie sind grundsätzlich kühl, dunkel und trocken zu lagern. Grüne Stellen und Augen sind großzügig zu entfernen. Kartoffeln mit großflächigen oder mehreren grünen Stellen sowie eingetrocknete und keimende Kartoffeln sind nicht zum Verzehr geeignet. Das Kochwasser von Kartoffeln sollte nicht weiter verwendet werden, da die Alkaloide beim Kochen nicht zerstört, sondern nur ins Kochwasser ausgeschwemmt werden. Kartoffelschalen, die in frittierter Form als Snack angeboten werden, können ebenfalls einen hohen Alkaloidgehalt aufweisen, vom Verzehr ist hier abzuraten. Die Verzehrempfehlung von Produkten aus grünen Tomaten richtet sich nach den üblichen Portionsgrößen. Bei Konfitüren ist die Alkaloidkonzentration normalerweise gering und daher toxikologisch unbedenklich. Würzsoßen und eingelegte Tomaten werden jedoch häufig auch in Mengen von über 100 Gramm gegessen, vom Verzehr in dieser Größenordnung wird daher überwiegend abgeraten, obwohl Vergiftungserscheinungen durch Produkte aus grünen Tomaten bisher nicht beobachtet wurden.

## 19 Grüne Bohnen können giftig sein

Es ist allgemein bekannt, dass Gemüse gesund ist. Das ist insbesondere auf die sekundären Pflanzenstoffe sowie die Vitamine und Mineralstoffe zurückzuführen. Aber in der Grünen Bohne stecken wie bei allen Lebensmittel auch Gefahren.

Die Grüne Bohne stammt ursprünglich aus Mittel- und Südamerika, wo sie als Grundnahrungsmittel diente. Durch die Spanier gelangte sie im 16. Jahrhundert auch nach Europa.

Grüne Bohnen enthalten viel Eiweiß, das viele wichtige Aminosäuren für den Körper liefert. Zudem liefern sie die Vitamine A, C, K und B-Vitamine, Folsäure und Panthothensäure und die Mineralstoffe Magnesium, Eisen und Kalium; das Kalzium-Phosphat-Verhältnis ist allerdings nicht günstig.

Rohe Grüne Bohnen – schon fünf bis sechs Stück – rufen schwerste hämorrhagische Gastroenteritis hervor. Die

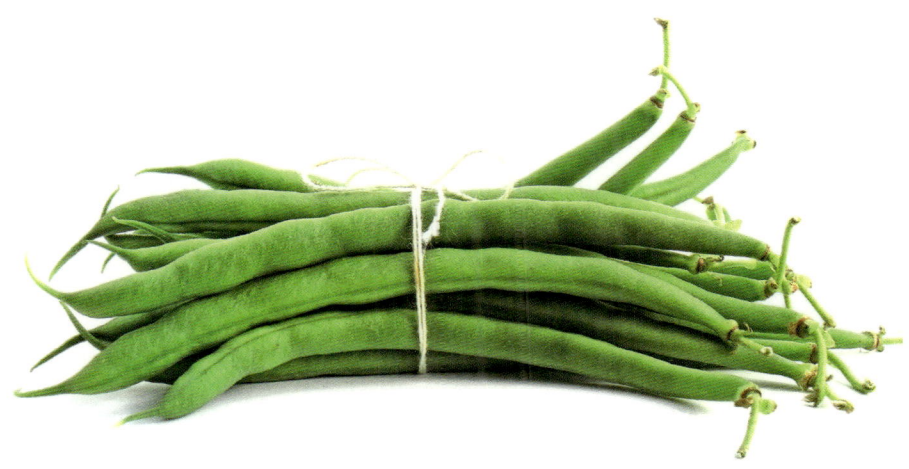

Bohnen enthalten Lektine. Das sind Eiweißstoffe, die spezifische Kohlenhydratstrukturen binden und dadurch in der Lage sind, sich spezifisch an Zellen und Zellmembranen zu heften, von wo aus sie biochemische Reaktionen auszulösen. Man findet sie bei Tieren, Mikroorganismen und Pflanzen, unter anderem in Samen von Leguminosen (Hülsenfrüchten), zu denen auch die Grüne Bohne gehört. Die Lektine nennt man auch noch Phytohämagglutinine, die in der Grünen Bohne als Phasin bezeichnet werden. Sie führen zur Verklumpung roter Blutzellen (Hämagglutination). Die Vergiftungserscheinungen werden aber durch die Bindung der Lektine an die Enterozyten der Darmschleimhaut hervorgerufen. Durch die Entzündung der Darmschleimhaut kommt es zu einer Zerstörung des Epithels und damit zu einer Oberflächenverkleinerung und einer verschlechterten Resorption von Nährstoffen im Magen-Darm-Trakt. Bei größeren Mengen an rohen Grünen Bohnen werden kleine Blutgefäße verstopft. Es entstehen Tromben, und das Gewebe stirbt ab. Da die Lektine – und damit auch Phasin – aus Aminosäuren aufgebaut sind, werden sie durch Hitzeeinwirkung zerstört. Das Kochwasser sollte man aber wegschütten, da sich vor allem bei kurzen Kochzeiten noch nicht zerstörte Lektine darin befinden können.

Hülsenfrüchte dürfen deshalb bis auf Ausnahmen wie die Zuckererbsen, nicht roh verzehrt werden, es kann sonst zu den oben beschriebenen Vergiftungserscheinungen kommen. Sie müssen unbedingt vor dem Verzehr gekocht werden. Das wird uns bei der Verwendung von Konservendosen, wo die Hülsenfrüchte bereits vorgekocht sind, allerdings enorm erleichtert.

Gekeimte Hülsenfrüchte haben die schädlichen Inhaltsstoffe schon teilweise abgebaut, sodass hier einfaches Blanchieren reicht.

Die Limabohne besitzt noch ein weiteres Gift, ein Glykosid, das als Linamarin bezeichnet wird. Auch dieses Gift wird beim Kochen zerstört, und die Bohne ist dann genießbar.

Allgemein gilt: Auch wenn bestimmte Bohnenprodukte knackig oder roh gut schmecken, sollten Sie Grüne Bohnen immer ausreichend garen. Dann sind sie gesund und schmecken gut.

## 20 Honig ist für Babys gefährlich

Honig hat den Ruf, gesundheitsförderlich zu sein, vor allem wenn wieder eine Erkältungswelle herrscht. Und noch immer wird empfohlen, Babys Honig in den Tee oder Brei zu geben oder bei Trinkfaulheit die Brustwarzen mit Honig zu bestreichen – Honig gilt als gesund. Unbestreitbar sind aber nicht nur die gleich hohe Kalorienanzahl wie beim Zucker und die Schädlichkeit für die ersten Zähnchen, sondern auch die Gefahr einer Vergiftung des Kindes mit einem Bakterientoxin. Bei der Verarbeitung von Bienenhonig können grundsätzlich Bakterien aus der Umwelt in den Honig gelangen. Besonders gefährlich für Babys ist der Krankheitserreger Clostridium botulinum, ein anaerober Keim, der sich nur in einer sauerstofffreien Umwelt vermehren kann. Dieser Erreger bildet ein lähmendes Gift, das Botulinumtoxin. Bereits kleine Mengen dieses für den Erwachsenen ungefährlichen Keimes führen beim Säugling zu einer Lähmung des Darmes – eine hartnäckige Verstopfung ist dann

ein erstes Krankheitszeichen. Die Erreger vermehren sich explosionsartig im Darm, wobei sie durch ihre Stoffwechselaktivität noch mehr Toxine produzieren, die dann in den Blutkreislauf übergehen. Das Gift bewirkt eine zunehmende Lähmung aller Muskeln, sodass es neben Darmstillstand zu Schlucklähmung, Augenmuskellähmung, Verlust der Mimik, Lähmungen in Armen und Beinen, Halteschwäche des Kopfes und schließlich zur Atemlähmung kommen kann. Unbemerkt kann der Säuglingsbotulismus zum Tode führen, eine ärztliche Versorgung ist unbedingt notwendig.

Der Säuglingsbotulismus ist allerdings ein sehr seltenes Krankheitsbild. Er entsteht üblicherweise nur bei Kindern im ersten Lebensjahr, besonders in den ersten sechs Monaten. Nur in diesem Zeitraum ist es den Bakterien möglich, den Darm zu besiedeln, sich zu vermehren und ihr Gift zu bilden, bei älteren Kindern und Erwachsenen kommt es nicht mehr dazu. Um den Säugling zu schützen, muss in den ersten zwölf Lebensmonaten vollständig auf jegliche Verwendung von Honig in jeder Form verzichtet werden.

Der Nährwert von Honig wird von vielen als besser angesehen als der von gewöhnlichem Zucker. Sicherlich enthält Honig außer Fruktose und Glukose auch Mineralstoffe (vor allem Kalium, Phosphor und in geringerer Konzentration auch Kalzium), Spurenelemente (Eisen, Zink), Vitamine (Vitamin C, Vitamin $B_2$, Vitamin $B_6$, Panthothensäure und Niacin) und Bieneneigene Enzyme, die wichtige Aminosäuren liefern. Wenn man auf die Vitamine und Aromastoffe Wert legt, sollte man Honig nicht über 40 °C erhitzen, da diese sonst zerstört werden; man

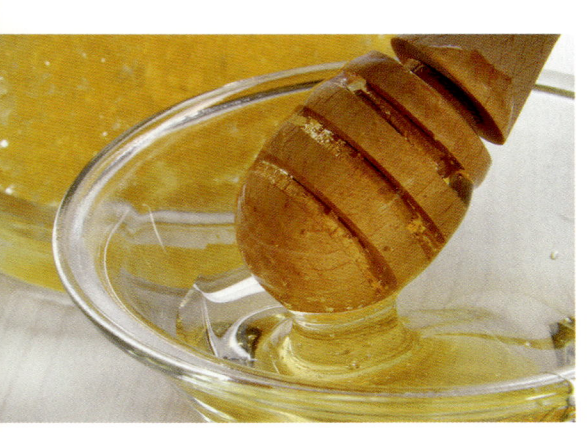

kann ihn in heißen Getränken aber zum Süßen nehmen, da diese relativ schnell abkühlen. Als Alternative zu Haushaltszucker ist Honig sicher zu empfehlen, aber er liefert wie jedes Kohlenhydrat schnellverwertbare Energie und kann zum Übergewicht beitragen. Und wenn Sie schon Honig verzehren möchten, so bevorzugen Sie kaltgeschleuderten Honig!

## 21 Hustenbonbons nur in Maßen!

Hustenbonbons enthalten ätherische Öle, die zu den sekundären Pflanzenstoffen zählen. Diese setzen sich aus einer Mischung fettlöslicher, leicht flüchtiger Substanzen zusammen und gehören überwiegend zur Gruppe der Terpenoide.

Pflanzen, die ätherische Öle enthalten, werden bei vielen Beschwerden eingesetzt, ihre Wirkung ist aber auch zum Teil von den Begleitstoffen abhängig. In der Aromatherapie verwendet man allerdings nur die isolierten Öle. Allgemein kann man sagen, dass die ätherischen Öle antimikrobiell, reizend auf Haut und Schleimhaut, krampflösend und insektenabwehrend wirken.

Hustenbonbons enthalten als Aromastoff oft Eukalyptusöl, dessen Wirkstoff Eucalyptol in Übermaßen genossen giftig ist, so wie alle ätherischen Öle, die in den Pflanzen vorkommen. Sie sind ab einer bestimmten Dosis giftig, da die Pflanzen sie eigentlich zur Abwehr von Fressfeinden einsetzen. Eine extrem hohe Menge an Hustenbonbons kann deshalb zu Übelkeit, Erbrechen, Gastroenteritis und Nierenreizungen führen. Auch Menthol, das in manchen Husten-

bonbons enthalten ist, kann in sehr hohen Mengen genossen gefährlich werden Menthol wirkt auf den Herzmuskel und führt zu unregelmäßigem Schlagen des Vorhofes (Vorhofflimmern).

## 22 Kartoffelchips – Ursache für Herzinfarkt und Krebs?

Dass Snacks nicht gesund sind, ist inzwischen jedem klar. Aber gerade die beliebten Kartoffelchips machen der Gesundheit und der Figur zu schaffen. Erfunden wurden die Kartoffelchips um 1830 in den USA, von wo aus sie ihren Siegeszug um die ganze Welt antraten.

Zur Herstellung von Kartoffelchips werden die gereinigten und von Fehlstellen befreiten Kartoffeln in Abriebmaschi-

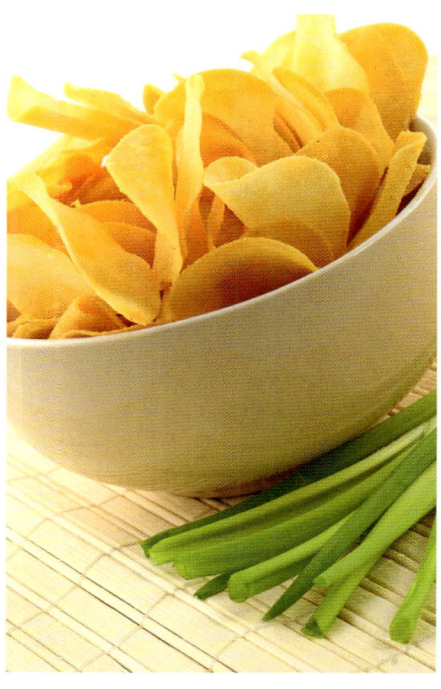

nen in Scheiben geschnitten. Beim Frittieren verlieren sie ihr Wasser bis auf einen Rest von 2 bis 3 Prozent und nehmen dabei zwischen 32 und 40 Prozent Fett auf.

Kartoffelchips können reichlich Acrylamid enthalten. Der chemische Vorgang, der für die Bildung von Acrylamiden verantwortlich ist, heißt nach dem Entdecker Maillard-Reaktion. Dabei kommt es unter Hitzeeinwirkung zur Reaktion von reduzierenden Zuckermolekülen mit Aminosäuren. Durch das Backen, Braten oder Rösten von Brot, Kaffeebohnen, Kakaobohnen, Pommes frites und Fleisch entstehen nach einer sehr komplexen Reaktionsfolge chemische Verbindungen, die für die Farbe und das Aroma von Lebensmitteln von großer Bedeutung sind, z. B. bildet sich bei der Reaktion von Zucker mit schwefelhaltigen Aminosäuren das typische Aroma von gebratenem Fleisch. Durch die Maillard-Reaktion wird zwar auch die Haltbarkeit verlängert, da die Reaktionsprodukte Luftsauerstoff binden können, durch die Reaktion von Zucker mit bestimmten Aminosäuren können sich aber auch kanzerogene Stoffe bilden – Acrylamid ist einer dieser Stoffe. Dabei bildet sich aus der Reaktion von Zuckermolekülen mit der Aminosäure Asparagin. Diese Aminosäure kommt vor allem in Kartoffeln und Getreide vor, deshalb entsteht durch starkes Erhitzen dieser Produkte das meiste Acrylamid. Acrylamid findet sich somit in vielen Backwaren, Frittiertem (Kartoffelchips, Pommes frites) und Keksen.

Erwiesen ist die kanzerogene und neurotoxische Wirkung bisher nur in Tierversuchen. Die Wirkung auf das menschliche Erbgut wurde bisher noch nicht ausreichend untersucht. Daher wird Acrylamid für den Menschen als „wahrscheinlich krebsauslösend" eingestuft. Um endgültige Verzehrsempfehlungen aussprechen zu können, ist noch großer Forschungsaufwand notwendig. Geklärt werden sollte auch, ob die chemischen Reaktionen, die während der Zubereitung zur Bildung von Acrylamid führen, durch technologische Maßnahmen verhindert werden können; denn die völlige Verbannung der fraglichen Produkte erscheint nach heutigem Wissensstand als unrealistisch. Darüber hinaus haben „Chips & Co." hohe Fettkonzentrationen, sodass ein Verzehr in großen Mengen sowieso nicht anzuraten ist: Wer abnehmen möchte, sollte auf Kartoffelchips jedenfalls weitgehend verzichten.

## 23 Käse ist nicht für alle Menschen gesund

Käse ist ein wohlschmeckendes Naturprodukt, das leider auch Risiken birgt. Nicht nur der Fettgehalt kann problematisch sein, die verarbeitete Milch kann auch Pestizide enthalten, und einige Inhaltsstoffe sind für bestimmte Personen gefährlich.

### Tyramin

Tyramin gehört zu den sogenannten biogenen Aminen und wird durch Decarboxylierung aus Tyrosin gebildet. Es entsteht bei der Zersetzung von Eiweiß und ist deshalb vor allem in Produkten enthalten, die fermentiert werden oder gären: Dazu gehört unter anderem auch Käse. Käsesorten mit besonders hohem Tyramingehalt sind Cheddar, Camembert, Stilton, Emmentaler und Gruyère (Greyerzer). Der Gehalt schwankt sehr stark nach dem Alter des Käses, dessen

Herkunft und dem Herstellungsverfahren. Tyramin kommt aber nicht nur im gereiften, vor allem alten Käse vor, sondern auch in Fischzubereitungen, Geflügelleber, Bohnen und Rotweinen.

Gefährdet sind durch das Tyramin vor allem Personen, die sogenannte MAO-Hemmer als Antidepressiva oder zur Parkinsontherapie nehmen. Die MAO-Hemmer greifen in den Stoffwechsel der Botenstoffe im Gehirn ein und wirken stimmungsaufhellend. Doch sie hemmen dass Enzym Monoaminooxidase nicht nur im Gehirn, sondern auch im Darm, sodass bei Zufuhr tyraminhaltiger Nahrungsmittel Tyramin nicht abgebaut wird und verstärkt wirken kann. Dadurch kann es zu Blutdruckkrisen und schließlich zum Herzinfarkt kommen.

### Listerien

Schwangere Frauen sollten vor allem weichen Käse während der Schwangerschaft meiden, da diese Käsesorten aus Rohmilch (also nicht wärmebehandelter Milch) hergestellt werden und Listerien enthalten können, die beim Fötus zum Tod führen können und auch für Neugeborene nicht ungefährlich sind. Listerien, die auch in rohem Fleisch vorkommen, lösen normalerweise nur harmlose Infektionen aus; deshalb ist es auch nur für schwangere und stillende Frauen wichtig, zum Wohle des Kindes auf weichen Käse und rohes Fleisch zu verzichten.

## 24 Kiwi kann Allergien hervorrufen

Der Ursprung der Kiwi liegt im Nordosten Chinas, sie wächst dort in den Wäldern als kräftige, holzige Liane oder kletternder Strauch; um 1900 wurde sie nach Neuseeland gebracht. Ursprünglich hieß sie „Chinesische Stachelbeere", wurde aus Marketinggründen aber nach dem

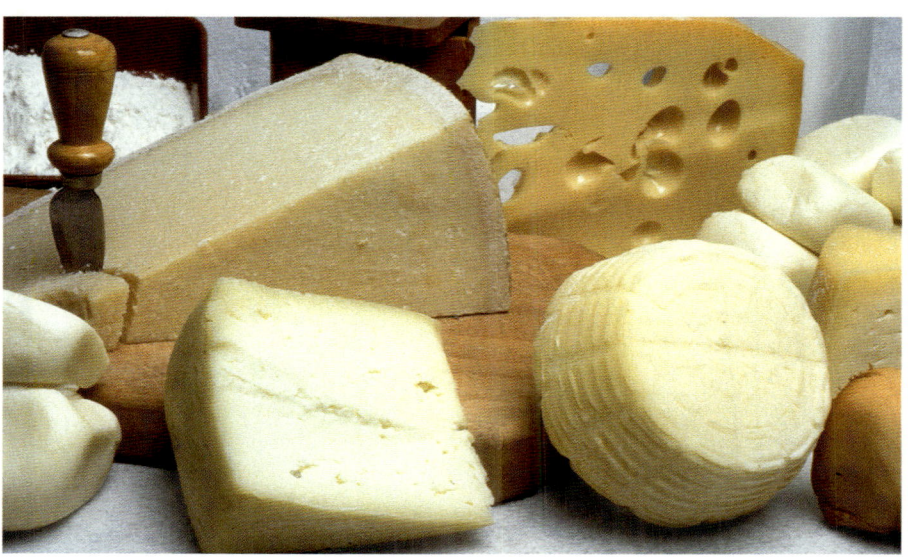

in Neuseeland heimischen Vogel umbenannt.

Die Kiwi ist eine bis zu 10 Meter hohe rankende Kletterpflanze und gehört zur Familie der Strahlengriffelgewächse (Actinidiaceae). Die Früchte reifen im Spätherbst und werden 4 bis 8 Zentimeter lang. Sie sind länglich-oval, behaart und haben ein grünes Fruchtfleisch, in dem die schwarzen Kerne eingebettet sind. Die Kerne werden mitgegessen. Die Frucht ist reich an Folsäure und Vitamin E und hat einen hohen Vitamin-C-Gehalt. An Mineralien enthält die Kiwi Kalzium, Eisen, Kalium und Natrium.

Gibt man frische Kiwis in Milch oder Joghurt, ändert sich sofort deren Struktur (sie wird flockig) und der Geschmack (dieser wird bitter). Dies liegt an einem Enzym der Kiwi, dem Actinidin, das das Milcheiweiß (Kasein) spaltet. Wird die Frucht kurz über 43 °C erhitzt, so wird das Enzym allerdings zerstört. Für den Hausgebrauch kann man die Kiwi kurz überbrühen und dann erst zur Milch oder zum Joghurt geben – der Nachteil ist ein Verlust an Vitaminen. Man kann die Kiwi auch nutzen, um Fleisch zarter zu machen, denn das Actinidin spaltet auch das Eiweiß von Fleisch und macht dieses dadurch weicher.

Solche eiweißspaltenden Enzyme gibt es auch in der Ananas (Bromelain) und der Papaya (Papain) – dies ist der Grund, warum mit diesen Früchten Süßspeisen aus Gelatine nicht hergestellt werden können und z. B. eine Creme mit diesen Früchten nicht fest wird.

Immer mehr Menschen reagieren auf die zahlreichen „neuen", exotischen Früchte allergisch. In einer Studie wurden im Jahr 2004 die beim Verzehr einer Kiwi auftretenden Symptome genauer beschrieben, um unter anderem mögliche Kreuzreaktionen zu anderen Allergenen ausfindig zu machen. Dabei zeigte sich, dass 82 Prozent der Personen, die auf die Kiwi allergisch reagierten, auch gegen Latex sensibilisiert waren. Kiwi-Allergien selbst verursachen keine einheitlichen Störungen, sondern rufen viele unterschiedliche Symptome hervor.

## 25 Kochbananen schädigen das Herz

Kochbananen sind aus Kreuzungen von Obstbananen und samenhaltigen Bananen entstanden. Sie haben bis zu bis 40 Zentimeter lange, dicke Früchte und sind etwas kantinger als die Obstbananen. Im unreifen Zustand weisen sie eine grüne Schale sowie ein festes, nicht süßes, sondern sehr stärkehaltiges Fruchtfleisch auf; bei Vollreife ist die Schale wegen der braunen Flecken zwar unansehnlich, das Fruchtfleisch duftet jedoch angenehm, weist aber einen unangenehmen Geschmack auf, der sich erst durch Kochen, Backen und Grillen verliert. Vor allem in der afrikanischen Küche sind die Kochbananen ein ganz wesentlicher Bestandteil und gelten als Grundnahrungsmittel. Sie werden meist geschält und ganz oder zerkleinert gegart, wobei sie ihre Form und Textur beibehalten. Man verwendet sie wie Gemüse, sie eignen sich daher sehr gut für Suppen und Eintöpfe. In den ostafrikanischen Ländern wird aus vergorenen Kochbananen auch ein Bananenbier hergestellt.

Kochbananen enthalten reichlich Kohlenhydrate, Ballaststoffe, viel Kalium, Magnesium, Vitamin C, $B_6$ sowie etwas Beta-Carotin und Folsäure. Die in der rohen Kochbanane enthaltenen Gerbstoffe, die für den unangenehmen Geschmack im Rohzustand verantwortlich sind, werden beim Kochen zerstört.

Allgemein enthalten Bananen Serotonin, wobei die Kochbanane einen ganz besonders hohen Anteil besitzt. Serotonin kommt auch im Körper des Menschen selbst vor und wird durch Regelmechanismen des Körpers ausgeglichen. In Ländern, in denen die Kochbananen das Hauptnahrungsmittel sind und in sehr großen Mengen verzehrt werden, nimmt man auch eine große Menge an Serotonin auf. Dies führt im Herzen nach einiger Zeit zu Endomyokardfibrose und schweren Schäden. Es besteht aber bei normalem Genuss von Bananen keine Gefahr, da dann nicht so viel Serotonin aufgenommen wird.

## 26 Kohlenhydratreiche Lebensmittel: Gefahr beim Backen, Frittieren und Kochen

Zu den kohlenhydratreichen Lebensmitteln zählen Teigwaren wie Nudeln, Reis, Brot, Kartoffeln und Cerealien. Durch zu starkes Erhitzen von kohlenhydrathaltigen Lebensmitteln können sich Acrylamide bilden.

Hier sind vor allem Lebensmittel wie die Kartoffeln betroffen, die gebraten, gebacken oder frittiert werden. Die Acrylamide werden vor allem bei sehr hohen Temperaturen gebildet, wobei sich die höchsten Konzentrationen in Kartoffelchips, Knäckebrot, Frühstückscerealien und Pommes frites finden lassen. Acrylamid wird metabolisiert, und wieder sind es die Metaboliten die gentoxisch und vermutlich – bisher aber nur im Tierversuch nachgewiesen – auch kanzerogen wirken. Einige der Metaboliten, die gentoxisch wirken, werden zwar durch so genannte Konjugation mit Glutathion entgiftet, doch dies erfolgt vermutlich zu langsam. Verhindern kann man die Entstehung dieser Substanzen, indem man es vermeidet, die kohlenhydratreichen Lebensmittel zu stark zu erhitzen.

Nahrungsmittel können unter bestimmten Umständen mit dem Erreger Bacillus cereus verunreinigt werden. Dieser Keim lebt im Boden, auf Staub, Blumen und Tierhaaren und kann so leicht in die Lebensmittel gelangen. Essen, z. B. Reis, Fleischerzeugnisse, Milch und

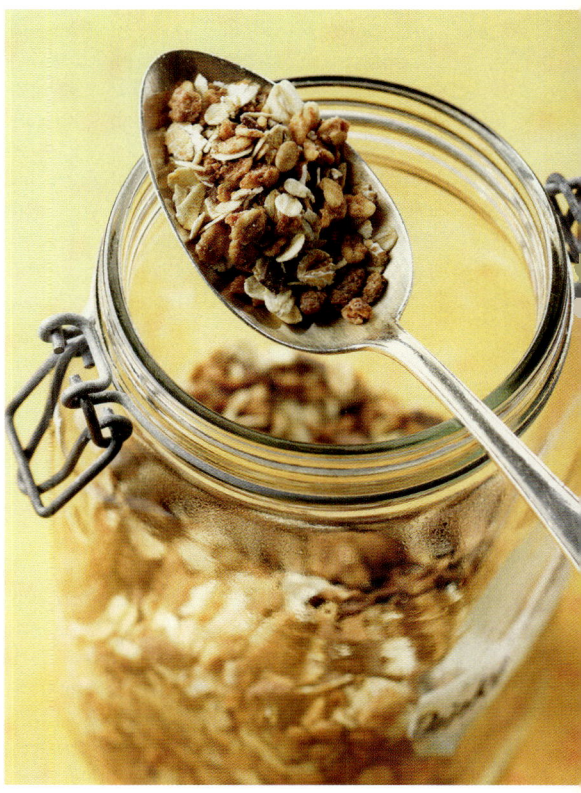

Milchprodukte, Gemüse und Teigwaren, das gekocht und dann zu lange warm stehen gelassen wird, stellt für den Bacillus cereus günstige Wachstumsbedingungen dar. Die Bakterien können sich optimal vermehren und setzen nach dem Verzehr im Darm zwei Toxine, sogenannte Enterotoxine, frei, die zu Erbrechen und Durchfall führen. Das Erbrechen setzt schon nach einer Zeit von 30 Minuten bis fünf Stunden ein, der Durchfall kommt erst nach 8 bis 16 Stunden. Daher sollten Sie gekochtes Essen nicht ungekühlt aufbewahren oder nicht unter 55 °C abkühlen lassen.

Bei unzureichend erhitztem oder abgekühltem Fleisch und Fleischfertiggerichten kann es zudem zu einer Intoxikation mit Clostridium perfringens kommen. Dieser Keim spielt bei Gemeinschaftsverpflegungen eine große Rolle, da hier Lebensmittel längere Zeit zwischen 25 und 50 °C warm gehalten und nicht wieder erhitzt werden. Im Darm erfolgt eine rasche Vermehrung der Bakterien mit anschließender Sporenbildung. In den Sporen bildet sich ein Toxin, das bei Auflösung der Sporen frei wird und in den Darmwänden zur Wirkung kommt – die Folge sind schwere Durchfälle und hoher Wasserverlust.

## 27 Wenn sich Konservendosen aufblähen, ist Gefahr im Verzug

Die Konservendose ist in unserem heutigen Leben nicht mehr wegzudenken. Die Konservierung von Lebensmitteln war schon immer wichtig für die menschliche Ernährung. Im Winter und auf Schiffsreisen war die Versorgung mit nährstoffreichen Lebensmitteln ein großes Problem. Hierzu wurden Methoden wie Räuchern, Salzen (Pökeln), Lufttrocknen (Dörren) und Einlegen in Essig angewandt, doch diese Methoden haben den Nachteil, dass sie den Geschmack und den Nährwert der Lebensmittel erheblich verändern. Aufbewahrt in großen Fässern aus Holz, waren die Lebensmittel zwar länger haltbar, auf Reisen aber waren die Fässer eher hinderlich. Das Militär brauchte z. B. bei einem Feldzug Gefäße, die nicht so schwer und unhandlich waren. Die französische Regierung befasste sich Ende des 18. Jahrhunderts mit dieser Frage und setzte 1795 einen Preis für denjenigen aus, der das Problem lösen könnte. Ein gelernter Koch namens François Nicolas Appert beschäftigte sich damit und erhitzte Erbsen und Bohnen in luftdicht verschlossenen Flaschen, um sie so haltbar zu machen: 1810 bekam er die Prämie schließlich zuerkannt. Im Jahr 1810 meldete zudem der Engländer Peter Durand eine Dose aus Weißblech zum Patent an, und damit war auch das Problem des Transports zerbrechlicher Flaschen gelöst.

Dosen werden aus sehr dünnem Weißblech hergestellt und heutzutage innen mit Kunststoff beschichtet, da das Zinn mit saurem Doseninhalt reagieren kann.

Clostridium Botulinum ist ein Bakterium, das im Boden, aber auch in Konserven als Verunreinigung vorkommen kann. Es ist anaerob, kann sich also nur vermehren, wenn kein Sauerstoff vorhanden ist. Bei ungünstigen Bedingungen bildet es Sporen und kann so sehr lange überdauern. Kommen die Keime nun in die Konserven, so können sie aufgrund des Sauerstoffmangels, vor allem wenn die Konserve an einen warmen Ort oder gar in der Sonne steht, hervorragend keimen und sich vermehren. Sie bilden durch ihren Stoffwechsel Toxine, die hochgiftig sind und einen Menschen schon in geringer Menge durch Atemlähmung töten können. Es genügt, wenn eine Konserve, die das Toxin enthält, geöffnet wird und durch den Druck etwas von dem Inhalt auf die Person spritzt.

Erkennen kann man möglicherweise gefährliche Konserven durch die Auswölbung der Dose (sogenannte Bombagen), die durch Gasbildung beim Stoffwechsel der Bakterien entsteht. Allerdings müssen nicht alle Konserven, die ausgewölbt sind, Keime enthalten; eine Auswölbung der Dose kann auch durch chemische Reaktionen, Überfüllung und Dampfbildung (verdunstetes Wasser) entstehen.

## 28 Lakritze: nichts für Bluthochdruckpatienten

Lakritze oder auch Süßholz ist eine Pflanze, die vor allem in Asien und Südeuropa beheimatet ist. Die Pflanze gehört zur Unterfamilie der Schmetterlingsblütler innerhalb der Familie der Hülsenfrüchtler. Sie ist in der Mittelmeerregion und in Westasien beheimatet. Da sie frostempfindlich ist und die volle Sonne benötigt, kann sie in unseren Breiten nicht gedeihen. Außerdem braucht sie humusreiche, durchlässige Erde. Im Spätsommer blüht sie mit bläulich-violetten und weißen Schmetterlingsblüten in kurzen, aufrechten Ähren. Die Süßholzpflanze ist eine mehrjährige, krautige Pflanze, die Wuchshöhen von bis zu 100 Zentimetern erreicht. Die Wurzeln werden im Herbst geerntet; aus ihnen werden die salzigen und süßen Lakritzen hergestellt.

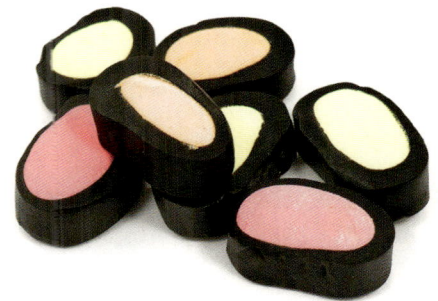

Bereits in traditionellen chinesischen Kräuterbüchern und ägyptischen Schriften wird Süßholz erwähnt; griechische und römische Ärzte verwendeten die Wurzel als Heilmittel gegen Husten, Erkältung und Katarrh. Mit der Herstellung von Lakritzeprodukten begann 1760 ein Apotheker namens George Dunhill aus dem englischen Ort Pontefract, mit den „Pontefract Cakes" entstand eine bis heute beliebte Süßigkeit.

Lakritze enthält eine Vielzahl an Substanzen, unter anderem Flavonoide und Saponine, zu denen das Glycyrrhizin zählt. Glycyrrhizin ist das Natrium- oder Kaliumsalz der Glycyrrhizinsäure, es hat die 50fache Süßkraft von Rohrzucker und verleiht der Lakritze ihren typischen Geschmack. Die Lakritze wird im Verdauungstrakt gespalten, wobei das Aglykon Glycyrrhetinsäure entsteht. Im Übermaß genossen, führt sie zu Blutdrucksteigerung, Salz- und Wasserretention, Ödembildung, Hypokaliämie (Abnahme des Kaliumgehalts im Blut durch vermehrte Ausscheidung), Kopfschmerzen und Müdigkeit. Menschen mit hohem Blutdruck sollten überhaupt auf den Verzehr der Lakritze verzichten, aber auch gesunde Personen sollten nicht mehr als 100 Gramm Lakritze pro Tag verzehren – kleine Mengen sind jedoch unbedenklich.

## 29 Leinsamen können Blausäure freisetzen

Der Leinsamen stammt von der Flachspflanze, die schon vor rund 6000 Jahren als Faserpflanze zur Herstellung von Leinengewebe verwendet wurde. Auch bei „Ötzi", der 5300 Jahre alten Gletschermumie aus den Ötztaler Alpen, fand man Reste eines Gewandes, das aus Leinen bestand.

Die Faser gewinnt man aus der Rinde des Stängels; die Körner der Flachspflanze werden entweder zu Öl gepresst oder als Ganzes zu Brot verarbeitet und auch Müslis zugegeben. Die Samen bestehen unter anderem aus 33 Prozent Fett, 23 Prozent Protein und 6 Prozent Nahrungsfasern. Das Öl (Leinöl) enthält die Fettsäuren Linolensäure (57 Prozent), Ölsäure (19 Prozent) und Linolsäure (16 Prozent). Es ist ein hochwertiges Speiseöl, wird aber auch für technische Zwecke verwendet.

Leinsamen kann geschrotet oder unzerkleinert verwendet werden. Er wird vorwiegend bei Verstopfung und auch bei Gastritis angewendet, da die in der Schale enthaltenen Schleimstoffe beruhigend auf die Magenschleimhaut wirken. Leinsamen hat auch einen hohen Gehalt an Omega-3-Fettsäuren, die einen positiven Effekt auf das Herz-Kreislaufsystem und den Gesamtcholesterinspiegel haben.

Leinsamen enthält aber auch Linamarin, ein Cyanogenes Glykosid, das nach Abspaltung des Zuckerrestes die giftige Blausäure freisetzt. Zur Abspaltung kommt es erst nach Beschädigung der Zellwand z. B. beim Schroten, doch auch Bakterien im Magen-Darm-Trakt können dafür sorgen. Beim Kochen werden die blausäurehaltigen Verbindungen ausgewaschen, man muss das Wasser aber danach wegschütten; zudem wird das Enzym zerstört, sodass nicht so viel Blausäure freigesetzt wird.

Leinsamen kann auch sehr viel Kadmium aus dem Boden aufnehmen und speichern, sodass empfohlen wird, täglich nicht mehr als 20 Gramm (zwei Esslöffel) Leinsamen zu verzehren.

## 30 Auf Milch reagieren viele Menschen allergisch

Milch ist eines der gesündesten Lebensmittel überhaupt – für viele Menschen gilt das aber nicht, da sie eine Milcheiweißallergie haben oder unter Milchzuckerunverträglichkeit leiden. Milch enthält alle wichtigen Nährstoffe, die von Menschen zum Leben benötigt werden; Babys leben nur von Milch, natürlich am besten von Muttermilch, und für Kleinkinder oder Kinder ist sie zum Knochenaufbau äußerst wichtig.

Die Milch liefert Kalzium, Eiweiße, Riboflavin, hochwertige Fette und fettlösliche Vitamine – die fettlöslichen Vitamine, die durch die Entrahmung entfernt wurden, werden nachträglich wieder zugesetzt. Für Kleinkinder wird ¼ Liter pro Tag und für Schulkinder ½ Liter pro Tag empfohlen. Stark gesüßte Milchmischgetränke, Fruchtjoghurts und Fruchtquarkzubereitungen sollten aufgrund des hohen Zuckergehalts vermieden werden, und Kindern, die mit Übergewicht zu kämpfen haben, kann man Magermilch anbieten.

Jede Person jeden Alters kann eine Milchallergie haben, aber häufiger ist sie unter Kleinkinder verbreitet. 2 bis 3 Prozent der Kleinkinder leiden unter einer

Milchallergie die sich typischerweise „auswächst": Bei den meisten Kindern verschwindet die Allergie nach dem 2. Lebensjahr.

Die Symptome der Milcheiweißallergie erscheinen meist in den ersten Monaten nach der Geburt. Sie besteht dann, wenn das Immunsystem die Eiweiße der Milch als gefährlich erkennt und versucht, sie zu bekämpfen, genauso wie das Immunsystem auch Krankheitserreger beseitigen würde. Die meisten kleinen Patienten, die auf Kuhmilch allergisch reagieren, vertragen auch keine Ziegen- oder Schafsmilch, und manche reagieren auch auf das Eiweiß der Sojamilch mit einer Immunreaktion, sodass Soja als Ersatz für Kuhmilch dann nicht geeignet ist.

Es gibt auch eine abweichende Symptomatik, die auf den ersten Blick nicht auf eine Kuhmilchallergie hindeutet. Bei einer Studie, bei der 27 etwa 20 Monate alte Kleinkinder mit chronischer Verstopfung untersucht wurden, zeigte sich nach einer kuhmilchfreien Diät eine Besserung des Symptoms. Bei Wiedereinführung der Milch bekamen die Kinder wieder eine Verstopfung. Dies lässt den Schluss zu, dass durch eine Milchallergie nicht nur Durchfälle auftreten können, was eine Diagnose schwieriger macht.

Die industriell hergestellten Milchnahrungen beruhen meist auf Kuhmilchbasis und sind der Muttermilch hinsichtlich Eiweiß-, Fett- und Kohlenhydratgehalt so gut wie möglich angeglichen; auf keinen Fall sollte man deshalb die Milchnahrung für Babys selbst zubereiten, denn Kuhmilch enthält zu viel Eiweiß in einem ungünstigen Verhältnis. Der Anteil an verfügbaren Kohlenhydraten ist in der

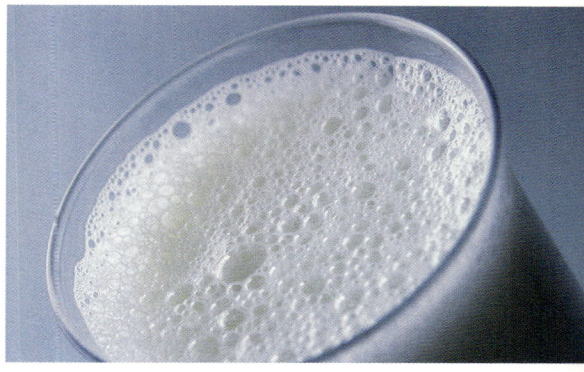

Muttermilch höher, sie enthält vor allem Laktose, die für ein saures Milieu im Darm sorgt. Dies dient vor allem zur Wachstumshemmung pathogener Keime und Wachstumsförderung der Bifidusbakterien. Bei der Ernährung des Säuglings mit Kuhmilch, kann es zu allergischen Erkrankungen kommen, da artfremdes Eiweiß teilweise ungespalten absorbiert wird und zu allergischen Reaktionen führen kann. Dies kann bei allergischer Veranlagung auch bei industriell hergestellter Flaschennahrung vorkommen, deshalb gibt es auch sogenannte Hypoallergene Formula Nahrung (HA-Nahrung), die vor allem für Kinder aus Familien mit vielen Allergikern günstig ist.

Laktose-Intoleranz wird durch ein Fehlen des Enzyms Laktase in der Dünndarmwand hervorgerufen. Die Laktose kann nicht in ihre Hexosen gespalten und resorbiert werden, sondern gelangt in den Dickdarm und dient dort als Nährstoff für die Bakterien der Darmflora, die dann große Mengen von Methan-, Kohlendioxid- und Wasserstoffgas mit entsprechenden „Unwohlsein" produzieren. Die Laktose und ihre bakteriell gebildeten Metaboliten können auch zu einem osmotisch bedingten Zufluss von Wasser in den Darm führen, was Krämpfe und Durchfall zur Folgen haben kann.

Das Fehlen der Laktase ist aber kein Defekt, sondern eher der Normalzustand. Der Nordeuropäer war wegen der Sonnenarmut der nördlichen Breiten auf die Milchzufuhr für die Kalziumversorgung angewiesen, sodass sich das Gen für die Expression von Laktase mit der Entwicklung der Milchwirtschaft vor etwa 10000 Jahren durchsetzen konnte. In Afrika, wo der Milchkonsum erst seit der Kolonialisierung bekannt ist, liegt der Anteil der Laktose-Intoleranzen bei 98 Prozent, in Deutschland zwischen 10 und 15 Prozent, je weiter man nach Norden kommt, desto geringer ist der Anteil an Laktose-Intoleranzen in der Bevölkerung. Die Möglichkeit der Verwertung von Laktose bis ins Erwachsenenalter ist eine Anpassung, die sich vor allem in den kälteren und sonnenärmeren Regionen durchsetzte. Laktase wird aber auch von hellhäutigen Menschen nur solange „produziert", wie sie Milch trinken. Hören sie damit auf, stellt sich die Expression von Laktase ein, und die Milch und auch andere laktosehaltige Nahrungsmittel werden nicht mehr vertragen.

Laktose wird in der heutigen Industrie aber sehr häufig eingesetzt und findet sich in Produkten wieder, in denen man sie nicht vermutet. Wer eine Laktose-Intoleranz hat, wundert sich oft nur, warum er sich so unwohl fühlt, und selbst Ärzte brauchen lange für eine richtige Diagnose. Manchmal ist der Darm dann schon geschädigt, und es kommen noch weitere Intoleranzen (z. B. von Fruktose) und eine schlechtere Verwertung der Nahrung dazu. Menschen, die keinen Milchzucker verdauen können, profitieren von der Einnahme von Laktasepräparaten, die heute preiswert in Drogerien und Reformhäusern angeboten werden.

## 31 Nüsse können auch schädlich sein

Nüsse gehören zu den als gesund eingeschätzten Lebensmitteln, dabei weisen sie auch große Gefahren auf.

Bei uns wird fast alles als Nuss bezeichnet, was eine harte Schale und einen essbaren Kern hat. Aber diese „Nüsse" gehören unterschiedlichen botanischen Familien an. Echte Nüsse sind die Haselnuss, Walnuss und Maroni. Mandeln und Kokosnuss gehören zu den Steinfrüchten, die Erdnüsse gehören zu den Hülsenfrüchten und Paranüsse zu den Kapselfrüchten.

Von den Inhaltsstoffen her gibt es kaum Unterschiede. Alle Nüsse sind reich an Magnesium, Eisen, Selen, Zink, Kupfer und Mangan, sie enthalten Vitamin E und B-Vitamine, Lecithin und Phosphor. Lecithin und Phosphor sind für das Gehirn sehr gut und gelten als Fitmacher der Nerven. Erdnüsse und Walnüsse enthalten noch Folsäure; Mandeln, Haselnüsse und Erdnüsse enthalten noch Kalzium; Pistazien enthalten Eisen und Kalium. Da die Kohlenhydrate aus Nüssen nur langsam freigesetzt werden und der Blutzuckerspiegel daher nur langsam ansteigt, können Diabetiker Nüsse bedenkenlos genießen.

Die Nüsse weisen 10 bis 20 Prozent Eiweißanteil auf, wobei Mandeln, Haselnüsse oder Walnüsse alle essenziellen Aminosäuren liefern.

Die verschiedenen Nusssorten weisen aufgrund ihres hohen Fettanteils einen sehr hohen Energiegehalt auf. Da Nüsse pflanzliche Lebensmittel sind, setzt sich der Fettgehalt großteils aus ungesättigten Fettsäuren zusammen. Diese sind zwar ernährungsphysiologisch gesehen besser als die gesättigten Fettsäuren – sie haben einen herz- und arterienschützenden Effekt –, in unkontrollierten Mengen sollte man sie aber auch nicht zu sich nehmen: Die wünschenswerte Fettaufnahme für einen männlichen Erwachsenen liegt bei 80 Gramm pro Tag, wobei der Anteil an ungesättigten Fettsäuren überwiegen sollte. In 100 Gramm Nüssen stecken aber schon drei Viertel dieser empfohlenen Gesamtfettmenge. Einige Nusskerne sind als schnelle, nährstoffreiche Zwischenmahlzeit gut geeignet, größere Mengen aber machen dick.

Zu den fettreichsten Nüssen zählen Haselnüsse, Paranüsse, Walnüsse und Macadamia. Einen mittleren Fettgehalt haben die Erdnüsse, Mandeln und Pinienkerne. Die Kokosnuss enthält im Vergleich zu den anderen Nüssen relativ wenig Fett, das aber vorwiegend aus gesättigten Fettsäuren besteht, also nicht so günstig für den Organismus ist.

Nüsse ohne Schale – vor allem geriebene – sollten schnell verbraucht werden, da sie wegen des hohen Fettgehalts rasch ranzig werden. Bereits geriebene Nüsse lassen sich portionsweise einfrieren; sie sind damit zwei bis drei Monate haltbar. Nüsse gehören zu den häufigsten Allergieauslösern, und bei ihnen kann es auch oft zu besonders schweren allergischen Reaktionen kommen, da sie ein großes allergenes Potenzial haben.

Oft genügen schon Spuren des Allergens, und es wird eine allergische Reaktion ausgelöst, die bis zum anaphylaktischen Schock führen kann. Allergien gegen Paranüsse, Pekannüsse oder Cashewnüsse sind eher selten, am besten wird die Kokosnuss vertragen. Viel häufiger treten Allergien gegen Haselnüsse (häufige und sehr schwere Allergien), Walnüsse und Erdnüsse auf.

Es ist allerdings schwierig, Produkte, die Nüsse enthalten, strikt zu vermeiden; auch an sich nussfreie Produkte können sehr wohl für Allergiker gefährlich werden. So kann z. B. normale Milchschokolade Nussreste enthalten, da es bei der Produktion zu einer Verunreinigung kommen kann, wenn mit der gleichen Maschine vorher Nuss- oder Nugatschokolade hergestellt wurde. Daher wird auf jeder Schokolade darauf hingewiesen, dass „Spuren von Nüssen" enthalten sein können. Auf jeden Fall sollten Allergiker immer genau die Liste der Zutaten kontrollieren, um sicher zu gehen!

Außerdem schlagen Nüsse natürlich leicht zu B(a)uche. Es gibt kaum Lebensmittel, die noch mehr Fett enthalten!

## 32 Obst und Gemüse: Warnung vor Schadstoffen

### Pflanzenschutzmittel

Pflanzenschutzmittel sind vor allem in der konventionellen Landwirtschaft ein Problem. Sie werden eingesetzt, um die Pflanze und ihre Frucht vor Schädlingen zu schützen, aber auch um Unkraut, also unerwünschten Pflanzenwuchs, zu beseitigen. Es gibt Pestizide und Wachstumsregler. Bei den Pestiziden unterscheidet man Herbizide (gegen Unkraut), Insektizide (gegen Insekten), Akarizide (gegen Milben), Nematizide (gegen Würmer), Molluskizide (gegen Schnecken), Rotendizide (gegen Nagetiere), Ovizide (gegen Schadorganismen im Ei-Stadium) und Fungizide (gegen Schimmelpilze). Diese Substanzen bezeichnet man entweder als persistente oder nichtpersistente Pestizide. Persistente Substanzen reichern sich im Fettgewebe an, da sie sehr langsam abgebaut werden. Auch in der Muttermilch können sich so beträchtliche Mengen an Pflanzenschutzmitteln finden; deshalb sollten Frauen während der Stillperiode keine Abmagerungskuren durchführen, da sonst die im Fettanteil gespeicherten Schadstoffe frei werden.

Auch bei den erlaubten Pflanzenschutzmitteln ist noch nicht einwandfrei erwiesen, ob sie vor allem in Kombination mit anderen Substanzen nicht doch toxisch sind. Die Mutagenität (Fähigkeit, Mutationen auszulösen) und Teratogenität (Fähigkeit, Fehlbildungen hervorzurufen) sind teilweise noch nicht vollständig untersucht worden. Ein Problem dabei ist vor allem, dass viele der Obst und Gemüsesorten, die bei uns zu kaufen sind, nicht bei uns wachsen und heimische Obst- und Gemüsesorten auch außerhalb der Saison angeboten werden; dazu wer-

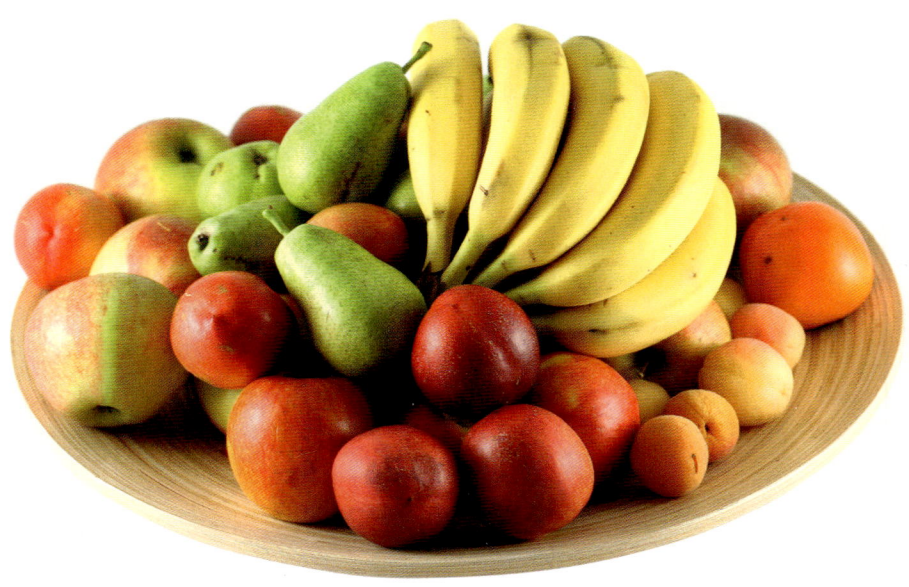

den sie aus anderen Ländern importiert, in denen sie meist unreif geerntet werden. In diesen Ländern werden oft auch noch die verbotenen Substanzen verwendet, teils weil sie noch nicht verboten sind, teils weil sich dort niemand darum kümmert. Zudem müssen bei Monokulturen viel mehr von diesen Substanzen eingesetzt werden, und auch nach der Ernte wird das Obst und Gemüse mit Pflanzenschutzmitteln behandelt, da es sonst den Transport nicht überstehen würde.

Um eine zu hohe Aufnahme von Pflanzenschutzmitteln zu vermeiden, sollte man Folgendes beachten:

- Nur Obst und Gemüse der Saison kaufen (also z. B. keine Erdbeeren im Winter – sie schmecken nicht nur furchtbar, sondern müssen aus wärmeren Ländern importiert werden).
- Auf ökologisch angebautes Obst und Gemüse zurückgreifen. Sie sind zwar nicht ganz frei von Rückständen, aber deutlich geringer belastet als konventionell angebautes Obst und Gemüse.
- Obst und Gemüse ordentlich waschen, gegebenenfalls schälen.

## Schwermetalle

Nicht gereinigte pflanzliche Lebensmittel, insbesondere grünes Blattgemüse, Obst und Gemüse, können, wenn sie am Straßenrand wachsen oder angeboten werden, durch Ablagerungen von Staub mit Schwermetallen belastet sein. Hier kann man durch gründliches Waschen für Abhilfe sorgen.

## Nitrate

Nitrate kommen natürlich im Boden vor und sind hier ein essenzieller Bestandteil. Die Pflanzen nehmen sie auf und verwenden sie zur Synthese von Eiweißen, Nukleinsäuren und sekundären Pflanzenstoffen. Daher werden Nitrate in großer Menge über Düngemittel (Natur- und Mineraldünger) in den Boden eingebracht. Überschüssiges Nitrat wird von den Pflanzen gespeichert. Besonders reich an Nitrat sind Blattsalat, Mangold, Spinat, Rote Bete, Rettich und Radieschen.

Nach dem Aufwärmen darf man die nitratreichen Gemüsesorten nicht stehen lassen, da sich aus Nitrat Nitrit bildet. Gefährdet sind besonders Babys bis zum 6. Monat, da unter dem Einfluss des Nitrit ihr Hämoglobin leichter in Methämoglobin umgewandelt wird, das keinen Sauerstoff transportieren kann, und die entsprechenden Enzyme zur Wiederherstellung des Hämoglobins noch fehlen; dies kann zu einer Unterversorgung des Blutes mit Sauerstoff und damit zu Blausucht führen.

Nitrat ist wasserlöslich und wird teilweise ins Trinkwasser geschwemmt. Die noch unbedenkliche tägliche Aufnahme liegt bei 5 Milligramm Natriumnitrat pro Kilogramm Körpergewicht. Ein Erwachsener mit einem Körpergewicht von 70 Kilogramm kann also 350 Milligramm Natriumnitrat pro Tag aufnehmen, ohne dass Folgen für seine Gesundheit zu erwarten sind. Die Gesamtnitrataufnahme liegt in Deutschland zwischen 150 und 250 Milligramm pro Tag; 70 Prozent dieser Menge stammen aus Gemüse, 20 Prozent aus dem Trinkwasser und 10 Prozent aus gepökeltem Fleisch. Damit wird bei einem Großteil der Bevölkerung die noch unbedenkliche tägliche Aufnahme nicht überschritten.

## Mykotoxine

Mykotoxine sind Stoffwechselprodukte von Pilzen, die beim Verzehr von befallenen Lebensmitteln bereits in geringen Mengen der Gesundheit schaden können. Man unterscheidet Feldpilze, die im Getreide bereits auf dem Feld entstehen, von Lagerpilzen, die bei der Lagerung entstehen.

Die Pilze können hervorragend bei hoher Luftfeuchtigkeit wachsen, viele von ihnen auch sehr gut im Kühlschrank. Wichtig zur Vermeidung von Schimmelpilzbefall ist somit die richtige Lagerung.

Einmal befallenes Obst und Gemüse sollte nicht mehr verzehrt werden. Besonders bei weicher Konsistenz kann der eigentliche Pilz, das Mycel, sehr tief in das Produkt eingedrungen sein – und das sieht man nicht.

## Quecksilber

Organische Quecksilberverbindungen kommen nicht nur im Wasser vor, wo sie durch Bakterien aus metallischem Quecksilber gebildet werden, sondern können auch in höheren Konzentrationen in Steinpilz- und Champignonarten enthalten sein.

## Fäkalien

Gemüse und Obst (vor allem Beeren) von Feldern, die mit Fäkalien gedüngt werden, können die Eier von Bandwürmern enthalten. Sollten diese aufgenommen werden, gelangen die Larven dann in verschiedene Organe des Körpers und können diese schwer schädigen.

Kaufen Sie Obst und Gemüse saisongerecht ein. Wichtig ist es, Obst und Gemüse gründlich zu waschen!

## 33 Pontischer Honig ist giftig

Chemisch betrachtet, ist der Honig ein Sammelsurium verschiedenster Substanzen. Die Biene nimmt durch ihren Saugrüssel den Nektar der Blüten auf, der etwa 20 Prozent Zucker in Form von Saccharose, Glukose und Fruktose enthält. Dazu kommen noch Pollen, Eiweiße, Stärke und viele andere Substanzen. Die Biene sammelt den Nektar in der Honigblase, in der schon die enzymatische Aktivität zur Veränderung des Nektars zu Honig beginnt. Hat die Biene genug gesammelt, fliegt sie zurück zu ihrem Bienenstock und gibt den Nektar an die jüngeren Stockbienen weiter. Diese schlucken den Nektar, wodurch er erneut mit Enzymsaft versetzt wird. In der Honigblase der Sammelbiene und im Verdauungstrakt der Stockbiene befinden sich verschiedene Enzyme, unter anderem Saccharasen, Glukoseoxidasen, Amylasen und Phosphatasen. Zum Eindicken lässt die Biene den Honig immer wieder durch ihren Saugrüssel austreten und saugt ihn wieder ein. Dadurch und durch die hohen Temperaturen im Bienenstock verdunstet Wasser: Der Honig verdickt sich. Danach wird der nun verdickte Honig in die offenen Wabenzellen gefüllt, wo er noch etwas nachreift. Beim Honig handelt es sich also um ein immer wieder erbrochenes und teilverdautes Produkt der Bienen.

Honig ist dem Menschen als Süßungsmittel schon lange bekannt. Früher verwendeten ihn vor allem die armen Leute, die ihn im Wald sammelten. Heute gilt er als die gesunde Alternative zum „schlechten" Kristallzucker. Aber Honig ist, von einigen Aspekten abgesehen, nicht viel besser. Für Kinder unter einem

Jahr sollte der Honig sowieso Tabu sein und keinesfalls zum „Versüßen" des Schnullers oder der Babyflasche dienen. Es besteht nicht nur die Gefahr einer Infektion mit dem Clostridium-botulinum-Keim, sondern auch die der Beschädigung der ersten Zähne durch kariesverursachende Bakterien, denn durch die klebrige Konsistenz bleibt der Honig noch stärker und länger an den Zähnen haften. Die für den Menschen wichtigen Substanzen wie Aminosäuren, Mineralstoffe und Vitamine sind nur in sehr geringen Mengen vorhanden, und die Enzyme haben kaum eine Chance, die verdauende Wirkung von Darm- und Magensaft zu überstehen. Dagegen besteht die Möglichkeit, dass die Bienen mit dem Nektar Schadstoffe oder Gifte einsammeln, die ihnen zwar nicht schaden – aber uns.

Doch soll man den Honig natürlich nicht ganz verteufeln. Erstens schmeckt er gut, und zweitens wird in zahlreichen Studien von seiner antibakteriellen Wirkung berichtet, die aber noch nicht vollständig erforscht ist.

Ein Beispiel für geradezu giftigen Honig aber ist der Pontische Honig. Diese Honigsorte stammt vom Nektar der Blüten bestimmter Rhododendronarten. Beim Rhododendron sind die Blätter, Blüten und auch der Nektar giftig. Das verantwortliche Toxin gehört zu den Diterpenen und wird als Grayanotoxin (auch Andromedotoxin, Acetylandromedol oder Rhodotoxin) bezeichnet. Vergiftungen sind vor allem in der Türkei vorgekommen; bei uns wird die Pflanze zwar in Parks und Gärten angebaut, allerdings in so geringen Mengen, dass das Toxin im Honig stark verdünnt wird.

Der Geschmack dieses Honigs ist leicht bitter. Es kommt zu Übelkeit, Erbrechen, Senkung des Blutdrucks und eventuell zentralnervöse Störungen; in schweren Fällen kann es zum Tod durch verlangsamte Herztätigkeit und schließlich Atemstillstand kommen. Man sollte daher unbedingt zum Arzt gehen, wenn nach dem Genuss von Honig aus Südosteuropa die beschriebenen Symptome auftreten.

## 34 Rhabarber kann Osteoporose fördern

Der Name Rhabarber hat den gleichen Wortstamm wie der Frauenname Barbara, was übersetzt „die Fremde" heißt; der botanische Name Rheum rhabarbarum bedeutet demnach „fremdländische Wurzel".

Die fleischigen Wurzeln des chinesischen Rhabarbers wurden bereits um 2700 v. Chr. in einem chinesischen Kräuterbuch als Heilmittel beschrieben, und schon um Christi Geburt wurden die getrockneten und geriebenen Wurzeln weit gehandelt. Von China gelangten die Rhabarberstauden nach Russland, und im 18. Jahrhundert begann man erstmals in England, die fleischigen Blattstiele zu nutzen und verschiedene Speise-Rhabar-

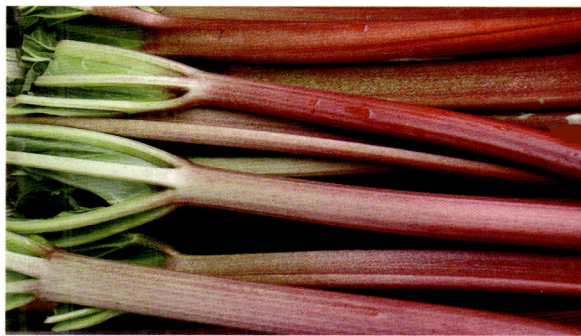

bersorten als Gemüse anzubauen. In Mitteleuropa wurde diese Form der Nutzung erst Mitte des 19. Jahrhunderts bekannt, und heute wird Rhabarber in allen gemäßigten Zonen der Erde angebaut.

Rhabarber gehört zur Familie der Knöterichgewächse und ist eine sogenannte Rhizomstaude, auf der bis zu 60 Zentimeter lange und 3 bis 5 Zentimeter breite, glatte und kräftige Stiele ihre großen, rundlich bis ovalen oder herzförmigen, wellig gekrausten Blätter entwickeln.

Rhabarber hat wenig Kalorien und viel Kalium, Vitamin C und Folsäure. Ihm wird eine blutreinigende und darmregulierende Wirkung nachgesagt, weshalb er gerne für entschlackende Frühjahrskuren verwendet wird.

Rhabarber ist das „Obst des Frühlings", wird aber zum Gemüse gezählt, da nicht seine Fruchtstände verzehrt werden; essbar sind nur die Stängel, nicht die Blätter. Der Grund ist der sehr hohe Oxalsäuregehalt der Blättern; auch die Stängel enthalten Oxalsäure, aber in geringerer Menge. Wichtig ist, den Rhabarber kurz zu blanchieren und das Wasser danach wegzuschütten. Damit gehen leider auch einige Vitamine verloren, und deshalb sollte Rhabarber auch nur kurz blanchiert werden. Man sollte die kräftig roten Stiele bevorzugen, denn je grüner der Stängel, desto höher der Oxalsäuregehalt!

Die Konzentration der Säure steigt auch mit dem Reifegrad an, deshalb sollte Rhabarber ab dem Sommer nicht mehr verzehrt werden. Die Oxalsäure bildet mit dem Kalzium des Zahnschmelzes Kalziumoxalat, das man als Belag auf den Zähnen fühlen kann. Es empfiehlt sich deshalb, Rhabarber mit Milchprodukten, z. B. Vanillesauce, zu verzehren; die zusätzlich aufgenommenen Milchprodukte verhindern wenigstens den übermäßigen Verlust an Kalzium. Oxalsäure geht auch mit Eisen unlösliche Verbindungen ein und bildet Eisenoxalat.

Eine Vergiftung durch die Oxalsäure ist nur bei sehr großen Verzehrsmengen möglich und führt zu Krämpfen und Herzlähmung. Personen mit Arthritis, Gicht und Nierenkrankheiten und Personen, die an Eisenmangel leiden, sollten aber aufgrund der Bildung von unlöslichem Kalziumoxalat und Eisenoxalat auf den Genuss von Rhabarber verzichten. Gesunde Personen haben dagegen bei mäßigem Verzehr nichts zu befürchten.

## 35 Rohmilch ist schlecht für die Gesundheit

Rohmilch ist die unbehandelte Milch, so wie man sie beim Melken von der Kuh erhält. Sie ist ein besonders guter Nährboden für zahlreiche Mikroorganismen; um die Keimzahl zu verringern oder auf Null zu bringen, unterzieht man sie deshalb einer Hitzebehandlung, dem Pasteurisieren, Sterilisieren oder Ultrahocherhitzen.

Grundsätzlich ist zu sagen, dass die Rohmilch durch die heutige Technik so schonend behandelt wird, dass es zu keinen Einbußen an Vitaminen, Kalzium und Geschmack kommt. Im Gegenteil, durch die Homogenisierung wird die Milch leichter verdaulich und schmeckt voller. Eventuelle Einbußen an Vitaminen bei der Erhitzung und bei der Herabsetzung des Fettgehalts, werden danach wieder ausgeglichen.

Die Abgabe von Rohmilch an den Verbraucher unterliegt wegen der Möglichkeit einer Kontaminierung mit Mikroorganismen der strengen Regelung des Lebensmittelgesetzes.

- Die Rohmilch darf nur an Einzelpersonen abgegeben werden und nicht an Einrichtungen zur Gemeinschaftsverpflegung.
- Die Milch kommt unter dem Namen Vorzugsmilch in den Handel und ist nur sehr kurz haltbar (Haltbarkeit und Art der Lagerung müssen auf der Verpackung angegeben werden).
- Den Hofverkauf darf nur der Betrieb durchführen, der die Milch auch erzeugt.
- Die Milch soll entweder am Vortag oder am gleichen Tag des Verkaufs gewonnen worden sein, und die Temperatur darf 8 °C nicht überschreiten.

Die Rohmilch bzw. Vorzugsmilch muss man auf jeden Fall zu Hause abkochen; durch unsachgemäße Hitzebehandlung können dabei aber weit mehr Vitamine verloren gehen als bei der industriellen Hitzebehandlung. Bei zu starkem Erhitzen der Milch kann es auch zur sogenannten Maillard-Reaktion kommen, bei der Zucker und Aminosäuren – die Einzelbestandteile der Eiweiße – miteinander reagieren. Einige der Endprodukte wirken kanzerogen, außerdem können die Eiweiße dann nicht mehr durch die Verdauungsenzyme abgebaut werden, und die entsprechenden Aminosäuren fehlen bei der Weiterverarbeitung im Körper. Dadurch kommt es zu einer Verminderung des Eiweißwertes der Milch.

Schwangere Frauen sollten grundsätzlich auf Rohmilch und daraus hergestellte Lebensmittel, z. B. Rohmilchkäse, verzichten.

## 36 Saubohnen können Vergiftungen hervorrufen

Saubohnen, auch Acker- oder Pferdebohnen genannt, sättigen hervorragend und sind ideal für eine gewichtsreduzierende Kost geeignet. Aber in den Saubohnen stecken auch Risiken für die Gesundheit. Die Bohne wurde schon vor 8000 Jahren in Kleinasien angebaut und breitete sich in der Bronzezeit als Kulturpflanze im Mittelmeerraum und weiter bis zum Rande der Alpen aus. Bis zum 3. Jahrhundert n. Chr. verlagerte sich der Anbau in die Küstengebiete der Nordsee. Dort war sie die einzige Hülsenfrucht und damit eines der Hauptnahrungsmittel. Die Saubohne wurde aber nach und nach von der Grünen Bohne abgelöst.

Ihre Inhaltsstoffe sind ähnlich wie die der anderen Bohnen, wobei vor allem der hohe Eiweißgehalt hervorsticht. Des Weiteren hat die Bohne einen hohen Kohlenhydratgehalt bei einem geringen Fettgehalt, sie enthält Eisen, Phosphor, Kalium und Kalzium – dies allerdings in einem ungünstigen Verhältnis zum Phosphor –, Provitamin A, die Vitamine $B_1$, $B_2$, $B_6$ und C. Der hohe Vitamin-C-Gehalt fördert die Eisenaufnahme. Neben dem in der rohen Bohne enthaltenen giftigen Lectin, finden sich auch noch die Pyrimidin-Varianten, Vicin und Convicin. Vicin und Convicin oxidieren das Glutathion, das normalerweise aber wieder von dem Enzym Glukose-6-Phosphat-Dehydrogenase regeneriert wird. Bei manchen Menschen vor allem in Südeuropa und Nordafrika kann es beim Genuss von Saubohnen deshalb zu Vergiftungserscheinungen kommen. Diese Erkrankung bezeichnet man Favismus, sie wird durch einen Gendefekt, den diese Personen haben, hervorgerufen und führt zum Teil zu schweren Vergiftungserscheinungen wie hämolytischer Anämie, Milz- und Leberschwellung, Ausscheidung von Hämoglobin im Harn und akutem Nierenversagen.

## 37 Nitratbombe Sauerampfer

Bereits im Mittelalter wurde Sauerampfer aufgrund seines relativ hohen Vitamin-C-Gehalts von Seefahrern als Mittel gegen Skorbut eingesetzt. Man verzehrte ihn sehr gerne nach üppigen Mahlzeiten, um die Verdauung zu verbessern, und es wurde ihm auch eine fiebersenkende Wirkung nachgesagt – doch die hat er nicht!

Der Sauerampfer wird 30 bis 90 Zentimeter hoch; sein Stängel ist unten oft rötlich gefärbt, die fleischigen Blätter sind pfeil- oder spießförmig und grasgrün. In nassen Jahren tritt der Sauerampfer auf Kulturwiesen oft in großen Massen auf und verleiht den Wiesen einen rotbraunen Schimmer. Er kann im Frühjahr im Freiland ausgesät werden; am besten wächst er im Halbschatten und in der Sonne auf feuchtem Boden. Sauerampfer passt durch seinen leicht säuerlichen, bitteren Geschmack zu Kräuterquark, Suppen, Saucen und Salaten. Er kann wie Spinat zubereitet werden oder mit diesem gemischt verzehrt werden.

Sauerampfer enthält Vitamin A und C, reichlich Kalzium, sowie Natrium, Kalium, Phosphor und Magnesium.

Wie der Rhabarber hat der Sauerampfer aber einen hohen Gehalt an Oxalsäure, die mit Eisen und Kalzium unlösliche Verbindungen eingeht. Deshalb sollten Personen mit Gicht, Rheuma und Nieren- oder Blasensteinen auf den Genuss von Sauerampfer verzichten.

Wichtig ist auch, den Sauerampfer nur von Feldern zu ernten, die nicht überdüngt sind, da er das Nitrat aufnimmt und speichert.

## 38 Schwarzer Holunder – roh eine Gefahr

Schwarzer Holunder sind die Beeren des Holunderstrauches, der bis zu 10 Meter hoch wird. Der Strauch bildet vielblütige Doldenrispen aus, die 8 Millimeter große, kugelige, schwarze Steinfrüchte mit drei Kernen tragen. Holunder ist an sich eine sehr anspruchslose Pflanze, sie wächst aber am besten auf frischen, humosen, nährstoffreichen, feuchten und durchlässigen Böden.

Verwendet werden einerseits die Blüten (z. B. als Holunderblütentee oder in Teig gebacken) und anderseits die Früchte (z. B. als Holundersaft, früher auch zum Färben von Stoffen und Leder). Die Blüten sammelt man von Juni bis Juli und die Früchte von September bis Oktober.

Die Holunderblüten wirken, wenn ihr Aufguss heiß und in großen Mengen getrunken wird, schweißtreibend und werden besonders bei Erkältungskrankheiten und fieberhaften Erkrankungen, sowie zur Darmregulierung und Schmerzbekämpfung verwendet. Bekannt als Fliedertee, werden sie auch zur Vermehrung des Bronchialschleims bei trockenem Husten eingesetzt.

Holunderbeeren sind nur gekocht essbar; sie enthalten auffallend viele Mineralstoffe und Vitamine. Außergewöhnlich ist die hohe Menge an Aminosäuren, davon 40 bis 50 Prozent an essenziellen.

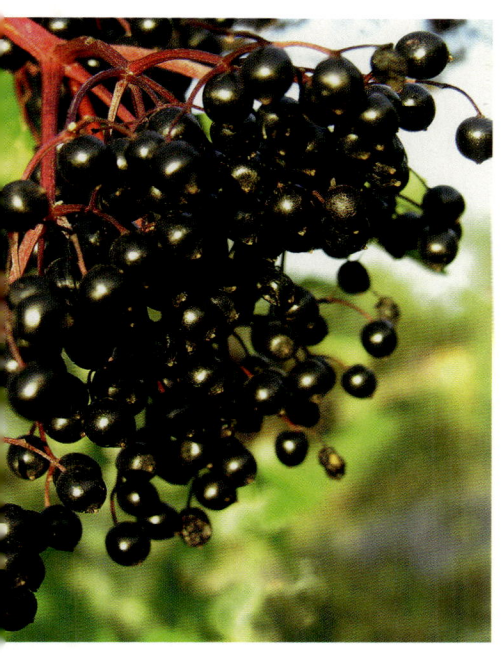

die Samen der reifen Beeren aber sind giftig. Sie enthalten Sambunigrin, ein Cyanogenes Glykosid. Bei Kindern kommt es beim Genuss der giftigen Pflanzenteile zu starkem Durchfall, Magenbeschwerden und Erbrechen. Die Beeren kann man deshalb nicht roh genießen, man muss sie kochen, denn dann zerfällt das Sambunigrin, und der Holunder wird ungiftig und genießbar.

## 39 Schwarztee kann Allergikern schaden

Die erste schriftliche Aufzeichnung des chinesischen Gelehrten Lu Yu über den Tee aus dem Reich der Mitte und die Art seiner zeremoniellen Zubereitung stammt aus dem Jahre 780 n. Chr. Dem größten Teekenner seiner Zeit und Schutzpatron der Teehändler ist die Verbreitung des Tees zumindest in China zu verdanken. Auch in Japan kannte man den Tee bereits im ersten Jahrtausend nach Christus. Schon 829 n. Chr. bot Kaiser Shomu seinen Gästen Tee an. Um das Jahr 900 brachte ein arabischer Handelsreisender zum ersten Mal die Kunde vom bisher unbekannten Getränk nach Europa, doch erst 1610 traf an Bord eines Schiffes der Niederländischen Ostindien-Kompanie die erste Teeladung aus China in Europa ein. Um 1670 bemächtigte sich die wenige Jahre zuvor gegründete British East India Company des ersten Teemonopols. Tee wurde schließlich zum britischen Nationalgetränk.

Tee ist der Aufguss der Teeblätter. Nach dem Pflücken werden sie zu einem Sammelplatz gebracht, gewogen und möglichst ohne lange Zwischenlagerzeit zum Welken auf großen Stellagen 10 bis 20 Stunden ausgebreitet oder in riesigen

Herzstärkend wirken die enthaltenen Glykoside. Hauptbestandteil der im Holunder vertretenen ätherischen Öle ist Phenylacetaldehyd. Vor allem die Schleimhäute reagieren auf die ätherischen Öle, die Entzündungen hemmen, die Sekretion fördern und den Schleim lösen.

Im Hinblick auf die reichlich enthaltenen bioaktiven Substanzen wie Ballast-, Gerb- und Farbstoffe liefern Holunderbeeren Gesundheit pur. Der wirksame Farbstoff des Holunders, das Sambucyanin, zählt zu den Flavanoiden. Holunderbeeren enthalten auch viele Vitamine, die dank der reichlichen Gerbstoffe überaus stabil sind. Die niedrigen Säurewerte machen Holunderprodukte auch für Säureempfindliche bekömmlich.

Die Blätter, die unreifen Beeren und

Rotationstrommeln einer Warmluftbehandlung ausgesetzt. Ein gleichmäßiges Trocknen ist wichtig, denn die beim Welkprozess ablaufenden chemischen Reaktionen beeinflussen entscheidend die Qualität des späteren Tees. Danach erfolgt das Rollen, wobei die Pflanzenzellstruktur des Blattes aufgebrochen wird und Zellsaft austritt, der mit Luftsauerstoff reagiert und den Fermentationsprozess einleitet. Dieser Prozess dauert etwa 20 Minuten bis eine Stunde. Nach dem Rollen werden die Teeblätter auf Tischen ausgebreitet, wo sie sich langsam kupferrot färben. Die dabei stattfindende Oxidation ist ausschlaggebend für den Geschmack und das Aroma des Schwarztees. Der Fermentationsprozess dauert je nach Temperatur und Luftfeuchtigkeit zwei bis fünf Stunden. Das vollkommen fermentierte Blattgut ist dann der Schwarztee.

Schwarztee enthält Gerbstoffe, die zu den Tanninen gehören und sehr gut eine Bindung mit Eisen wie auch mit Vitamin $B_1$ eingehen können. Vegetarier, die kein Fleisch verzehren und deshalb weniger Eisen aufnehmen, sollten daher Tee nicht während der Hauptmahlzeiten konsumieren.

Die Gerbstoffe binden auch Koffein, wodurch die Wirkung des Koffeins im Tee verzögert wird und länger anhält. Wenn der Tee allerdings zu lange zieht, ist das Koffein fast nicht mehr ungebunden verfügbar, und der Tee wird durch die Gerbstoffe bitter.

Dieser Tee hat außerdem auch einen hohen Salicylsäuregehalt, deshalb sollten Allergiker beim Genuss von Schwarztee sehr vorsichtig sein.

## 40 Schwefel löst Kopfschmerzen aus

Eines gleich vorweg: Ohne Konservierung könnten wir unsere Lebensqualität nicht aufrechterhalten, denn viele unserer Lebensmittel könnten wir nicht einmal einen Tag aufbewahren, ohne dass sie verderben.

Schwefeln ist eine Konservierungs-, Stabilisierungs- und Hygienemaßnahme. Dadurch werden äußerst aktive Oxidationsenzyme blockiert und so eine Oxidation unterbunden, Mikro-Organismen wie Essigsäurebakterien und wilde Hefen werden dadurch gehemmt, und der Luftsauerstoff wird gebunden.

Außer bei Wein und Trockenobst verwendet man das Schwefeln noch bei Fruchtmark, Fruchtsäften, Trockengemüse, in Essig eingelegtem Gemüse, Konfitüren, Marmelade und Kartoffelerzeugnissen.

Beim Dörren werden Früchte durch Wasserentzug haltbar gemacht; zusätzlich werden die Fruchtstücke oft mit Schwefeldioxid besprüht, wobei die Höchstmengen durch die Zusatzstoffverordnung geregelt sind. Dies hat eine antimikrobielle Wirkung und verhindert auch unerwünschte Verfärbungen des Fruchtfleisches, sodass die ursprüngliche Fruchtfarbe besser erhalten bleibt.

Zur Schwefelung verwendet man Schwefeldioxid, das sich im Wein teilweise als schwefelige Säure ($H_2SO_3$ und deren Salze Natrium- und Kaliumsulfit) löst, aber immer im Gleichgewicht mit dem Schwefeldioxid steht. Sulfite sind im Wein auch natürlicherweise enthalten, sie entstehen bei der Gärung.

Diese Stoffe wirken antioxidativ und antimikrobiell. Auch diverse Enzyme (sogenannte Oxidasen) werden gehemmt sodass keine Reaktionen ablaufen können, die das Produkt verändern würden. In Wein ist eine Konzentration von 20 Milligramm pro Liter notwendig, um das Wachstum von Schimmel und Hefen, die Essigsäurebildung und das Braunwerden zu verhindern. Mit dem Braunwerden bezeichnet man die chemische Autooxidation von Gerbstoffen und Flavanoiden im Wein, bei der sich Geschmack und Farbe ändern. Die Schwefelung fördert beim Wein auch die Ausbildung des Bouquets, bei zu viel Schwefeldioxid ändert sich der Geschmack aber zum Nachteil, und diese Weine riechen stechend.

Die akute Toxizität hängt vom Grad der Schleimhautreizung ab. Die schwefelige Säure wird gut resorbiert und danach je nach Säuregrad des Magens zu Sulfat oxidiert. Die Reste, die nicht im Magen oxidiert worden sind, werden in der Leber durch die Sulfitoxidase oxidiert und

später mit dem Harn und Kot ausgeschieden.

Schwefelige Säure kann häufig zu pseudoallergischen Reaktionen (pseudoallergisch, da nicht das Immunsystem bei der Reaktion auf die Substanz beteiligt ist) führen. Bei über 40 Milligramm pro Liter Wein führt sie zu starken Kopfschmerzen. Besonders empfindlich sind Personen mit subazidem oder anazidem Magen, da bei ihnen die Umwandlung der schwefeligen Säure zu Sulfat langsamer ist. Auch Personen mit einem Mangel an Sulfitoxidase reagieren sehr empfindlich.

## 41 Soja kann Allergien verursachen

Sojabohnen erhalten immer größere Bedeutung in der Nahrungsmittelindustrie und werden in vielfältiger Weise eingesetzt. Soja wird unter anderem anstelle von Milch zu Sojamilchprodukten weiterverarbeitet. Sojamilch wird auch zu Tofu verarbeitet, einem käseartigen Produkt mit 28 Prozent Fett und 53 Prozent Eiweiß in der Trockenmasse. Letztendlich kann auch Sojaöl aus der Bohne gewonnen werden.

Sojabohnen gelten vor allem aufgrund ihres niedrigen Kohlenhydratgehalts und hohen Gehalts an Eiweißen, Fett und Mineralstoffen als sehr gesund. Sie sind wegen der leichten Anbaumöglichkeit von Soja das billigste Eiweiß und in der Wertigkeit höher als Weizen, Roggen, Reis und Bohnen.

Die rohen Hülsenfruchtsamen sind nahezu unverdaulich und ungenießbar, sie enthalten cyanogene Glykoside, die erst durch das Kochen zerstört werden – es wird aber kaum vorkommen, dass jemand die Bohnen roh verzehrt. Doch es gibt auch eine steigende Anzahl an Allergien, die mit dem verstärkten Genuss von Sojabohnen einherzugehen scheint. Einige Wissenschaftler vermuten den vermehrten Verzehr von gentechnisch verändertem Soja als Ursache, daneben ist aber sicherlich auch der erhöhte Konsum von Sojaprodukten, die es früher so nicht gegeben hat, verantwortlich. Vor allem Kindern, die gegen Kuhmilch allergisch sind, wird oft ersatzweise Sojamilch angeboten. Allerdings haben Kinder, die bereits auf einige Substanzen allergisch

reagieren, ein höheres Risiko, gegen weitere Substanzen allergisch zu werden, im Fall von Soja vor allem auch deshalb, weil eine Homologie (also Ähnlichkeit) zwischen Kasein aus der Kuhmilch und Glycinin aus der Sojabohne besteht.

Weitere Homologien bestehen zu Beifuß, Birke, Bohnen, Erbsen, Erdnuss, Gerste und Gerstenmehl, Kartoffeln, Kichererbsen, Linsen, Maismehl, Reis, Roggen und Roggenmehl, Weizen und Weizenmehl. Dies bedeutet, dass bei Menschen, die gegen diese Produkte allergisch sind, die allergischen Reaktionen in sogenannter Kreuzreaktion auch bei den entsprechenden Sojaprodukten hervorgerufen werden können.

Nicht für alle Menschen ist Soja also gesund. Für Allergiker wird es durch den erhöhten Einsatz von Soja in verschiedensten Lebensmitteln immer schwieriger, Produkte ohne Sojabestandteile zu finden.

Erstaunlicherweise wird aber das Sojaöl auch von Allergikern gut vertragen, ganz im Gegensatz zur Erdnuss, bei der auch das Öl allergische Reaktionen hervorrufen kann.

## 42 Stachelbeeren: nicht roh verzehren!

Den Namen hat die Stachelbeere aufgrund ihrer dornenbesetzten Zweige bekommen, wobei der Ausdruck Stachel allerdings botanisch nicht korrekt ist – richtiger wäre Dornenbeere.

Vermutlich kommt die Stachelbeere ursprünglich aus dem Himalaya-Gebiet, man trifft sie aber heute in Europa wildwachsend in Gebüschen und Waldrändern an. Sie wird schon seit dem 14. oder 15. Jahrhundert kultiviert, und vor

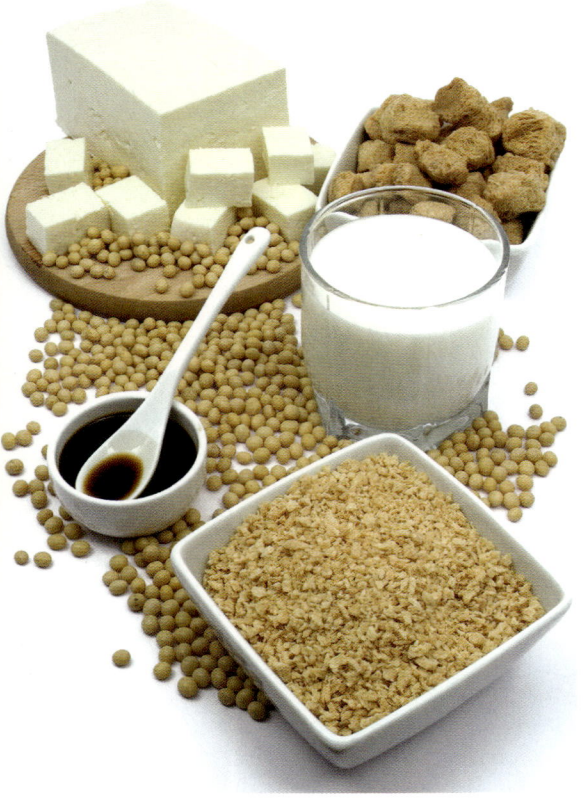

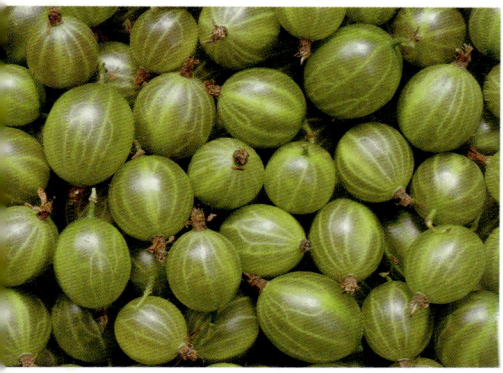

eine unlösliche Verbindung eingeht. Durch den Verzehr von sehr großen Mengen roher Stachelbeeren ist eine Vergiftung durch die Oxalsäure möglich, die zu Krämpfen und Herzlähmung führt.

## 43 Süßkartoffeln schimmeln leicht

Die Süßkartoffel, auch Batate genannt, gehört botanisch gesehen zur Familie der Windengewächse, anders als die gewöhnliche Kartoffel, die ein Nachtschattengewächs ist. Ihre ursprüngliche Heimat ist Mittel- und Südamerika, von wo aus sie im 16 Jahrhundert nach Europa kam und dann im südostasiatischen Raum verbreitet wurde.

Die Knolle kann länglich, rundlich oder walzen- und spindelförmig sein und besitzt meist ein spitz zulaufendes Ende. Sie wird bis zu 30 Zentimeter lang und bringt ein Gewicht von etwa 1 Kilogramm auf die Waage

Die Süßkartoffel enthält viel Zucker, der ihr den süßen Geschmack gibt. Daneben enthält sie besonders Stärke, die auch Süßkartoffel- oder Batatenstärke genannt wird. Zucker- und Stärkegehalt variieren je nach klimatischen Verhältnissen und Bodenverhältnissen des Anbaugebietes erheblich. Der Zuckergehalt ist beispielsweise bei den Süßkartoffeln in tropischen Anbauländern wesentlich höher als ihr Stärkeanteil. Süßkartoffeln bestehen zu 60 Prozent aus Wasser; sie enthalten neben reichlichen Kohlenhydraten noch Kalzium, Eisen, Natrium und viele Vitamine.

In den ursprünglichen Anbauländern ist die Süßkartoffel ein Grundnahrungsmittel und nimmt den Stellenwert ein, den die Kartoffeln bei uns haben.

allem in Großbritannien ist heute der Anbau verschiedenster Stachelbeersorten im privaten Garten sehr beliebt.

Die Stachelbeere zählt zur Familie der Stachelbeerengewächse und ist ein bis zu 3 Meter hoher, buschiger Strauch. Aus den grünlichen oder rötlichen Blüten entwickeln sich 15 bis 30 Millimeter große, gelbliche, grünliche, weißliche, rötliche oder bräunliche Früchte mit einer glatten, mit Flaumhaaren bedeckten Schale. Das weiche, saftige Fruchtfleisch mit seinen kleinen, essbaren Kernen hat einen angenehm süßsauren Geschmack.

Die Stachelbeere ist sehr gesund, sie enthält viel Vitamin C und ist daher als besonders wertvolles Obst anzusehen. Insbesondere die rötlich gefärbten Sorten weisen einen hohen Anteil an Anthocyanen auf. Des Weiteren enthalten die Stachelbeeren auch viel Silicium und sind somit gut für das Bindegewebe.

Die Stachelbeere sollte man aber nicht im rohen Zustand verzehren, da sie sehr viel Glyoxylsäure enthält, die auch in der Johannisbeere und im jungen Rhabarber vorkommt. Isst man die rohen Beeren, so kann durch Oxidation Oxalsäure entstehen, welche mit Kalzium

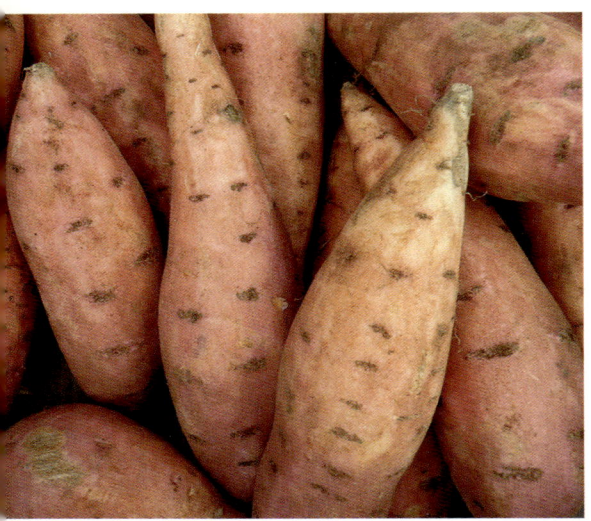

Auch die Kocheigenschaften sind die gleichen wie bei der Kartoffel, Süßkartoffeln werden z. B. gerne mit Gemüsecurry serviert. Die jungen, aus den Knollen wachsenden Sprossen und auch die Blätter werden als Gemüse gegessen – dies ist bei der Kartoffel nicht möglich, da deren oberen Teile giftig sind. Ein weiterer Verwendungszweck der Süßkartoffel ist die Gewinnung von Stärke (Batatenstärke) wie auch die Produktion von Stärkesirup, Spiritus, Branntwein und anderen alkoholischen Getränken.

Wegen ihres hohen Wassergehalts ist die Knolle nur begrenzt lagerfähig. Die Lagerung sollte wie bei Kartoffeln in kühlen, trockenen und dunklen Kellerräumen stattfinden, die Temperatur sollte dabei nicht unter 5 °C betragen. Die Lagerung ist ganz besonders wichtig, denn die Süßkartoffel kann, wenn sie mit Schimmelpilz befallen ist, Terpene enthalten, die für Leber, Lungen und Nieren toxisch wirken!

## 44  Gefährlicher Süßstoff?

Aspartam wurde 1965 vom amerikanischen Chemiker James M. Schlatter entdeckt. Nach eingehender Prüfung wurde es in den frühen 1980er Jahren in den USA als Lebensmittelzusatzstoff zugelassen, heute wird Aspartam weltweit in mehreren tausend Produkten wie Getränken und kalorienreduzierten Nahrungsmitteln verwendet. Aspartam (L-alpha-aspartyl-L-phenylalanine methyl ester; E951) ist ein Dipeptidester aus Phenylalanin und Asparaginsäure, verestert mit Methanol. Der Energiegehalt entspricht mit etwa 4 Kilokalorien pro Gramm dem des Haushaltszuckers (Saccharose). Da die Süßkraft von Aspartam jedoch etwa 200-mal stärker als die der Saccharose ist, genügen zur Süßung geringste Mengen. Aspartam wurde und wird umfangreichen Untersuchungen an Tier und Mensch unterzogen. Seine Methanolmengen sind angesichts anderer Methanolquellen allerdings zu vernachlässigen – beim Verzehr von Obst- und Gemüsesäften entstehen mitunter größere Mengen an Methanol.

Aspartam wird nie alleine in Lebensmitteln verwendet, sondern in Mischungen mit anderen künstlichen Süßstoffen. Da Aspartam ein Peptid ist, ist es nicht hitzestabil. Es wird beim Erhitzen zerstört und verliert damit seine Süßkraft. Auch in wässriger Lösung verliert es mit der Zeit die Süßkraft, deshalb schmecken Light-Getränke nach einiger Zeit auch nicht mehr gut.

Eingesetzt wird Aspartam vor allem in Light-Produkten, die nicht erhitzt werden. Es gibt auch Streusüßen, die Aspartam als Mischungsbestandteil enthalten; sie sind dann aber nicht backfest.

Aspartam, das aus Asparaginsäure und Phenylalanin besteht, kann jedoch für Kleinkinder gefährlich werden, die an der Stoffwechselstörung Phenylketonurie leiden. Bei ihnen kann die Aminosäure Phenylalanin aufgrund eines fehlenden Enzyms nicht abgebaut werden. Phenylalanin ist nun zwar eine essenzielle Aminosäure, die der Körper benötigt, in erhöhter Konzentration führt sie aber zu Schädigungen vor allem des heranwachsenden Organismus. Die betroffenen Kinder müssen eine strikte Diät einhalten und die Eiweißzufuhr kontrollieren, um die Phenylalanin-Serumkonzentration auf dem notwendigen Wert zu halten. Das Phenylalanin selbst kann man nämlich nicht ganz weglassen, und so muss genau berechnet werden, wie viel davon das jeweilige Kind zu sich nehmen darf, ohne dass es zu Störungen kommt. Doch insgesamt scheint die Gefahr, die von Süßstoffen ausgeht, gering zu sein. Trotzdem erscheint es nicht sinnvoll, große Mengen Süßstoff aufzunehmen!

## 45 Zuviel Vitamine sind schädlich

Vitamine kann man auch überdosieren. Das betrifft vor allem die fettlöslichen Vitamine A, D, E und K, die anders als die wasserlöslichen Vitamine im Körper gespeichert und nicht sofort wieder ausgeschieden werden. Aber auch beim wasserlöslichen Vitamin C kann man es zu gut meinen: Es wird zwar nicht gespeichert, aber bei extremen Aufnahmen können sich Oxalate und damit Nierensteine bilden.

### Vitamin A

Vitamin A führt bei einmaliger Überdosierung (akute Toxizität) zu Kopfschmerzen, Schwindel, Benommenheit und Erbrechen, die nach ein bis zwei Tagen wieder nachlassen. Eine längere Einnahme zu hoher Dosen (chronische Toxizität) führt zu Hautveränderungen, Haarverlust, Schwäche, Knochen- und Gelenkschmerzen, Lebervergrößerung oder Leberschäden, Wachstumsverzögerungen und Ausbleiben der Menstruation.

Die Carotinoide, also das Provitamin des Vitamin A, können allerdings nicht überdosiert werden, da sie im Darm nur begrenzt aufgenommen werden und durch Spaltung erst in das Vitamin überführt werden müssen. Allerdings gibt es eine Ausnahme für die Unbedenklichkeit von Carotinoiden. Bei Studien über die Wirksamkeit von Beta-Carotin gegenüber bestimmten Krebsarten, kam es bei Rauchern zu einer Erhöhung der Krebsrate, sodass die Studie sogar abgebrochen werden musste. Allerdings wurde den Probanden künstlich im Labor hergestelltes Beta-Carotin verabreicht, sodass dieses Ergebnis vor allem die Nahrungsergänzungsmittel betrifft. Bei jedem Präparat mit Beta-Carotin wird nun davor gewarnt, dass die Einnahme dieser Ergänzungsmittel im Zusammenhang mit Rauchen sich nachteilig auswirken kann.

### Vitamin D

Bei diesem Vitamin kann es zu keiner Überdosierung durch die alleinige Aufnahme über die Nahrung oder durch intensive Sonnenbestrahlung kommen. Es findet sich in fettreichen Fischen und im Eigelb und wird in einigen Ländern Lebensmitteln zugesetzt, z. B. Milch (in den

USA), Getreide, Margarine und Brot. Möglich ist eine Überdosierung durch Missbrauch von Supplementen wie Vitaminen in Tablettenform. Es kommt dann zu Hyperkalzämie (erhöhter Kalziumspiegel im Blut), Hyperkalzurie (verstärkte Ausscheidung von Kalzium im Harn), Anorexie, Übelkeit, Erbrechen, Muskelschwäche, Gelenksschmerzen und diffuser Demineralisierung der Knochen. Der genaue Mechanismus der Intoxikation ist noch nicht geklärt, auf jeden Fall wird vermehrt Kalzium aus den Knochen freigesetzt, was zur Kalzifizierung der „weichen Gewebe" oder zur Nierensteinbildung führt.

## Vitamin E

Vitamin E kommt in fast allen tierischen- und pflanzlichen Lebensmitteln vor, vor allem in Fetten und Ölen. Es ist im Gegensatz zu den anderen Vitaminen relativ untoxisch, allerdings könnten hohe Mengen an Vitamin E die Absorption von Vitamin A und K beeinträchtigen, sodass es zu Veränderungen im Vitamin-K-Stoffwechsel kommt. Vor allem bei bereits vorliegendem Vitamin-K-Mangel kann der Vitamin-K-Status noch weiter verringert und die Blutungsneigung verstärkt werden. Vor und nach Operationen sollten daher keine Vitamin-E-Supplementationen vorgenommen werden.

## Vitamin K

Toxisch ist nur das synthetisch hergestellte Vitamin K, das bei Verabreichung zu hämolytischer Anämie und Leberschäden führen kann.

Damit soll verdeutlicht werden, dass es vollkommen ausreicht, eine abwechslungsreiche Kost zu sich zu nehmen, und dass es besser ist, auf Vitamin-Supplemente zu verzichten, außer wenn bestimmte Lebensmittel nicht vertragen werden. Denn bei den Vitaminen bedeutet höhere Aufnahme nicht bessere Wirkung!

## 46 Bedenkliche Wacholderbeeren

Der Wacholder gehört zu den Zypressengewächse, von denen es weltweit rund 60 Arten gibt. Die stechenden, graugrünen Nadeln des Wacholders sind 1 bis 2 Zentimeter lang. Nach der Bestäubung der geschlechtlich getrennten Blüten vereinigen sich die obersten drei Schuppenblätter. Sie wachsen zu einem kugelförmigen Beerenzapfen heran, der die Samen bald völlig einschließt. Aus botanischer Sicht sind die Wacholderbeeren keine Beeren, denn bei Nadelgehölzen gibt es keine Früchte, sondern Zapfen. Im Herbst des zweiten oder sogar erst im dritten Jahr reifen die Zapfen; sie werden mit der Zeit fleischig und schwarzblau, und bekommen einen wachsähnlichen Überzug.

Am häufigsten ist die Verwendung der erbsengroßen Beeren. Mit ihrem Aroma bereichern sie als Küchengewürz nicht nur Wild- und Fischgerichte sowie Sauerkraut, sondern als Süßigkeit auch einen frischen Butterzopf. Man kann die Beeren auch zu einem Wacholderschnaps verarbeiten. In der Heilkunde fanden und finden praktisch alles Bestandteile des Wacholders eine umfangreiche Verwendung für viele verschiedenartige Körperleiden und Beschwerden. So verspricht Wacholder Linderung bei Rheuma, Gicht, Arthrose, Magen- und Darmstörungen, Hautkrankheiten, Bronchitis

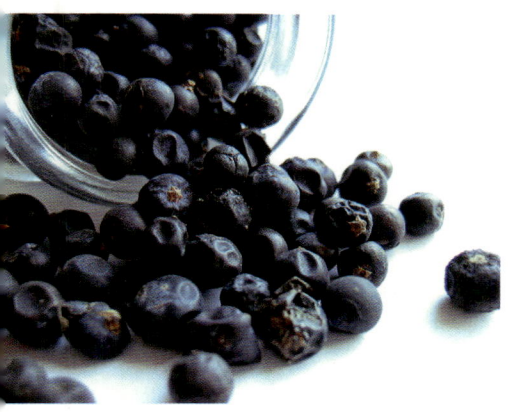

und Asthma, Kopfschmerzen, unreinem Blut und vielem mehr.

Die Wacholderbeeren enthalten 33 Prozent Zucker, 10 Prozent Harz und je nach Herkunft 0,2 bis 2 Prozent ätherische Öle, die sich hauptsächlich aus Monoterpenen zusammensetzen (80 Prozent Alpha- und Beta-Pinen, 5 Prozent Terpen-4-ol, 5 Prozent Alpha-Terpineol, Borneol und Geraniol).

In den Wacholderbeeren sind auch die Substanzen Cadinen, Sabinen und Sabinol enthalten. Diese reizen die Schleimhäute des Magen-Darmtraktes und die Nieren. Außerdem führen sie zu Menorrhagie (starke Regelblutung). Schwangere und Personen mit Nierenproblemen sollten Wacholderbeeren deshalb unbedingt meiden.

## 47 Zu viel Wasser ist ungesund

Ohne Wasser kann kein Lebewesen auf der Erde überleben. Es steht prinzipiell in fast unerschöpflicher Menge zur Verfügung, Probleme bereiten aber seine ungleiche Verteilung und der stark schwankende Reinheitsgrad. Deshalb sind wir gezwungen, Wasser zu transportieren (über Kanäle und Rohrleitungen), zu speichern und zu reinigen oder es den jeweiligen Erfordernissen entsprechend aufzubereiten.

Ein Mangel an Wasser führt beim Menschen zu massiven gesundheitlichen Problemen, da viele Körperfunktionen nicht mehr aufrechterhalten werden können. Man kann aber auch zu viel Wasser zu sich nehmen. Bei extremer Zufuhr von Wasser, vor allem wenn es arm an Mineralstoffen ist, kann dies sogar zum Tod führen. Dies kann vor allem bei Extremsportlern und Personen vorkommen, die an einer Psychose leiden und unter Zwang zu viel Wasser trinken. Durch die Verdünnung im Blut kommt es dann zu einer Verdünnungshyponatriämie. Das bedeutet, dass die Menge des Mineralstoffs Natrium scheinbar zu niedrig ist, scheinbar deshalb, weil nur zu viel Flüssigkeit im Blut ist, die Natriumkonzentration dabei gefährlich sinkt. Wasser dringt dann in die angrenzenden Zellen ein, um das Konzentrationsgefälle auszugleichen (Osmose). Das hat vor allem im Gehirn verheerende Folgen: Die Zellen „blähen" sich auf, im Gehirn kann es zu einem Gehirnödem kommen. Die Symptome sind Kopfschmerzen, Übelkeit, Zittern, Orientierungslosigkeit, epileptische Anfälle und im Extremfall der Tod. Marathonläufer sollten daher nicht mehr als einen halben Liter Wasser pro Stunde zu sich nehmen, bei trainierten, schnelleren Läufern kann es auch ein Liter pro Stunde sein. Viele machen aber auch den Fehler, vor und während dem Lauf gar nichts zu trinken und danach Unmengen Wasser in sich hineinzuschütten – auch das ist gefährlich.

## 48 Wildfleisch und Innereien mit Vorsicht genießen!

Das Wild lebt weitgehend stressfrei in der freien Natur, seine Bewegungsfreiheit ist uneingeschränkt, und die Ernährung besteht aus abwechslungsreicher Kost wie Kräutern und Gräsern. Dies alles ist für den guten Geschmack des Wildfleisches verantwortlich. Es ist nährstoffreich und kalorienarm, weil fettarm. Das Wildfleisch oder auch Wildbret gehört neben Fischfleisch zu den eiweißreichsten Fleischarten. Der Eiweißgehalt übertrifft in der Regel den des Fleisches von Schlachttieren. Das Eiweiß hat darüber hinaus eine hohe biologische Wertigkeit, das heißt, es hat einen hohen Verwertungsgrad für den Aufbau unseres körpereigenen Eiweißes. Des Weiteren hat das Wildbret einen geringen Fettanteil.

Da der Cholesteringehalt wesentlich vom Fett abhängt, ist Wild auch sehr cholesterinarm. Fett tritt zwar als Geschmacksträger auf, doch es genügt schon ein Anteil von 1 bis 2 Prozent, um diese Eigenschaft wirksam werden zu lassen.

Das Fleisch der Schlachttiere ist meist bindegewebereich. Zusätzlich sind oft deutliche Fetteinlagerungen im Bereich des Bindegewebes vorhanden, die als Marmorierung sichtbar werden. Ein hoher Bindegewebeanteil macht das Fleisch aber schwer verdaulich. Das Wildbret hat dagegen einen geringen Bindegewebeanteil und besonders zarte Muskelfasern. Die dunkle Fleischfarbe bei Wild kommt zustande, weil Wild nicht geschlachtet, sondern erlegt wird, und das Fleisch deshalb meist einen geringeren Ausblutungsgrad hat. Zusätzlich weist Wildbret einen höheren Gehalt an Muskelfarbstoffen auf als das Fleisch der Schlachttiere.

Weniger als 1 Prozent des gesamten Fleischverbrauchs entfällt in Deutschland auf die verschiedenen Wildarten. Im Herbst und Winter, der eigentlichen Jagdsaison, ist das Fleisch aus Feld und Flur besonders begehrt, viele Gasthäuser und Restaurants bieten zur Herbstzeit Wildbretwochen an.

Allerdings hat das Wildbret nicht nur positive Seiten, denn es kann massiv mit Schwermetallen belastet sein – dies gilt vor allem für das Speicherorgan Leber und für die Nieren wegen ihrer Filterfunktion. Bei Wild kommt hinzu, dass die Tiere erjagt werden, sich also Bleigeschosse in ihrem Körper befinden können: In der Umgebung rund um den Einschuss und dort, wo die Geschosse stecken, sind dabei die Bleikonzentrationen am höchsten.

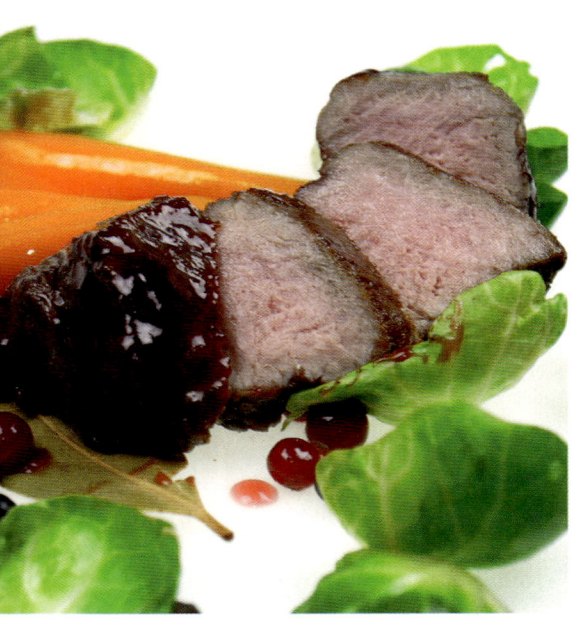

## 49 Auch die Zubereitung kann die Gesundheit schädigen

Die verschiedenen Garungsarten lassen sich nach der wärmeübertragenden Phase einteilen, je nach dem also, ob Wasser, Dampf, Luft (feucht oder trocken) oder Fett daran beteiligt sind. Prozesse der Lebensmittelzubereitung mit trockener Hitze sind Backen, Braten und Grillen, mit feuchter Hitze Brühen, Dämpfen, Dünsten, Kochen und Schmoren – alle finden für die Zubereitung von Fleisch und Fisch Anwendung.

Bei der thermischen Behandlung von Fleisch kommt es in Abhängigkeit von der Temperatur zu gewebeverändernden Prozessen. Im Bereich um 50 °C findet unter Wasseraustritt eine Hitzekoagulation des Actomyosins statt, durch die Denaturierung der myofibrillären und sarkoplasmatischen Eiweiße kommt es zu einer Verfestigung der Muskulatur. Unter Einfluss trockener Hitze (60 bis 65 °C) schrumpft das Kollagen und das Bratenstück zieht sich zusammen. Durch diese Kontraktion in Faserrichtung wird Wasser aus der Muskulatur herausgepresst, was zu einem 20-prozentigen Gewichtsverlust führt. Ab 80 bis 90 °C beginnt das Kollagen, sich in Gelatine zu verwandeln, worauf das Zartwerden des Fleisches zurückzuführen ist. In diesem Temperaturbereich treten auch die Bräunungsreaktionen auf.

Bei der Überhitzung von eiweißhaltigen Lebensmitteln wie Fleisch und Fisch sind vor allem die heterozyklischen aromatischen Amine von Bedeutung, die durch die Pyrolyse von Aminosäuren und Eiweißen durch Braten, Grillen oder Kochen entstehen. Dabei ist der Gehalt an

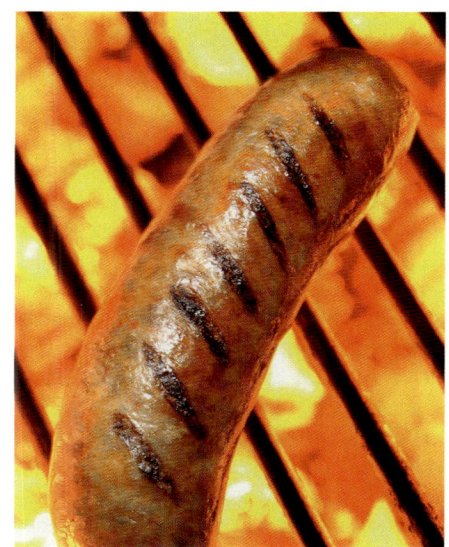

reduzierenden Zuckern (Glukose, Fruktose), freien Aminosäuren und Kreatinin im Lebensmittel von entscheidender Bedeutung, da die freien Aminosäuren mit den Zuckern und dem Kreatinin reagieren (Maillard-Reaktion).

Man vermutet einen Zusammenhang zwischen dem Verzehr von Lebensmitteln, die eine hohe Konzentration an heterozyklischen aromatischen Aminen haben, und der Entstehung von Tumoren. Da noch nicht erwiesen ist, dass von der Aufnahme dieser aromatischen Amine keine Gefahr ausgeht, sollte man vorsichtig sein. Gefährlich sind nicht die Aromaten selbst, sondern deren Metaboliten, die vor allem in der Leber gebildet werden und teilweise sogar mutagen wirken, also das Erbgut verändern können. Zur Vermeidung des Risikos empfiehlt es sich, die Lebensmittel nicht zu lange und vor allem nicht zu stark zu erhitzen, also nicht über 150 °C.

## 50 Zucker –
## eine Kalorienbombe

Dass Zucker nicht zu den gesundheitsförderlichsten Lebensmitteln gehört, ist keine Neuigkeit. Bedenklich sind insbesondere sein hoher Kaloriengehalt und seine Auswirkung auf den Insulinspiegel.

Zucker gehört zu den niedermolekularen Kohlenhydraten. Dazu zählen Monosaccharide wie Glukose, Fruktose, Galaktose oder Mannose und Disaccharide – diese bestehen aus zwei Monosacchariden – wie Saccharose, Laktose, Maltose (Malzzucker); umgangssprachlich versteht man unter Zucker, der nach seiner Herkunft auch als Rohr- und Rübenzucker bezeichnet wird, die reine Saccharose.

Im Darm werden die Kohlenhydrate, sofern sie nicht schon als Monosaccharide vorliegen, in ihre Einzelbestandteile zerlegt und dann in den Darmzotten resorbiert. Für die Monosaccharide gibt es Transportsysteme, mit denen sie über die Darmwand in die Blutbahn gelangen, z. B. wird die Glukose über einen Natrium-abhängigen Transportkanal durch die Schleimhaut geschleust. Bei Babys kann es vorkommen, dass dies nicht funktioniert, was seltenen zu einer Glukoseintoleranz führen kann.

Glukose kommt rein unter den Namen Traubenzucker vor; sie kann auch gemeinsam mit der Fruktose Bestandteil der Saccharose (Rohr- oder Rübenzucker) oder gemeinsam mit der Galaktose Bestandteil der Laktose (in der Milch, auch Milchzucker genannt) sein oder kommt zusammen mit Fruktose, jetzt aber nicht zu einem Molekül verbunden, als sogenannter Invertzucker im Honig vor.

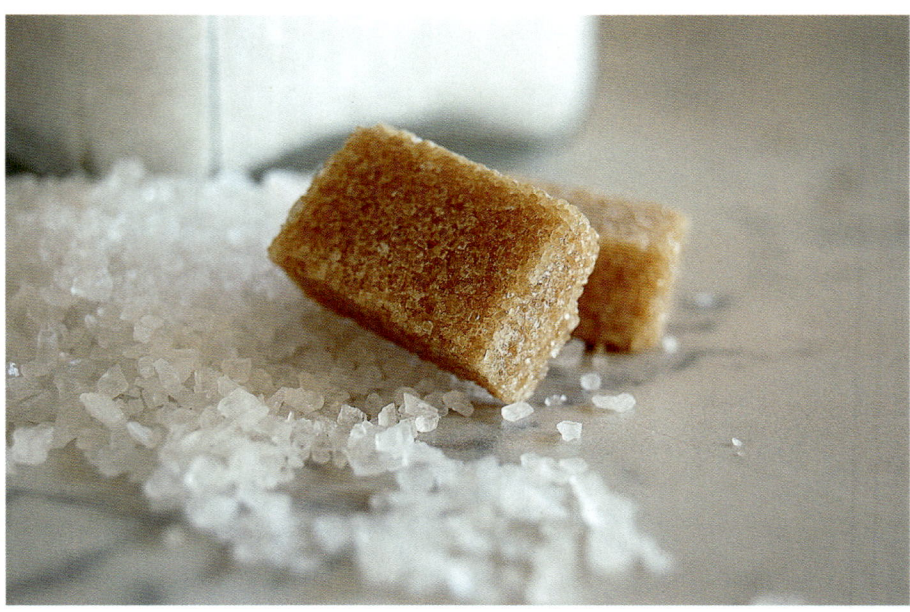

Glukose kann nur insulinabhängig verstoffwechselt werden, das heißt, dass das Hormon Insulin aus der Bauchspeicheldrüse notwendig ist, um die Glukose von der Blutbahn in die Zellen des Körpers zu transportieren, da es die Zellen für die Glukose durchlässig macht. Diabetiker vom Typ 1 produzieren Insulin nicht, da ihre Bauchspeicheldrüse nicht funktioniert, und müssen das Hormon spritzen, um den Blutzuckerspiegel konstant zu halten. Diabetiker vom Typ 2 produzieren zwar Insulin, dieses ist aber nicht so wirksam wie sonst (Insulinresistenz). Bei diesen Personen produziert die Bauchspeicheldrüse sogar mehr Insulin um die schlechtere Wirksamkeit zu kompensieren; irgendwann kann die Bauchspeicheldrüse die auf Hochtouren laufende Produktion aber nicht mehr aufrecht erhalten und lässt mit der Produktion nach oder die Person nimmt zu, und die Bauchspeicheldrüse kann ihre Produktion nicht weiter steigern – in beiden Fällen kommt es zur Ausbildung des Diabetes Typ 2. Der Typ-2-Diabetiker kann seine Lage oft verbessern, indem er sein Gewicht reduziert, denn im Gegensatz zum Typ-1-Diabetiker produziert er ja noch Insulin. Vielmehr ist für diese Diabetiker zusätzliches Insulin schädlich, da das Hormon auch die Fettspeicherung und Hunger auslöst – mit der Folge, dass der Patient noch mehr zunimmt.

Laktose wiederum ist für Menschen mit Laktose-Intoleranz nicht verträglich. Manche Personen können auch die Fruktose nicht verstoffwechseln. Ihnen fehlt entweder ein bestimmtes Transportprotein in der Darmwand oder ein Enzym in der Leber. Das bedeutet, dass die Fruktose zwar im Darm resorbiert werden kann, aber nicht richtig verstoffwechselt wird: Diese eigentliche oder hereditäre (vererbliche) Fruktose-Intoleranz kann, wenn sie nicht rechtzeitig erkannt wird, tödlich enden. Bei der hereditären Fruktose-Intoleranz kann zudem die übliche Art, die Intoleranz zu diagnostizieren, gefährlich werden. Wie bei der Laktose-Intoleranz wird eine Lösung mit einer bestimmten Konzentration an Fruktose getrunken. Handelt es sich um Fruktose-Malabsorbtion, entstehen die typischen Symptome wie Durchfall oder Bauchschmerzen. Bei der eigentlichen Fruktose-Intoleranz wird die zugeführte Fruktose nicht richtig verstoffwechselt; dies kann unter Umständen zum Tod führen.

# Rat und Tat

## Quellen

Aign, Waltraute; Muskat, Erich; Fritzsche, Doris; Elmadfa, Ibrahim: Die große GU Nährwert-Kalorien-Tabelle 2008/2009, München

Biesalski, Hans Konrad: Ernährungsmedizin, 1. Auflage 1995, Stuttgart

Elmadfa, Ibrahim; Leitzmann, Claus: Ernährung des Menschen. 4., aktualisierte Auflage 2004, Stuttgart

Kasper, Heinrich: Ernährungsmedizin und Diätetik, 9. Auflage 2000, München

Nau, Heinz; Steinberg, Pablo; Kietzmann, Manfred: Lebensmitteltoxikologie, 2003, München, Wien

Schwedt, Georg: Taschenatlas der Lebensmittelchemie, Stuttgart 1999

Schwister, Karl: Taschenbuch der Chemie, 2. Auflage 1996, München, Wien

Weiß, Claudia: Koffein. Ernährungsumschau, Forschung und Praxis, Heft Nr. 4, 2007

http://gewurzlexikon.de, 22.03.2008
http://hypotone-hyperhydration. gesund.org/, 18.01.2008
http://wikipedia.ort/wiki/Lakritze, 24.03.2008
www.aerztekammer-bw.de, 6.11.2007
www.agfdt.de, 24.03.2008
www.alles-zur-allergologie.de, 30.12.2007
www.ama-marketing.at, 30.03.2008
www.apotheker.or.at, 14.01.2008
www.benjowskitea.de, 27.03.2008
www.bio-gaertner.de, 27.03.2008

www.bioworld.de, 25.03.2008
www.botanikus.de, 25.03.2008
www.chemgapedia.de, 27.12.2007
www.cma.de, 11.03.2008
www.db-acw.admin.ch, 28.03.2008
www.demmer.at, 26.03.2008
www.dge.de, 14.01.2008
www.dpc-buehlmann.at, 05.01.2008
www.ernaehrungs-umschau.de, 24.03.2008
www.ernestopauli.ch, 24.03.2008
www.esa.org.uk, 18.03.2008
www.exofrucht.ch, 24.03.2008
www.expliq.ch, 21.03.2008
www.foodnews.ch, 19.03.2008
www.forum-ernaehrung.at, 13.01.2008
www.genres.de, 18.03.2008
www.gesetze-im-internet.de, 11.03.2008
www.giftpflanzen.com, 18.03.2008
www.haribo.de, 24.03.2008
www.hausgarten.net, 01.04.2008
www.heilpflanzen-suchmaschine.de, 25.03.2008
www.hygeia.de, 12.01.2008
www.ijon.de, 21.03.2008
www.inaro.de, 26.03.2008
www.kaesekessel.de, 28.03.2008
www.kidshealth.org, 09.11.2007
www.lebensmittellexikon.de, 24.03.2008
www.medical-tribune.at, 30.03.2008
www.meduniqa.at, 19.03.2008
www.mehl.at, 20.03.2008
www.montalegre-do-cercal.com, 18.03.2008
www.my-baby.at, 6.11.2007
www.ncbi.nlm.nih.gov, 11.04.2008
www.netzwissen.com, 25.03.2008

www.novafeel.de, 15.01.2008
www.nutriinfo.de, 11.01.2008
www.petis-web.com, 19.03.2008
www.puergen.de, 01.04.2008
www.rezepterang.de, 26.03.2008
www.stada.de, 14.01.2008
www.toxcenter.de, 30.12.2007
www.tropenland.at, 22.03.2008
www.uni-graz.at, 31.03.2008
www.uni-kassel.de, 05.01.2008
www.veoe.org, 08.11.2007
www.waldwissen.net, 31.03.2008
www.was-wir-essen.de, 24.03.2008
www.was-wir-essen.de, 8.1.2008
www.weidwerk.at, 24.03.2008
www.xn-obst-gemse-heb.at,
    24.03.2008

http://212.185.118.226/publlehrbuch/
    xml/23652371.xml, 03.04.2008
http://bromatologie.zenzizenzizenzic.
    de/2006/09/04/pontischer-honig/,
    12.01.2008
http://chemieunterricht.de/dc2////kh/
    kh-honig.htm, 27.03.2008
http://de.isodisnatura.com/
    nutrition_-_article.htm?ID=15,
    07.01.2008

## Adressen

### Deutsche Gesellschaft für Ernährung (DGE) e.V.

Godesberger Allee 18
53175 Bonn
Telefon: 0228/3776 600
Telefax: 0228/3776 800
E-Mail: webmaster@dge.de
Internet: www.dge.de

### aid infodienst

Verbraucherschutz, Ernährung,
Landwirtschaft e.V.
Friedrich-Ebert-Straße 3
53177 Bonn
Telefon: 0228/8499 0
Telefax: 0228/84992163
E-Mail: aid@aid.de
Internet: www.aid.de

### Bundesamt für Verbraucherschutz und Lebensmittelsicherheit (BVL)

Rochusstraße 65
53123 Bonn
Telefon: 0228/61980
Telefax: 0228/6198120
E-Mail: poststelle@bvl.bund.de
Internet: www.bvl.bund.de

### Bundesforschungsanstalt für Ernährung und Lebensmittel

Haid-und Neu-Straße 9
76131 Karlsruhe
Telefon: 0721/6625200
Telefax: 0721/6625111
E-Mail: info@bfeld.de
Internet: www.bfel.de

### Bundesministerium für Ernährung, Landwirtschaft und Verbraucherschutz (BMELV)

Rochusstraße 1
53123 Bonn
Telefon: 0228/5290
Telefax: 0228/5294262
E-Mail: info@bmelv.bund.de
Internet: www.bmelv.de

### Deutsches Institut für Ernährungsforschung Potsdam-Rehbrücke (DIFE)

Arthur-Scheunert-Allee 114 bis 116
14558 Nuthetal
Telefon: 033/200880
Telefax: 033/20088444
E-Mail: info@dife.de
Internet: www.dife.de

### Deutsches Kompetenzzentrum Gesundheitsförderung und Diätetik (DKGD) e.V.

Allerseelenstraße 16
51105 Köln
Telefon: 0221/9894250
Telefax: 0221/8304011
E-Mail: info@dkgd.de
Internet: www.dkgd.de

### Bundeszentrale für gesundheitliche Aufklärung (BzgA)

Ostmerheimer Straße 220
51109 Köln
Telefon: 0221/89920
Telefax: 0221/8992300
E-Mail: info@bzga.de
Internet: www.bzga.de

### Forschungsinstitut für Kinderernährung e.V.

Hainstück 11
44225 Dortmund
Telefon: 0231/7922100
Telefax: 0231/711581
E-Mail: fke@fke-do.de
Internet: www.interface-medien.de

### VDD – Verband der Diätassistenten – Deutscher Bundesverband e.V.

Bismarckstr. 96
40210 Düsseldorf
Telefon. 0211/162175
Telefax: 0211/35739
E-Mail: vdd-duesseldorf@t-online.de
Internet: www.vdd.de

### Verband der Oecotrophologen e.V. (VDOE)

Reuterstraße 161
53113 Bonn
Telefon.: 0228/28922-0
Telefax: 0228/28922 77
E-Mail: vdoe@vdoe.de
Internet: www.vdoe.de

### Bundesverband Deutscher Ernährungsmediziner (BDEM) e.V.

Reichgrafenstraße 11
79102 Freiburg
Telefon: 0761/7040214
Telefon: 0761/72024
E-Mail: info@bdem.de
Internet: www.bdem.de

### www.go-myline.de

Sinnvolle Gewichtsreduktionskonzepte im Fitnesscenter

### www.finde-deine-diaet.de

Konzepte zum gesunden und langfristigen Abbau von Übergewicht

### www.daem.de

Deutsche Akademie für Ernährungsmedizin (DAEM) e.V.

### www.dgem.de

Deutsche Gesellschaft für Ernährungsmedizin e.V.

www.ugb.de
Verein für unabhängige Gesundheits-
beratung e.V.

www.diaetverband.de
Bundesverband der Hersteller
von Lebensmitteln für
besondere Ernährungszwecke
(kurz: Diätverband) e.V.

www.svendavidmueller.de
Diät- und Ernährungsberatung – viele
Links zu wichtigen Organisationen im
Ernährungsbereich

www.cma.de
Internetseite der Centralen Marketing-
gesellschaft der Deutschen Agrarwirtschaft mbH – Lobby der Agrarwirtschaft
in Deutschland

www.deutsche-adipositas-
gesellschaft.de
Internetseite der Deutschen Adipositas
Gesellschaft (DAG) e.V.

www.verbraucherzentrale.de
Internetseite der Verbraucherzentrale
Bundesverband e.V.

www.bzga.de
Internetseite der Bundeszentrale für
Gesundheitliche Aufklärung (BZGA) –
Informationen über eine gesunde
Ernährungsweise

www.ernaehrung-und-bewegung.de
Internetseite der Plattform Ernährung
und Bewegung (PEP) e.V. –
Informationen über gesunde
Gewichtsreduktion

www.ernaehrungs-umschau.de
Internetseite der Ernährungsumschau –
bekannteste Ernährungsfachzeitschrift
in Deutschland

www.almutcarlitscheck.de
Entspannung und Gesundheitsförderung

www.muellerdiaet.de
Das Programm für Übergewichtige


## Buchtipps

Doreen Nothmann,
Sven-David Müller-Nothmann:
Die dicksten Diätlügen. 2007.
Schlütersche Verlagsgesellschaft mbH &
Co. KG

Sven-David Müller, Katrin Raschke:
Das Kalorien-Nährwert-Lexikon,
2., überarbeitete Auflage. 2004.
Schlütersche Verlagsgesellschaft mbH &
Co. KG

Michael Vogt, Sven-David Müller,
Doreen Nothmann:
Moderne Ernährungsmärchen. 2004.
Schlütersche Verlagsgesellschaft
mbH & Co. KG

Almut Carlitschek, Sven-David Müller:
Glück. 2008. Schlütersche
Verlagsgesellschaft mbH & Co. KG

Sven-David Müller:
Die Müller-Diät. 2005
Schlütersche Verlagsgesellschaft
mbH & Co. KG

# Autoreninfo

**Sven-David Müller** ist Diätassistent und Diabetesberater der Deutschen Diabetes-Gesellschaft und erster Vorsitzender des Deutschen Kompetenzzentrums Gesundheitsförderung und Diätetik e. V. Er lebt und arbeitet in Berlin.

Sven-David Müller blickt auf zehn Jahre klinische Tätigkeit als Diätassistent und Diabetesberater zurück. An der Donau Universität in Krems studiert er „Applied nutritional medicine".

Sven-David Müller ist im gesamten deutschsprachigen Raum als Buchautor und Vortragender bekannt. Aus seiner Feder stammen mehr als 45 Bücher, die in neun Sprachen übersetzt in einer Auflage von über einer Million Exemplaren erschienen sind. Regelmäßig ist er Interviewgast bei Rundfunk- und Fernsehsendungen – insbesondere beim RBB. Seit Oktober 2003 moderiert er in Leipzig das Fernsehmagazin *GesundZeit*. Außerdem ist er Ernährungsexperte der Zeitschriften *Fit for fun, Mini, Illu der Frau* und *Frau von heute*.

Im Jahre 2005 erhielt er für seine Verdienste um die Ernährungs- und Diabetesaufklärung das Bundesverdienstkreuz.

**Carolin Böcker** ist Ernährungswissenschaftlerin und wurde 1979 in Köln geboren. Ihr beruflicher Schwerpunkt liegt in den Bereichen Gewichtsreduktion und Nahrungsergänzungsmittel. Persönlich war sie als Leistungssportlerin bis 2004 im Modernen Fünfkampf aktiv.

Sie ist Mitglied beim Deutschen Kompetenzzentrum für Gesundheitsförderung und Diätetik e. V. (www.dkgd.de).

**Jasmin Schwarz** ist Ernährungswissenschaftlerin und wurde 1975 in Neunkirchen (Niederösterreich) geboren. Während ihrer Studienzeit an der Universität Wien arbeitete sie in unterschiedlichen Rehabilitationszentren.

Seit Juli 2006 ist sie Mitglied beim Deutschen Kompetenzzentrum für Gesundheitsförderung und Diätetik e. V. (www.dkgd.de) und hat in diesem Zusammenhang schon an weiteren Buchpublikationen mitgewirkt.